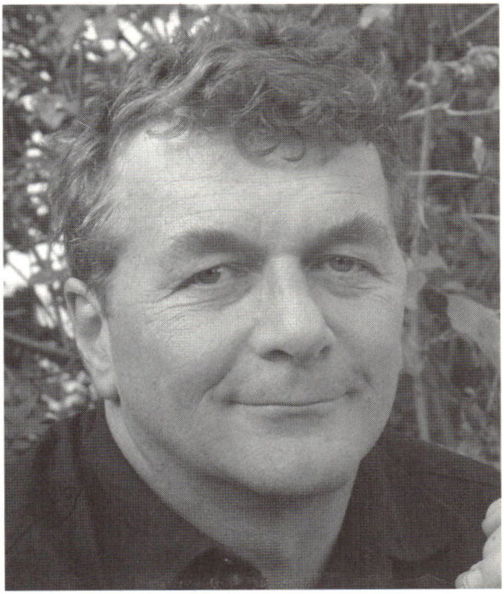

Bert Ehgartner, geboren 1962, studierte in Wien Publizistik und absolvierte Universitätslehrgänge über Evidenzbasierte Medizin. Seit 1987 arbeitet er als freier Journalist für verschiedene Zeitungen und Magazine, u. a. SÜDDEUTSCHE ZEITUNG, FOCUS, PROFIL, DER STANDARD, und war mehrere Jahre Chefredakteur des Gesundheitsportals www.surfmed.de.
Er ist heute als Sachbuchautor (u. a. DAS MEDIZIN-KARTELL, 2002, mit Kurt Langbein), Medizinjournalist und Dokumentarfilmer tätig und lebt mit seiner Familie in der Nähe von Wien.

Bert Ehgartner

LOB DER KRANKHEIT

WARUM ES GESUND IST AB UND ZU KRANK ZU SEIN

BASTEI LÜBBE
TASCHENBUCH

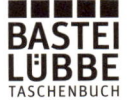

BASTEI LÜBBE TASCHENBUCH
Band 60631

1. Auflage: Februar 2010

Vollständige Taschenbuchausgabe
der im Gustav Lübbe Verlag erschienenen Hardcoverausgabe

Bastei Lübbe Taschenbuch und Gustav Lübbe Verlag
in der Bastei Lübbe GmbH & Co. KG

Dieses Werk wurde vermittelt durch die Literarische Agentur
Thomas Schlück GmbH, 30827 Garbsen
Umschlaggestaltung: Nadine Littig
Autorenfoto: © privat
Satz: Bosbach Kommunikation & Design, GmbH
Gesetzt aus der DTL Documenta
Druck und Verarbeitung: CPI – Ebner & Spiegel GmbH, Ulm
Printed in Germany
ISBN 978-3-404-60631-3

Zum Gedenken
an meinen Vater
Franz Ehgartner
(1930–2007)

Inhalt

Einleitung

»Die medizinische Forschung hat so enorme Fortschritte gemacht, dass es überhaupt keine gesunden Menschen mehr gibt.«

Aldous Huxley,
1894–1963, Schriftsteller

Sehnsucht nach der Pandemie

Rinderwahn, SARS, Vogelgrippe, Schweinegrippe: So lauten einige der Schreckgespenster, die uns in den letzten Jahren heimgesucht haben. Wenn wir keine Probleme haben, so scheint es, dann machen wir uns eben welche. Die TV-Nachrichten zeigen Schreckensbilder von Rindern oder Hühnern, die »gekeult« und deren Kadaver vorsichtshalber verbrannt werden. Einsatzkräfte mit Ganzkörper-Schutzanzügen verrichten ihr abartiges Handwerk. Auf den Flughäfen, in den U-Bahnen und sogar in Schulklassen sehen wir Menschen mit Mundmasken. Die Bedrohung ist unsichtbar und gerade deshalb allgegenwärtig.

Und irgendwann ist plötzlich Schluss. Die fetten Schlagzeilen werden schlanker und verschwinden dann ganz von den Titelseiten. So als hätte jemand irgendwo im Hintergrund – verborgen vor der Öffentlichkeit – die Zielflagge geschwenkt: Genug jetzt, es ist vorbei. Eben so schnell, wie der Spuk aufgezogen ist, verschwindet er wieder.

Auf dem Höhepunkt der Vogelgrippe-Hysterie, im Herbst 2005, hatte noch jeder altersschwache Schwan die Chance, zur Spitzenmeldung der *Tagesschau* zu werden. Zwei Jahre später wurden in bayrischen Mastbetrieben fast 450 000 Enten getötet, weil einige von ihnen mit dem Vogelgrippevirus H5N1 infiziert waren – die Berichte darüber schafften es nicht einmal mehr in die überregionalen Nachrichten. Und heute denkt man an einen Druckfehler, wenn noch irgendwo von H5N1 die Rede ist. Denn jetzt ist Schweinegrippe-Saison: H1N1!

Fast scheint es, als hätte die Menschheit eine tiefe Sehnsucht nach Seuchen gepackt. Eine Sehnsucht nach der Pandemie, nach einer tödlichen Gefahr, die aus dem Nichts auftaucht und uns allen kollektiv an den Kragen will, uns gleich macht in unserer Hilflosigkeit und unserem Schutzbedürfnis.

Und wie in einer Inszenierung treten sofort auch die Retter auf den Plan. Experten stellen sich souverän den Kameras und wissen, was zu tun wäre: Millionen Todesfälle, das Ende des Tourismus und des freien Warenverkehrs, der endgültige Einbruch der Weltwirtschaft, das alles wäre zu vermeiden. Aber nur, wenn jetzt sofort in die Vorsorge investiert würde. Das dürften aber keine Kinkerlitzchen sein, mahnen sie. Da bräuchte es schon eine gemeinsame weltweite Kraftanstrengung der besten Geister. So etwas kostet. Misstrauen ist nicht angebracht, denn die Experten genießen den besten Ruf. Zudem sind sie scheinbar unabhängig, gehören der Weltgesundheitsorganisation (WHO), angesehenen Universitäten oder staatlichen Behörden an. Ihr Wort wiegt schwer.

Als Nächstes treten jetzt die Volksvertreter auf die Bühne. Eingeschüchtert von diesem apokalyptischen Szenario greift ein Politiker nach dem anderen mit vollen Händen in die Steuertöpfe und investiert in die Pandemie-Prävention. Barack Obama, Nicolas Sarkozy, Angela Merkel: Wie fallende Dominosteine folgt im Sommer 2009 ein Industrieland dem nächsten. Sie stellen Milliarden bereit für den Ankauf von Medikamenten und die Neuentwicklung von Impfstoffen. Jeder einzelne Staatsbürger soll geschützt werden vor der heimtückischen Gefahr. Nicht zuletzt nützt dieses Investment auch ihrer eigenen Wiederwahl. Denn was würde wohl die Opposition trompeten, wenn ausgerechnet das Land, in dem sie die Verantwortung tragen, ausschert aus dem Gleichklang der internationalen Selbstverteidigung? Unverantwortlich wäre das!

Von Kritikern hört man vereinzelt den Vorwurf, die Medien würden hier ohne wissenschaftliche Basis eine Hysterie schüren und mit den Ängsten der Menschen Geschäfte machen. Ich denke jedoch nicht, dass dieser Vorwurf berechtigt ist. Pressevertreter gehen nun mal auf Pressekonferenzen. Und sie berichten, was dort gesagt wird. Das ist ihr Job. Im Gegenteil – wenn ab und zu Kritik laut wurde an dieser allumfassenden Mobilmachung, dann kam diese von den Medien. Dann waren es Journalisten, die ihrer Verwunderung Ausdruck verliehen, warum bei einer derart minimalen Bedrohung derart martialische Maßnahmen gesetzt werden müssen: Eine ganze Bevölkerung durchzuimpfen, wie es manche Gesundheitspolitiker ankündigten, wurde als »unkontrollierter Menschenversuch« bezeichnet. Und das Vorhaben allein in Deutschland rund eine Milliarde Euro an Steuergeldern zu investieren im Kampf gegen eine Infektion, die mildes Fieber und ein wenig Halsschmerzen verursacht, galt als hoffnungslos überzogen.

Derartige Vorstöße blieben aber selten, denn die Medien sind ein Spiegel des kollektiven Bewusstseins, und dieses erwies sich als ungemein empfänglich für die Kampagne. Dazu trug sicher auch eine höchst unappetitliche Assoziation bei: der vom Schwein auf den Menschen übergesprungene Virus. Einst aus dem ekligen Rüssel der Sau entkommen, mutiert und milliardenfach vervielfacht, verbreiten sich diese Keime, befallen alle möglichen Menschen, vielleicht auch die eigene Familie – und wandern vielleicht direkt in die Nase meines Babys. Diese Vorstellung schockt und verängstigt. Und auf diesen Ängsten, auf diesem unguten Gefühl, lässt sich eine Marketingkampagne schon ganz gut aufbauen.

Zumal ja auch genug investiert wurde. Schon vor fünf Jahren, als die Viren noch von den Vögeln kamen und H5N1 hießen, waren neue Technologien entwickelt worden für den

Ernstfall. Erstmals wurden die Viren nicht mehr nur auf den Embryos von befruchteten Hühnereiern künstlich vermehrt, sondern es wurden richtiggehende Impfstoff-Fabriken geschaffen. Anstatt die unsichere und aufwendige Eier-Technologie weiter zu betreiben, ließ man die Viren nun auf robusten Zellkulturen wachsen: auf theoretisch unsterblichen Zelllinien von Affennieren, die immer weiter wuchern, solange sie mit Nährlösung versorgt werden und in Fermentern bei der idealen Temperatur gehalten werden. Hier wurden von den Konzernen große Summen investiert: H5N1-Impfstoffe gingen in die klinischen Tests. Tausende von Studienteilnehmern wurden angeworben und mussten auch entlohnt werden für ihren Mut, sich unbekannte Arzneimittel injizieren zu lassen. Sollte diese Investition vergebens gewesen sein, jetzt wo kein Hahn mehr nach der Vogelgrippe kräht?

Tausende von Experten sind Teil eines mit Milliardenaufwand geschaffenen, weltweiten Influenza-Netzwerkes. Sie werden dafür bezahlt, die Augen offen zu halten und bei allen erkrankten Menschen nach den Verursachern zu fahnden – im Auftrag der WHO, im Auftrag der nationalen Zentren zur Infektionskontrolle. Diese Experten wollen ihre Arbeit erfüllen. Und sie wollen zeigen, dass das in sie investierte Geld auch gut angelegt ist. Sie finden die Viren, sie analysieren sie mit immer moderneren Methoden. Und sie können nun sagen, dass bestimmte Gensequenzen im Erbgut der Viren sie an jene von Vögeln oder von Schweinen erinnern. Mit jeder Schlagzeile sichern sie die eigenen Budgets – und damit ihre Jobs. Und so halten sie die Medienkampagnen in Gang und verleihen den Angstparolen mit ihren weißen Arztkitteln den nötigen Anstrich von Seriosität. Und sie posaunen es auch nicht allzu laut hinaus, dass sie nebenher recht schön mitverdienen über ihre Beraterverträge mit der Industrie und die neuen, von der Politik erpressten Forschungsgelder.

Die neuen Brahmanen

Im alten Indien – an der Wiege der menschlichen Zivilisation – liefen die Brahmanen in ihrer Funktion als Priester, Heiler und Propheten immer wieder Gefahr, dass die herrschende Kaste der Krieger den Respekt verlor, dass sie selbst als Schmarotzer entlarvt wurden, als unnütze Anhängsel, deren Rituale leer und Vorhersagen wertlos waren. Sie mussten höllisch aufpassen, ihren hohen Status in der Gesellschaft und ihre Privilegien nicht zu verlieren und von verärgerten oder gelangweilten Fürsten davongejagt zu werden. Deshalb lag die oberste Kunst der Brahmanen darin, ihr Geheimwissen so auszuspielen, dass die Mächtigen in beständiger Furcht gehalten wurden und sich nie ganz sicher sein konnten, ob sie nicht schon morgen den Beistand der Priester gegenüber einer entfesselten rasenden Gottheit dringend benötigen würden.

Um ihren Nimbus abzusichern, entwickelten die Bramanen ein ganzes Arsenal an hilfreichen Techniken. Sie erfanden eine Schrift, schufen Verse, Zaubersprüche und die ältesten Lehrbücher der Menschheitsgeschichte: geheime Kenntnisse, die nur innerhalb der eigenen Kaste gelehrt und weitergegeben werden durften. Um die Altäre exakt nach den Himmelsrichtungen auszurichten, erlernten sie die Astronomie. Sie entwickelten ausgefeilte Opferrituale, die so kompliziert und so eindrucksvoll waren, dass sie jahrelang geübt werden mussten. Beim großen Pferdeopfer beispielsweise mussten mehrere Tiere gleichzeitig getötet werden. Sie mussten in derselben Sekunde sterben, andernfalls galt das Opfer als misslungen – mit schrecklichen Konsequenzen für den Herrscher. In einer sich über Tage hinziehenden Zeremonie wurden die Tiere als Höhepunkt gemeinsam geopfert. Wenn alles erfolgreich nach Plan lief, warf der oberste Priester das Herz des besten Pferdes ins Feuer, sodass seine »göttlichen Dämpfe« vom König und dessen Frauen eingeatmet werden konnten. Dadurch waren sie immun gegen jegliche Gefahren und die Götter versöhnt.

Gerade bei der Schweinegrippe drängt sich nun der Verdacht auf, dass diese Urzeiten der Medizin noch nicht gänzlich überwunden sind. Eine mythisch überhöhte Gefahr – die Jahrhundert-Pandemie des Nachkriegswinters 1918/19 – wird seit Jahren regelmäßig heraufbeschworen, um ein jederzeit wieder mögliches Horrorszenario mit Abermillionen von Todesopfern an die Wand zu malen. Ein angesichts der realen Bedrohung durch die läppische Grippewelle geradezu absurd überzogener Vergleich. Die theatralische Ausrufung der Pandemie durch die WHO im Juni 2009 gleicht demnach einem modernen »Pferdeopfer«. Und es verfehlt noch immer nicht seine einschüchternde Wirkung auf die Kaste der Krieger und Fürsten, die sich heute Politiker und Volksvertreter nennen. Zum einen werden so die Budgets der modernen Brahmanen gesichert, zum anderen der Absatz der bereits im Testlauf erprobten Impfstoffe, die nun nur noch rasch von der H5N1-Basis auf H1N1 umgebaut werden müssen.

Um die Aktion nicht zu gefährden, änderte die Weltgesundheitsorganisation sogar noch die Definition für eine Pandemie. Sie wurde von der WHO bis Anfang Mai noch als weltweite Infektion bezeichnet, die »eine enorme Zahl von Todesfällen und Krankheiten« verursacht. Dieser Passus verschwand spurlos und übrig blieb die »schnelle Ausbreitung über ein großes Gebiet«. Dabei fällt es selbst den Experten schwer, zu erklären, warum wir nach dieser geografischen Definition nicht jedes Jahr die Pandemie ausrufen. Wo doch in jedem Jahr eine mehr oder weniger starke saisonale Influenzawelle abläuft.

Ebenso fraglich ist die Erklärung, warum wir die Pandemie eigentlich auf die Influenza beschränken, stellen doch die

Grippeviren nur einen kleinen Teil der mehrere Hundert Unterarten umfassenden Viren dar, die über den Atmungstrakt übertragen werden und recht ähnliche Symptome auslösen. Untersuchungen zeigen, dass sie nur für sieben Prozent dieser Erkrankungen verantwortlich sind. Sie sind auch bei Weitem nicht die gefährlichsten Erkältungsviren. Die so genannten RS-Viren verursachen – speziell bei Kindern – etwa wesentlich ernsthaftere Symptome. Rhinoviren und Coronaviren, die den Großteil der Infektionen ausmachen, können bei älteren Menschen ebenfalls lebensgefährliche Lungenentzündungen zur Folge haben. Objektiv gesehen besteht also der einzige Unterschied darin, dass es für Influenza spezielle Medikamente (z. B. Tamiflu), Impfstoffe und ein eigenes, weltumspannendes Experten-Netzwerk gibt; bei Rhino-, Corona- und RS-Viren hingegen nicht.

Ich schreibe dieses Vorwort im September 2009. Ich weiß noch nicht, wie dieses Spektakel enden wird. Die Gefahr, dass die mit Abermilliarden von Steuergeldern finanzierte Pandemievorsorge mehr gesundheitlichen Schaden anrichtet, als die Schweinegrippe jemals vermocht hätte, ist jedoch groß. Wir wissen seit Langem, dass die antiviralen Medikamente, die meist beim ersten Kratzen im Hals verordnet werden, schwere Nebenwirkungen haben, speziell bei Kindern. Wir haben zudem nichts aus dem Schweinegrippe-Debakel der USA von 1976 gelernt, als Millionen von Amerikanern mit im Eilverfahren entwickelten Impfstoffen geschützt werden sollten. Am Ende dieses hysterischen Feldzuges standen Tausende von Impfopfern, viele davon tot oder bleibende Schäden davontragend. Das Einzige, was damals ausblieb – ja sogar spurlos vom Erdboden verschwand –, war die gefürchtete Epidemie. Diesen Effekt dem gewaltigen Rasseln der Influenza-Brahmanen zuzuschreiben, traute sich dann aber doch niemand mehr.

Die Erblast aus der Seuchenzeit

Viele dieser Haltungen im Umgang mit Infektionskrankheiten sind nur aus der kollektiven, Generationen überdauernden Erinnerung an die traumatischen Zeiten der Cholera und der Tuberkulose zu erklären. Speziell die Amerikaner, die weltweit den Takt in der Medizin vorgeben, sind noch tief in dieser historischen Erblast verfangen. Und heute werden von hier aus die Strategien gegen die neuen Weltseuchen organisiert: Das West-Nil-Virus, ein Virus, das in anderen Ländern kaum beachtet wurde, war inneramerikanisch mehrere Jahre lang ein Dauerthema. Hier gelang es noch nicht, die eigene Paranoia weltweit zu exportieren. Bei SARS, Vogelgrippe und nun bei der Schweinegrippe lief hingegen bereits alles nach den Regeln der USA.

Es ist in der Tat verblüffend, wie gut der Angstknüppel noch immer wirkt. Wie leicht eine Gesellschaft durch die Androhung von Krankheit einzuschüchtern ist. Es genügen ein paar spektakuläre Einzelfälle in den Medien, und wir denken sofort, die Gefahr lauere um die nächste Ecke. Auch wenn es in Wahrheit wesentlich wahrscheinlicher ist, von einem Blitz oder einem Dachziegel erschlagen zu werden, als ernsthaft zu erkranken. Allzu viele in unserer Gesellschaft haben das Selbstvertrauen eingebüßt, mit einer Krankheit – und sei sie auch noch so banal – selbst fertig zu werden. Für die Krankheiten der Kinder gilt das noch viel mehr.

Kein Wunder, sind wir doch einer täglichen Massenpropaganda ausgesetzt, die uns einredet, dass alle Hilfe von außen kommt. Dass wir nur dann geschützt sind, wenn wir vorsorgen. Dass wir nichts dem Zufall überlassen sollen. Und so wird vorgesorgt: Mit den Jahr für Jahr immer zahlreicher werdenden Impfungen gegen alles und jedes. Mit Antibiotika, Cortison und fiebersenkenden Medikamenten, sobald die Stirn heiß wird.

Und das obwohl wir längst wissen, dass die Verhinderung von Krankheiten selbst ein Krankheitsrisiko darstellt. Kinder, die in ihren ersten Lebensjahren häufig Antibiotika oder fiebersenkende Medikamente verschrieben bekommen, haben beispielsweise ein deutlich höheres Allergierisiko. Die vielen Impfungen – von ihrem Grundkonzept her eigentlich gut gemeinte Manipulationen des Immunsystems – tragen das ihre dazu bei, ein kindliches Immunsystem in seiner Reifephase zu stören. Dazu fällt mit dem Wegfall der meisten Kinderkrankheiten und einer immer hygienischer werdenden Umwelt das Trainingscamp aus, das die Natur bisher für Kinder in ihren ersten Lebensjahren eingerichtet hatte. Ein Trainingscamp, das dem Immunsystem in diesen frühen Jahren das Rüstzeug mitgab, ein ganzes Leben lang seine vielfältigen Funktionen der Infektionsabwehr oder der Krebsbekämpfung zu erfüllen.

In den Industrieländern leidet heute bereits mehr als ein Drittel der Bevölkerung an irgendeiner Form von Allergie. Das sei gar nichts im Vergleich zu einer Lungenentzündung oder einer Diphtherie, entgegnen die Statistiker der Massentherapie. Jede vermiedene schwere Krankheit, behaupten sie, sei ein Erfolg. Und wo die Medizin die Möglichkeit habe, müsse jede Chance ergriffen werden, die Menschen prophylaktisch zu schützen oder am besten die Krankheitserreger gänzlich auszurotten – als Traum von der möglichst keimfreien, hygienisch reinen Umgebung und einem über medizinisches Geschick hochgerüsteten Immunabwehr.

Doch immer mehr Menschen zweifeln insgeheim an der Wahrheit dieser Thesen. Immer mehr Menschen spüren schon jetzt die Schwächung und Irritation ihres Immunsystems und haben dadurch gewaltige Einbußen in ihrer persönlichen Lebensqualität: mit bedrohlichen Asthma-Attacken, verunstaltenden Neurodermitis-Schüben oder chronischen entzündlichen Krankheiten, die eine dauernde Einnahme cortisonhaltiger Medikamente erfordern.

Immer mehr Menschen sind nicht mehr in der Lage, im Krankheitsfall richtiges Fieber mit Temperaturen über 38 Grad zu entwickeln. Fieber, das die Keime schwächt und gleichzeitig dafür sorgt, dass ein starkes reaktionsfähiges Immunsystem danach die idealen »Arbeitsbedingungen« vorfindet. Stattdessen fühlen sie sich wochenlang schlapp und angeschlagen, kämpfen sich zum Arbeitsplatz und wissen, dass sie eigentlich zu Hause bleiben sollten – wenn sie bloß richtig krank sein könnten!

In fast jeder Schulklasse gibt es heute ein Kind, das an Hyperaktivität leidet, Kinder mit unerklärlichen Aufmerksamkeitsstörungen oder Lerndefiziten. Wir sehen immer mehr Jugendliche und junge Erwachsene, die täglich Medikamente nehmen müssen, um ihr überschießendes Immunsystem zu dämpfen, die an unerklärlichen Darmentzündungen leiden oder kein Insulin bilden können, weil ihr eigener Körper die hormonbildenden Zellen der Bauchspeicheldrüse attackiert und irreversibel geschädigt hat.

Wir wissen heute, dass viele dieser Schädigungen hausgemacht sind. Dass die hochgepriesene Prävention und der damit einhergehende vorsorgliche Eingriff ins Immunsystem bei vielen Menschen geradezu gegenteilig wirken und chronische, nicht mehr heilbare, sondern bestenfalls kontrollierbare Krankheiten die Folge sind. Unser Problem sind nicht die banalen Infekte, vor denen uns die Pandemiker schützen wollen. Gerade in einer Epoche des materiellen Wohlstandes, wie er nie zuvor in der Menschheitsgeschichte herrschte, haben wir heute einen Anteil unheilbar Kranker, der sich kaum von jenem in der Seuchenzeit unterscheidet. Bloß dass sich die Namen geändert haben. Asthma ersetzte die Schwindsucht, Rheuma die Rachitis und Multiple

Sklerose die Syphilis. Wir stecken inmitten einer tatsächlichen Pandemie von schwersten Störungen des Immunsystems.

Doch wer sollte diese Fehlentwicklung korrigieren, wer sollte sie überhaupt aufklären und öffentlich machen? Wenn doch die Mediziner als allein befugte Kontrolleure des Systems selbst den Löwenanteil zu der Katastrophe beigetragen haben, in der wir uns heute befinden. Wer nimmt den modernen Brahmanen den Zauberstab aus der Hand?

Ein neues Selbstbewusstsein

Es wird uns nichts anderes übrig bleiben, als das selbst zu versuchen. Für unseren persönlichen Lebensbereich, für das Wohl unserer Kinder und unser eigenes. Was es dafür in erster Linie braucht, ist ein neues Selbstbewusstsein, das aus dem Wissen um den biologischen Zweck entstehen kann, den Krankheiten für unser Wohlergehen haben.

Und dieses Buch kann dazu eine, wie ich hoffe, wertvolle Hilfestellung leisten und einen Gegenentwurf ermöglichen zu dem Bild von Krankheit, wie es uns heute vermittelt wird. Ich habe dazu mit zahlreichen hervorragenden Wissenschaftlern gesprochen. Ich habe hochinteressante Literatur zur Entwicklung und den Funktionen unseres Immunsystems studiert, die mir selbst auch eine völlig neue Sicht auf diesen erstaunlichen Lebensbegleiter und Schutzengel offenbarte. Und schlussendlich habe ich – als Vater von fünf Kindern – auch viele persönliche Erfahrungen bei der Begleitung von Krankheiten einfließen lassen.

Erst das Wissen um den biologischen Zweck von Krankheit verschafft uns die Möglichkeit, uns aus dem Kreislauf aus Angstmache und Versicherungsdenken, der uns permanent in Abhängigkeit halten will, zu befreien. Und es ist erstaunlich, wir rasch daraus ein völlig neues Selbstbewusstsein entsteht.

Wer ab und zu krank ist, bleibt auf lange Sicht gesund. Wir sollten diese kleinen Auszeiten genauso willkommen heißen wie alle anderen Bestandteile eines gesunden Lebens auch: gutes Essen, Bewegung, Humor und Liebe.

Und darum geht es in diesem Buch: um das Selbstbewusstsein, Krankheiten zuzulassen. Im Vertrauen auf ein gesundes, kompetentes Immunsystem, das uns begleitet und beschützt und auf das wir stolz sein können – ein ganzes Leben lang.

Was uns stark macht

»Nicht der Besitz von Wissen, von unumstößlichen Wahrheiten macht den Wissenschaftler, sondern das rücksichtslos kritische, das unablässige Suchen nach der Wahrheit.«

Karl Popper, 1902–1994, Wissenschaftsphilosoph

Dieses Kapitel erklärt, wie unser Immunsystem entsteht und was es zu seiner Entwicklung braucht, um später ein Leben lang gut zu funktionieren. Einzelne Themen sind:

- die seit Urzeiten bestehende Verbindung zu Mikroben und Bakterien (→ S. 25), sowie die gemeinsame Vergangenheit unseres Immunsystems mit Viren und ihr Zusammenspiel bis heute (→ S. 26),
- der Startschuss der Geburt für das Immunsystem (→ S. 28) und die Starthilfe unserer Mütter (→ S. 30),
- die Aufgaben der beiden Abwehrlinien (→ S. 30),
- Hintergründe zu den Kinderkrankheiten Masern (→ S. 35) und Windpocken (→ S. 37),
- die Funktion von Kinderkrankheiten als Trainingscamps für unser Immunsystem (→ S. 40),
- die Schutzfunktion unseres Immunsystems vor Heuschnupfen, Asthma, Neurodermitis und anderen Allergien sowie Multipler Sklerose, Diabetes Typ 1, Morbus Crohn und anderen Autoimmunkrankheiten (→ S. 42),
- der Einfluss von Schmutz und Hygiene (→ S. 53),
- die Rolle von Genen und äußeren Einflüssen auf unser Immunsystem (→ S. 63),
- die Parallelen zwischen Psyche und Immunsystem (→ S. 67),
- der Lerneffekt überstandener Infektionen für unser Immunsystem (→ S. 76),
- die Funktion von Fieber (→ S. 78),
- die Bedeutung von Schlaf für unsere Gesundheit (→ S. 87) und
- gute Gründe für mehr Gelassenheit und vor allem Vertrauen in unser Immunsystem (→ S. 91).

Bruder Virus, Schwester Bakterie: unsere gemeinsame Vergangenheit

Wir leben in einer Welt der Mikroben. Sie sind uns fremd, weil wir sie mit bloßem Auge nicht erkennen können. Doch wir riechen sie, wir schmecken sie, wir beherbergen sie. In ungeheurer Vielfalt. Unter dem Mikroskop eröffnet sich die faszinierende Lebenswelt dieser Organismen. In Form von Amöben, Würmern, Pilzen oder Milben führen wir – mit uns selbst als Lebensraum – einen ganzen Zoo spazieren.

Auf der Haut einer einzigen Person siedeln mehr Bakterien, als es Menschen auf unserem gesamten Globus gibt. Der Punkt am Ende dieses Satzes würde 1000 Bakterien Platz bieten. Viren sind noch einmal um eine Zehnerpotenz kleiner. Ein hohler Stecknadelkopf könnte 500 Millionen Schnupfenviren aufnehmen.

Streng genommen gelten Viren aber noch gar nicht als Lebewesen, weil ihnen dazu jegliche Funktionen der Selbstorganisation oder -ernährung fehlen. Sie besitzen nicht einmal eine Zelle, sondern sind – vereinfacht gesagt – bloß eine winzige Kapsel mit ein wenig Erbmaterial drin. Bei manchen Viren ist das Ganze noch mit einer Schutzhülle aus Proteinen und Fetten umgeben.

Viren benutzen fremde Zellen, um ihre eigene Bauanleitung in deren Genpool einzuschmuggeln. Sie sind der Kuckuck der Evolution. Grippe- oder Kinderlähmungsviren wüten dabei richtiggehend, zwingen die Körperzellen, bis zur völligen Erschöpfung Unmengen von Kopien ihrer selbst herzustellen, bis die Wirtszelle restlos ausgebrannt ist und stirbt. Doch nur die wenigsten Viren verfolgen eine derartige Taktik der verbrannten Erde. Zum einen, weil sie damit ihren eigenen Lebensraum zerstören, was zur Folge hat, dass sie selbst ständig flüchten müssen, zum anderen, weil sie dadurch natürlich auch eine besonders starke Abwehrreaktion des Immunsystems hervorrufen, das bei solchen Terroraktionen kein Pardon kennt und jeden einzelnen dieser Eindringlinge gnadenlos verfolgt.

Die meisten Viren pflegen deshalb einen weniger radikalen »Lebensstil«. Hepatitis- oder Papillomaviren beispielsweise bevorzugen die chronische Infektion. Sie richten wenig akuten Schaden an, tarnen sich gut und werden deshalb vom Immunsystem oft jahrzehntelang nicht richtig ernst genommen, ignoriert und nebenher mitgefüttert. Hunderte andere Virenarten existieren überhaupt nur als Information in unseren Genen. Sie schlafen dort, und niemand weiß, ob sie jemals wieder erwachen, um sich zu vermehren. Die meisten zeigen keinerlei Aktivität und sind wohl eher ein vergessenes Relikt der Zeit, das die Erforscher der menschlichen Erbsubstanz meist als »genetischen Junk« einstufen.

Tatsächlich haben Viren und Immunsystem eine gemeinsame Vergangenheit, die in die Urzeit des Lebens zurückreicht und sich im Laufe der Evolution immer wieder gegenseitig beeinflusst und herausgefordert hat. Die Fähigkeit des Immunsystems zu lernen und sich anzupassen wäre ohne die viralen Lebens- und Sparringspartner nicht denkbar.

Ohne den Einfluss der Viren gäbe es die ganze Menschheit nicht. Viren waren immer so etwas wie der Motor der Evolution, sie trieben die Entwicklung voran. Auch wenn sie selbst niemals wussten, wo es hingehen sollte. Doch gerade ihre Eigenschaft, Fehler, Mutationen und sonstige Missgeschicke zu fördern, machte schließlich auch die Herausbildung höheren Lebens möglich.

Aber nicht nur ihre Eigenschaft als Quälgeist macht evolutionär gesehen Sinn, auch ihre Struktur war von Nutzen. Dass unsere Zellen heute einen Kern haben als »Hirn« und Schaltzentrale, ist durch die Eingliederung viraler Bestandteile gelungen. Begriffe wie »gut« und »böse« spielten in der Entwicklungsgeschichte des Lebens ohnehin nie eine Rolle. Was taugte und im Wettlauf der Jahrmillionen Vorteile bot, wurde verwendet, der Rest ging unter. Und so haben die Vorfahren der ersten Mehrzeller auch Bakterien geschluckt und in den eigenen Zellverband integriert, weil deren Fähigkeit zur Energiegewinnung Vorteile bot. Diese Mitochondrien blieben bis heute innerhalb der Zelle überraschend eigenständig. Sie besitzen eine eigene Hülle, haben eigenes Erbgut und pflanzen sich unabhängig vom Teilungszyklus der Zelle selbstständig fort. Die Hauptaufgabe der Mitochondrien ist die Energiegewinnung im Rahmen der Zellatmung. Muskelzellen haben demnach besonders viele Mitochondrien. Wenn diese absterben, stirbt auch die Zelle.

Alleine leben könnten die ehemaligen Bakterien heute jedoch auch nicht mehr, weil sie sich völlig auf ihren Aufgabenbereich im Zellsystem spezialisiert haben und selbst auf Nahrungszufuhr angewiesen sind.

Jeder Mensch ist entwicklungsgeschichtlich gesehen also ein Produkt der Mikrobenwelt. Unsere »Zell-Hardware« selbst besteht aus eingegliederten Viren und Bakterien. Und unsere »Gen-Software« hätte ohne deren Entwicklungsdruck nie die Herausbildung intelligenten Lebens gemeistert.

Die meisten Mikroben leben mit uns in Symbiose. Sie profitieren davon, dass es uns gut geht, und wir profitieren von ihnen. Bakterien sind für uns lebensnotwendig. Wirkliche Gefahr geht nur von den allerwenigsten aus.

Ein Mensch wird besiedelt

Babys werden zwar mit einem sterilen Verdauungstrakt geboren. Doch noch in der Minute der Geburt beginnt die Besiedlung der Darmwand mit Bakterien. Dies läuft nach keinerlei festgelegtem Plan ab, sondern nach dem Motto: Was gerade da ist, sucht sich seinen Platz. Untersuchungen haben gezeigt, dass es kaum zwei Babys gibt, die hier halbwegs identische Besiedlungsmuster haben.[1] Bloß Zwillinge, die Essen, Umgebung und deren Keime teilen, entwickeln sich weitgehend synchron. Und so entsteht im Darm nach und nach eines der wichtigsten Organe des Immunsystems, ein Ort, an dem später rund 70 Prozent der Abwehrzellen unseres Organismus ihren Platz finden.

Mehr als 400 verschiedene Bakterienarten kommen als Untermieter im gerade entstehenden Lebensraum infrage. Als besonders willkommene Erstbesiedler gelten die Milchsäurebakterien oder Laktobazillen, zu denen etwa die Bifidusstämme zählen. Sie sorgen von Beginn an für eine Ansäuerung des Darms und damit für ein günstiges Milieu, das schädlichen Bakterien die Ansiedlung erschwert.

Dass es bestimmte Grundmuster gibt, die hier eine bedeutende Rolle spielen, machte eine aufwendige Studie deutlich, die 2006 an der niederländischen Universität Maastricht durchgeführt wurde.[2] Die Wissenschaftler analysierten bei mehr als 1000 Babys im Alter von einem Monat die Darmflora. Dabei zeigte sich, dass Kinder, die per Kaiserschnitt geboren wurden, wesentlich spärlicher mit den günstigen Milchsäurebakterien besiedelt waren als Babys, die auf natürlichem Wege das Licht der Welt erblickten. Dafür fanden sich bei ihnen typische Krankenhauskeime. Auch Babys, die von Beginn an Flaschennahrung erhielten, hatten eine deutlich ungünstigere Darmflora als jene, die gestillt wurden. Verschlechtert wurde das noch, wenn längere Aufenthalte in

Frühgeburtenabteilungen notwendig waren. Die günstigsten Bedingungen, so die Autoren, bietet eine von einer Hebamme begleitete Geburt zu Hause oder in speziellen Geburtshäusern, wie das in den Niederlanden recht gebräuchlich ist. Hier zählten die Wissenschaftler Rekordmengen an guten Bifidusbakterien, und der Start ins neue Leben hatte die besten Voraussetzungen.

Im Laufe des ersten Jahres wechselt die Besiedlung des Darms jedoch häufig. Besonders starke Einschnitte sind Antibiotikakuren im ersten Lebensjahr, in deren Folge meist die gesamte Darmbesiedlung neu gestartet werden muss. Aber auch andere Umstände, beispielsweise der Umstieg auf feste Nahrung, haben unmittelbare Auswirkungen auf die Darmflora – wie alle Eltern am Geruch des Windelinhalts feststellen können, der von den darin enthaltenen Bakterien verursacht wird. Erst gegen Ende des ersten Lebensjahres gleichen sich die starken Unterschiede zwischen den Babys langsam aus, und die Darmflora ähnelt in der Folge bereits jener der Erwachsenen.

Voll entwickelt ist der Darm mit einer Länge von etwa sechs Metern und einer Schleimhautoberfläche von der Größe eines Tennisplatzes das größte Organ des menschlichen Körpers. Er beherbergt zehnmal mehr Bakterien, als der gesamte Organismus des Menschen Zellen besitzt. Dieser unglaublich vielfältige Lebensraum erfüllt eine ganze Reihe wichtiger Aufgaben, die noch immer nicht vollständig erforscht sind.

Während sich die Bakterienkultur selbst von Nahrungsbestandteilen des Menschen ernährt, bereitet sie ihrerseits wieder unverdauliche Lebensmittel auf, die ansonsten nicht verwertbar wären. Das gilt für Ballaststoffe ebenso wie für wichtige Fettsäuren und viele Vitamine. Allein schon durch ihre Anwesenheit spielen die Darmbakterien eine wichtige Rolle in der Krankheitsabwehr. Sie verteidigen ihren Siedlungsraum und verhindern die Ausbreitung und ungezügelte Vermehrung schädlicher Bakterienstämme. Ebenso schützt eine gesunde Darmflora vor ausufernden Pilzinfektionen.

Im Dünndarm schließlich findet sich ein Zentrum des Immunsystems, das im Bedarfsfall aktiviert wird. Der Darm ist nicht nur hervorragend mit Blutgefäßen versorgt, die aufgenommene Nahrungsmoleküle in den ganzen Körper leiten, auch das Lymphsystem durchzieht mit feinen Kanälen die Darmzotten. Kleine Lymphknoten bilden dabei Reservoirs für Immunzellen. Und auch Wurmfortsatz und Blinddarm gehören zum Darm-Immunsystem. Ihre Wände sind mit Lymphgewebe ausgekleidet und liefern wichtigen Nachschub an Abwehrzellen. Damit entsteht also nach und nach – von der ersten Besiedelung nach der Geburt bis zur vollen Funktionsfähigkeit – einer der wichtigsten Gesundheitsbegleiter des Menschen.

Der angeborene Schutz

Doch auch von der Mutter hat das Baby als erste Hilfe für den Umgang mit der fremden Welt einen Vorrat von Abwehrstoffen mitbekommen, die – bevor sich noch die eigene Immunkompetenz gebildet hat – gegen Keime aktiv werden. Dieser sogenannte Nestschutz wird aber im Laufe der ersten Lebensmonate nach und nach abgebaut und nicht mehr erneuert.

Selbst verfügt das Baby über eine angeborene Immunabwehr. Diese ist in der Lage, körpereigene Zellen von Fremdeiweißen zu unterscheiden, ohne selbst jemals mit Krankheitserregern Kontakt gehabt zu haben. Die Strategie hierfür ist einfach: Jede körpereigene Zelle verfügt über eine Art Pass, mit dem sie sich als Mitglied im Körperverbund ausweisen kann. Wenn dieses Muster nicht vorliegt, kann die

Zelle zum Opfer von Abwehrreaktionen werden. Allerdings nur dann, wenn auch eine zweite Bedingung erfüllt ist: Es muss irgendeine Form der Gefahr vom Fremdkörper ausgehen. Diese Unterscheidung ist wichtig, denn es wäre wenig sinnvoll, wenn die Immunabwehr unseren Magen stürmen würde, um auf das halb verdaute Mittagessen loszugehen. Um hier Gut von Böse zu unterscheiden, hält sich das Immunsystem an bestimmte molekulare Muster, die für Krankheitserreger typisch sind.

Zu dieser ersten Abwehrlinie zählen vor allem Granulozyten, die den Großteil der weißen Blutkörperchen ausmachen. Sie haben in ihrem Zellplasma einen Vorrat an aggressiven Substanzen, mit denen sie die Krankheitserreger traktieren. Ihnen zur Seite stehen Makrophagen, riesige Fresszellen, die verdächtige Eindringlinge an ihrer Oberfläche erkennen und gleich als Ganzes verschlingen. Im Inneren werden diese dann in kleine, mit Enzymen gefüllte Bläschen verpackt und regelrecht verdaut. Gleichzeitig senden die Fresszellen Botenstoffe aus, die als Lockrufe für dendritische Zellen und weitere Granulozyten dienen. Manche der Granulozyten fressen und vernichten so viele Bakterien, dass sie dabei platzen und ihren Inhalt samt den Mikrobenresten freisetzen. Die dabei auslaufenden aggressiven Enzyme zerstören die sie umgebenden Zellen. Die »Leichen« der Granulozyten und das abgestorbene Gewebe bilden beispielsweise den Eiter in einer Wunde.

All diese Abwehrzellen kommunizieren untereinander, rufen über Botenstoffe Verstärkung herbei und lösen eine mehr oder weniger große Entzündung aus. Diese hat den Zweck, die Gefäße zu erweitern und nachrückenden Abwehrzellen freien Zugang zu schaffen. Gleichzeitig wird mit der Entzündung auch das »Einsatzgebiet« markiert. Eine interessante Aufgabe kommt den dendritischen Zellen zu. Sie sind darauf spezialisiert, die Angreifer zu zerlegen und die artfremden Eiweißstoffe (Antigene) zur weiteren Analyse in die Lymphknoten zu bringen.

Natürliche Killerzellen spielen bei akuten Infektionen nur eine untergeordnete Rolle und sind auf die innere Sicherheit spezialisiert. Sie sorgen in den eigenen Reihen für Ordnung, indem sie von Viren befallene oder krebsartig veränderte Zellen des eigenen Körpers aufspüren. Dabei nutzen sie die Tatsache, dass den kranken Zellen meist ihr »Pass« abhandenkommt, der sie als Mitglied im Organismus ausweist. Wenn eine Zelle den patrouillierenden Killerzellen nicht augenblicklich zeigen kann, dass sie gesund ist, wird sie exekutiert.

Weiße Blutkörperchen sind etwa doppelt so groß wie die roten und wesentlich komplizierter aufgebaut als die fast ausschließlich für den Sauerstofftransport benötigten roten Geschwister, die nicht mal einen Zellkern besitzen. Gebildet werden die weißen Blutkörperchen im Knochenmark. Sie können sich ähnlich den einzelligen Lebewesen selbstständig fortbewegen und werden in den Ausbildungszentralen des Lymphsystems auf ihre vielfältigen Aufgaben vorbereitet.

Etwa 90 Prozent aller Infektionen, schätzen Immunologen, können durch die angeborene Immunabwehr erkannt und erfolgreich bekämpft werden.

Wie das Immunsystem reift

Um auf Nummer sicher zu gehen, schlagen Granulozyten und Makrophagen bei größeren Infektionen Alarm und sondern Botenstoffe ab, die Entzündungen und Fieber auslösen. Damit kommt dann auch die zweite Abwehrlinie zum Einsatz. Allerdings erst nach und nach. Bei der Geburt ist dieser Arm des Immunsystems noch naiv und unreif, er wird erst durch Erfahrungen im Umgang mit Infektionen ausgebildet und lernt dadurch ständig hinzu.

Im Gegensatz zur angeborenen Immunabwehr, die in ihren Grundprinzipien schon bei primitiven Lebewesen anzutreffen ist, ist dieses »erworbene« Immunsystem deutlich später im Evolutionsprozess entstanden. Es arbeitet im Vergleich zur relativ grob geschnitzten Erstabwehr des Organismus wesentlich raffinierter und besteht im Wesentlichen aus B- und T-Zellen. Sie sind nach dem Ort ihrer Ausreifung benannt. B-Zellen entwickeln sich im Knochenmark (engl. *bone*), T-Zellen im Thymus, dem Zentralorgan des Lymphsystems.

Die Thymusdrüse befindet sich hinter dem Brustbein und ist beim Neugeborenen etwa fünf Zentimeter lang. Ab der Pubertät bildet sie sich immer mehr zurück, bis sie schließlich verfettet und ihre Funktion ab dem Erwachsenenalter schrittweise einstellt. Man spricht vom Thymus deshalb auch als einer Art »Lebensuhr« des menschlichen Organismus.

In der Thymusdrüse bilden die T-Zellen als künftige Abwehrzellen Waffen gegen Abermilliarden von möglichen Keimen. Das passiert zunächst nicht nach Plan, sondern im Zufallsverfahren oder auch als eine Art kollektive Erinnerung an frühere Begegnungen mit den Keimen während der Evolution. Manche dieser Rezeptoren passen aber auch wie der Schlüssel ins Schloss von körpereigenen Zellen. Sie würden in der Folge also aggressiv auf eigenes Gewebe reagieren und damit versehentlich Schaden anrichten. Deshalb werden sie von den regulatorischen T-Zellen frühzeitig gestoppt und gleich im Thymus abgetötet.

Nach Verlassen dieser »Thymusschule« zirkulieren die T-Zellen im Blut, bis sie eines der sekundären Lymphorgane wie Milz, Mandeln oder Lymphknoten erreichen. Dort warten sie dicht gepackt auf den Ernstfall. Ein Gramm dieses Gewebes enthält ungefähr eine Milliarde Abwehrzellen.

Die sogenannte spezifische Immunreaktion als Folge einer

Infektion beginnt mit dem Auftritt der dendritischen Zellen in den Lymphknoten. Sie schleppen aufgespürte Keime in die zentralen Sammelstellen und präsentieren dort den T-Zellen ihren Fund. Die dendritischen Zellen sind in der Lage, unter den Millionen von T-Zellen genau jene zu finden, die den richtigen Rezeptor für das von ihnen angeschleppte Antigen haben. Falls es sich dabei beispielsweise um Streptokokken handelt, werden genau jene T-Zellen aktiviert, deren Rezeptoren zufällig auf diese Bakterien spezialisiert sind. Sie beginnen daraufhin zu wachsen und sich im Eiltempo zu vermehren. Aus der »schlafenden« T-Zelle wird eine aktive T-Helferzelle. Gleichzeitig geben diese Helferzellen ihre Informationen über Botenstoffe an die B-Zellen weiter, die sich ebenfalls im Lymphknoten aufhalten.

Aktivierte B-Zellen wandern nun ins Knochenmark, reifen dort zu Plasmazellen und beginnen mit der massenhaften Produktion von sogenannten Antikörpern, die passgenau auf die Streptokokken abgestimmt sind. Bis zu 2000 dieser winzigen y-förmigen Eiweißstoffe kann die Zelle pro Sekunde herstellen. Sie werden mit dem Blut zum Entzündungsort geschwemmt und heften sich sofort an die Bakterien.

In dieser Phase findet nun ein regelrechtes Wettrüsten statt. Während die Eindringlinge eine Körperzelle nach der anderen befallen, bildet sich hier eine mächtige Gegenwehr.

Etwa drei Tage dauert es, bis die Antikörperproduktion voll anläuft. Darum verspürt man am dritten Tag einer Infektionskrankheit meist die erste Linderung. Antikörper können die Eindringlinge nicht selbst abtöten, doch sie blockieren sie, sodass sie nicht mehr weiter Unheil anrichten können. Gleichzeitig werden Fremdkörper, an denen Antikörper hängen, den Fresszellen verdächtig. Sie zerstören die derart markierten Keime. Auch schadhaftes körpereigenes Gewebe kann von Antikörpern markiert werden, das damit ein Fall für die natürlichen Killerzellen wird. Hier liegt allerdings auch eine der Ursachen für Autoimmunkrankheiten: dann nämlich, wenn die Antikörper irrtümlich gesunde Zellen markieren.

Nach sechs bis acht Tagen ist schließlich die Produktion der T-Zellen auf ihrem Höhepunkt angelangt – und damit sind auch die meisten Krankheiten endgültig überstanden. Ein Großteil der siegreichen T-Zellen stirbt kurz darauf wieder ab. Die restlichen jedoch verbleiben als langlebige Gedächtniszellen im Körper und haben ab sofort einen besonders »geschäftigen Blick«, ob der alte Feind wieder zurückkehrt. Auch ein Teil der B-Zellen bleibt als Gedächtniszellen aktiv, um im Bedarfsfall gleich wieder Antikörper zu produzieren. Falls sich also noch einmal dieselbe Sorte von Streptokokken in unseren Organismus verirren sollte, werden sie so rasch unschädlich gemacht, dass wir gar nichts mehr davon mitbekommen. Wir sind gegen diese Krankheit immun.

Schutz durch wilde Viren

Genau genommen profitieren wir nun sogar von jedem neuen Kontakt mit denselben Bakterien oder Viren, weil dadurch das »Gedächtnis« der Immunzellen jedes Mal wieder aufs Neue aktiviert wird. Jeder Kontakt mit einem masernkranken Kind entspricht – wenn wir zuvor bereits Masern hatten – einer Auffrischungsimpfung. Wenn nun über die Masernimpfung diese Krankheit kaum noch auftritt, so verliert das Immunsystem langsam die Erinnerung an diese Bedrohung. Dadurch wächst die Gefahr, dass sogar Erwachsene, die diese Krankheit in ihrer Kindheit selbst durchgemacht haben, für eine neuerliche Infektion empfänglich werden. Im höheren Alter aber sind die Masern eine wesentlich stärkere Bedrohung, weil der Organismus von Erwachsenen mit viralen Infekten nicht so gut zurechtkommt wie ein kindlich fittes und flexibles Immunsystem.

Bislang sind diese Fälle glücklicherweise recht selten geblieben. Die natürlich durchgemachten Masern haben scheinbar einen so starken Eindruck im Immungedächtnis hinterlassen, dass die Auffrischung durch kranke Kinder in der Nachbarschaft oder im eigenen Haushalt meist nicht notwendig scheint.

Anders verhält es sich bei den Geimpften. Die Impfviren sind zwar lebendig, werden allerdings mit speziellen Methoden geschwächt und büßen folglich ihre krankmachende Wirkung ein. Dadurch lösen sie im Normalfall aber auch eine wesentlich schwächere Immunantwort aus als die Ansteckung über Wildviren und die durchgemachten Masern. Dies ist auch beabsichtigt, denn wenn die Impfung ebenso hohes Fieber, heftige Hautausschläge und Beschwerden hervorrufen würde wie die Originalkrankheit, bräuchte man ja gar nicht zu impfen. Die Folge des schwächeren Virenkontaktes ist allerdings auch eine vergleichsweise schwächere Masernimmunität, die mit den Jahren zudem immer weiter abnimmt. Umso mehr, weil es ja kaum noch zu Kontakten mit Wildmasern kommt, die dieses Immungedächtnis auffrischen könnten.

Bei anderen Krankheiten wie Tetanus, Diphtherie oder Keuchhusten würde man nun einfach eine Auffrischungsimpfung einschieben, die abgetötete Keime oder deren Teile enthält. Dies geht bei Masern jedoch nicht, weil diese Impfung aus lebenden Viren besteht. Da für die Zerstörung dieser paar abgeschwächten Impfviren in der Spritze aber schon ein minimales Immungedächtnis ausreicht, verpufft die Impfauffrischung in den meisten Fällen wirkungslos. Sie ist überhaupt nicht vergleichbar mit der Wucht, den etwa der Kontakt mit einem masernkranken Kind darstellen würde.

Für Menschen mit jahrzehntelang zurückliegender Impfung wäre eine derartige Begegnung allerdings riskant, und es könnte sein, dass sie selbst erkranken. Ob das schwache Immungedächtnis ausreichen würde, eine richtige Maserninfektion mit Unmengen von Wildviren abzuwehren, ist dann nämlich gar nicht mehr sicher. Und wird mit jedem Jahr, das seit der letzten Impfung vergangen ist, noch unsicherer. Umso wichtiger ist bei Masern der Herdenschutz, der von einer breit durchgeimpften Bevölkerung ausgeht. Damit wird die Zirkulation der Wildviren dauerhaft unterbrochen und das fragile Immungedächtnis nicht unnötig auf die Probe gestellt.

Wenn man den Masernschutz schon nicht auffrischen kann, so bemüht man sich zumindest, die Impflücken zu schließen. Es ist bekannt, dass die erste Impfung bei etwa 5 bis 10 Prozent der Kinder nicht wirkt. Diese »Impfversager« soll die Folgeimpfung aufspüren. Für den Großteil der Geimpften ist sie jedoch überflüssig, weil die Impfviren – noch bevor sie überhaupt eine »Auffrischungsreaktion« hervorrufen können – schon vom Immunsystem abgetötet werden.

Eine besondere Bedeutung hat die natürliche lebenslange Auffrischung bei Windpocken. Diese Kinderkrankheit, die die meisten Leser wahrscheinlich noch selbst mitgemacht haben, wird vom Varizella-Zoster-Virus aus der Familie der Herpesviren verursacht. Wenn die Windpocken überstanden sind, verbleiben die Viren ein ganzes Leben lang in unserem Organismus. Sie verkriechen sich über die Nervenbahnen und »schlafen« in den Nervenknoten des Rückenmarks sowie der Hirnnerven. (Das haben sie übrigens mit den Herpes-Simplex-Viren, einem anderen Vertreter dieser Familie, gemein. Wenn diese Herpesviren aus ihrem Dämmerzustand in den Nervenknoten aufwachen und aktiv werden, merken wir das beispielsweise an Fieberbläschen auf den Lippen.)

Windpockenviren haben normalerweise einen recht ausdauernden Schlaf und werden bei den meisten Menschen zeitlebens nie wieder aktiv. Falls aber doch, ist das Ergebnis wesentlich ernster als bei den lästigen, aber ansonsten nicht weiter gefährlichen Fieberbläschen: Die Betroffenen erkranken dann nämlich an Gürtelrose (Herpes Zoster). Symptome sind Brennen und teils starke Schmerzen in jenem Hautareal, das durch den betroffenen Nervenstrang versorgt wird. Schließlich bilden sich Bläschen, die mit einer infektiösen Flüssigkeit gefüllt sind. Nun sind Gürtelrosepatienten ansteckend und können Besucher infizieren. Allerdings nicht mit Gürtelrose selbst, sondern mit Windpocken. Gürtelrose selbst ist nicht übertragbar.

Meist tritt Gürtelrose im Bereich der Körpermitte, eben entlang des Gürtels, auf. Wenn Gesichtsnerven betroffen sind, kann es bei dieser schwer zu behandelnden Krankheit zu Lähmungen der Muskulatur oder Schädigungen der Sehkraft kommen. Lebensbedrohlich wird Gürtelrose, wenn das gesamte Nervensystem vom Wiederausbruch der Viren erfasst wird. Diese Sonderform tritt jedoch nur bei stark immungeschwächten Menschen auf. Relativ häufig sind demgegenüber Nervenschäden – sogenannte Post-Zoster-Neuralgien –, die nach überstandener und ausgeheilter Gürtelrose bestehen bleiben. Die damit verbundenen Schmerzen können lebenslang andauern und so schwer sein, dass sie die Lebensqualität der Betroffenen ruinieren und manche von ihnen sogar in den Selbstmord treiben.

Bei Windpocken tritt nun das interessante Phänomen auf, dass der Kontakt mit kranken Kindern die »schlafenden« Viren der Erwachsenen in Schach hält und diese damit vor Gürtelrose schützt. Eine englische Untersuchung konnte diesen Zusammenhang auch konkret messen.[3] Die Wissenschaftler sammelten aus ärztlichen Praxen in London alle verfügbaren Fälle von Gürtelrose und suchten dann für jede der 244 gefundenen Patienten zwei Kontrollpersonen ohne Gürtelrose, dafür aber gleich alt und mit selbem Geschlecht. In der Folge wurden nun alle Studienteilnehmer genau darüber befragt, wie viel Umgang sie während der letzten zehn Jahre mit Kindern und speziell mit windpockenkranken Kindern hatten. In der Auswertung zeigte sich, dass gelegentlicher Kontakt mit frischen Viren das Gürtelroserisiko der Erwachsenen auf ein Fünftel reduzierte. Die Autoren warnen deshalb im Schlussabsatz ihrer Arbeit auch vor den Folgen, die eine Vermeidung der Windpocken für die Erwachsenen haben könnte: »Wenn die Krankheit bei Kindern durch die Einführung einer Windpockenimpfung reduziert wird, so könnte das zu einem Ansteigen der Gürtelrosefälle bei den Erwachsenen führen.«

In den USA hat sich diese Befürchtung schon konkret bestätigt. Hier werden die Kinder bereits seit über zehn Jahren gegen Windpocken geimpft. Und weil dort die Regel »no vaccination – no school« (»ohne Impfung kein Schulbesuch«) gilt, ist die Durchimpfungsrate extrem hoch.

Wissenschaftler der Universität Harvard in Boston untersuchten nun den Verlauf der beiden Krankheiten in der jüngsten Vergangenheit.[4] Dabei zeigte sich eine beunruhigende Entwicklung, die sich in den kommenden Jahren noch verschärfen könnte. Während die Windpocken im Zeitraum von 1998 bis 2003 nämlich von 16,5 jährlichen Fällen pro 1000 Personen auf 3,5 Fälle zurückgingen, verdoppelte sich die Häufigkeit der Gürtelrose nahezu und stieg innerhalb dieser fünf Jahre von 2,8 Fällen auf 5,3 Fälle an. Damit gibt es jetzt in den USA schon deutlich mehr Fälle von Gürtelrose als von Windpocken. Am stärksten betroffen sind Menschen über 65 Jahre. Die höchste Steigerungsrate zeigte sich jedoch überraschenderweise bei jüngeren Erwachsenen in der Altersgruppe von 25 bis 44 Jahren. Hier stieg das Risiko, an Gürtelrose zu erkranken, um satte 161 Prozent an.

Im Trainingscamp

Der Nestschutz durch die mütterlichen Antikörper geht während der ersten zwei Lebensjahre verloren. Gleichzeitig wächst die Kompetenz des selbst erworbenen Immunschutzes des Kindes. Dies geschieht im fließenden Übergang. Während bei ganz kleinen Babys durch die Leihimmunität gefährliche Infektionen normalerweise noch gänzlich vermieden werden, ist nach einigen Monaten immerhin noch so viel Immunschutz vorhanden, dass gefährliche Infekte – wenn nicht verhindert, so doch – abgeschwächt werden können. »Das ist im Prinzip die ideale natürliche Impfung«, erklärte mir der Schweizer Nobelpreisträger Rolf Zinkernagel, der an der Universitätsklinik Zürich die Abteilung für Experimentelle Immunologie leitet. Die Viren und Bakterien befallen den kindlichen Organismus, werden aber sofort von den Leih-Antikörpern der Mutter attackiert. Die Keime sind dadurch in ihrer krank machenden Wirkung abgeschwächt, und nur wenige können in Zellen eindringen.

»Alle gefährlichen akuten Infektionen müssen von den Mädchen also vor der Pubertät durchgemacht werden«, erläutert Zinkernagel das Konzept der Evolution, »denn nur damit erwerben sie selbst die Abwehrkräfte, die sie dann wieder an ihre Babys weitergeben können.« Dieses erworbene immunologische Gedächtnis wird bei Frauen – im Gegensatz zu Männern – hormonell noch verstärkt, sodass sie in der Schwangerschaft über den Mutterkuchen ausreichende Vorräte an das Ungeborene weitergeben können.

Dass Kinder nicht schon mit einem fertig ausgebildeten Immunsystem zur Welt kommen, hat mehrere stichhaltige Gründe. Zum einen wird damit vermieden, dass das Immunsystem des heranwachsenden Kindes mit den »fremden Zellen« der Mutter in Konflikt gerät. Zum anderen ist ein lernendes System perfekt formbar und kann sich besser auf die jeweiligen Lebensumstände einstellen als ein starres, vorgefertigtes. Es macht schließlich für die Ansprüche an die Abwehrkräfte einen gewaltigen Unterschied, ob ein Kind auf einem indischen Bauernhof oder mitten in Berlin geboren wird.

»Sollen also unsere Lymphozyten in der Thymusschule lernen, zwischen fremd und eigen zuverlässig zu unterscheiden, so braucht es Lehrer in dieser Schule, die von ihren Schülern etwas fordern«, erklärt der Schweizer Arzt Hans Ulrich Albonico, »sodass sie an dieser Herausforderung wachsen und reifen können.«

Aus der Logik dieses Lernprozesses ergibt sich eine ganz andere Bewertung von Krankheiten. Jeder kindliche Infekt hat neben seinen unangenehmen Auswirkungen auch eine positive Komponente. Jedes Fieber zeigt an, dass nun Hochbetrieb herrscht in der Schule des Immunsystems. Eine Übung ist im Gange. Und während die weißen Blutkörperchen ihre Schlachten gegen harmlose Schnupfenviren oder Kinderkrankheiten schlagen, besteht das System seine ersten Bewährungsproben und reift.

Gerade das erste Lebensjahr scheint von der Natur regelrecht eingeplant für zahlreiche solche Erfahrungen. Deshalb sollten wir auch unsere Betrachtungsweise diesbezüglich überdenken: Infekte sind nützlich für unser Baby, es profitiert gesundheitlich von den gemachten Erfahrungen. Fehlentwicklungen des Immunsystems werden dadurch vermieden.

Welche drastischen Konsequenzen derartige Störungen haben können, zeigt das Beispiel der akuten lymphatischen Leukämie, des häufigsten Blutkrebses bei Kindern. Ausgelöst wird er durch die ungezügelte Vermehrung von krankhaft veränderten Vorläuferzellen von weißen Blutkörperchen. Bei Kindern besteht ein auffälliger Erkrankungsgipfel im Alter von vier Jahren. Zudem tritt diese Krankheit verdächtig oft in kleinen, abgeschiedenen Gemeinden auf. Dann aber gleich bei mehreren Kindern gleichzeitig. Diese Beobachtungen haben den Londoner Krebsforscher Melvin Graeves zu der Überlegung veranlasst, dass kindliche Leukämie eventuell durch einen Mangel an Infektionen im Babyalter gefördert wird. Wenn diese Infekte dann verspätet doch noch auftreten, so die »Graeves-Hypothese«, reagieren manche Kinder mit einer so starken Immunantwort, dass darüber ein Teil des Immunsystems, nämlich die erwähnten Vorläuferzellen der Lymphozyten, in ihrer Entwicklung »Amok laufen«.

Diese These wird von einer ganzen Reihe von Arbeiten unterstützt. Beispielsweise durch eine umfassende Untersuchung an knapp 1300 leukämiekranken britischen Kindern, die mit einer Kontrollgruppe von 6300 gesunden Kindern verglichen wurden.[5] Dabei zeigte sich, dass Babys, die im ersten Lebensjahr regelmäßigen Kontakt zu anderen Kindern – und damit mehr Infektionen – hatten, wesentlich seltener an Leukämie erkrankten als behütete, isolierte Babys mit wenigen Infekten. Deren Krebsrisiko war doppelt so hoch.

Frühe Infekte dienen dem Immunsystem also als Sparringspartner in seiner natürlichen Reifung. Und es gilt als erwiesen, dass das Risiko von Fehlentwicklungen wie bei Leukämie, aber auch anderer krankhafter Prozesse, durch den Kontakt mit Krankheitserregern verringert und die latente Aggressivität unserer körperinternen Abwehr besänftigt werden kann. Das Beispiel der Leukämie zeigt anschaulich die dunkle Seite unseres Immunsystems. Einmal aus den Fugen geraten, ist es ein mächtiger Feind des Organismus, dessen Schutzpatron es eigentlich sein sollte. So wie ein Leibwächter, der plötzlich gegen den eigenen Herrn vorgeht. Derartige Fehlentwicklungen werden durch einen fein ausbalancierten Übergang von mütterlichem Nestschutz zu eigenen Erfahrungen des Babys mit Infekten wirksam vermieden.

Dasselbe Prinzip gilt auch bei der Entstehung von Allergien und Autoimmunkrankheiten, die in den letzten Jahrzehnten zu einer regelrechten Epidemie angewachsen sind. Die Zahl der Menschen, die von Heuschnupfen, Asthma, Neurodermitis und anderen Allergien betroffen sind, hat sich in den letzten drei Jahrzehnten vervielfacht. Derselbe Trend zeigt sich bei Autoimmunkrankheiten wie Multipler Sklerose, Diabetes Typ 1 oder Morbus Crohn. In den meisten Industrieländern leiden heute zwischen 20 und 40 Prozent der Bevölkerung an zumindest einer dieser modernen Plagen.

Bei Allergien reagiert das Immunsystem falsch auf den Kontakt mit fremden, aber völlig harmlosen Eiweißstoffen. Blütenpollen, Hausstaubmilben oder bestimmte Nahrungsmittel werden für bösartige Keime gehalten und lösen eine übertriebene und sinnlose Abwehrreaktion aus, die sich über Entzündungen bemerkbar macht. Noch schlimmer ist es, wenn sich das Immunsystem gegen den eigenen Organismus wendet und damit beginnt, die Körperzellen zu bekämpfen und zu zerstören, weil es sie für gefährliche Feinde hält. Diese Autoaggression kann sich gegen Nervenzellen im Gehirn ebenso richten wie gegen den eigenen Verdauungstrakt. Außer einer Unterdrückung des Immunsystems mit Cortison & Co. ist der medizinischen Wissenschaft bis heute noch nicht viel dagegen eingefallen. Damit ist jedoch bestenfalls eine Linderung der Symptome, jedoch keine Heilung möglich. Ein einmal aus den Fugen geratenes Immunsystem wieder ins Lot zu rücken übersteigt deren derzeitige Kompetenz bei Weitem.

Das Geheimnis der DDR

In den Achtzigerjahren des letzten Jahrhunderts war sich die Forschergemeinschaft noch einig, dass die fortschreitende Luftverschmutzung schuld war an dem Desaster. Gummiabrieb, Benzindämpfe und Rußpartikel, so die These, fungieren entweder selbst als Allergene oder verändern harmlose Blütenpollen so, dass sie sich in aggressive Allergene verwandeln. Ein verwöhntes und unterfordertes Immunsystem kommt nun mit diesen Reizen nicht klar und spielt verrückt.

Die Achtzigerjahre waren die Pionierjahre der grünen Bewegung. Umweltschutz, Abfallvermeidung und Recycling waren plötzlich Topthemen. Und Atomkraftwerke vor allem deshalb so unbeliebt, weil die Frage des Endlagers der radioaktiven Abfälle ungeklärt war.

Industrie und Verkehr machten zunehmend das Leben in den Städten schwer. Westdeutsche Ballungsräume galten allerdings fast noch als Luftkurorte im Vergleich zu den Industriestädten des Ostens, wo die ohnehin marode Staatswirtschaft keinerlei Umweltauflagen zu befolgen hatte und auf Teufel komm raus ungefilterten Ruß durch die Schlote jagte.

Kurz nach dem Fall der Mauer, im Sommer 1990, bin ich mit meiner Frau per Rad von Wien über Sachsen und Brandenburg nach Berlin gefahren. Gleich nach der Grenze hinter Tschechien merkten wir, dass wir deutlich langsamer rollten. Das lag aber nicht an der Hitze. Die hatte uns schon zuvor genug zu schaffen gemacht. Es lag am Braunkohleasphalt, der in der Julisonne schmolz und am Gummi der Reifen kleben blieb. Wir fuhren durch Gegenden, die an Wüsten oder Mondkrater erinnerten, fanden gigantische Halden und Abraumkippen, die in der Landschaft standen wie kalte Vulkane. Und immer wieder die in der Hitze lockenden, blitzblauen Seen, die allerdings den Nachteil hatten, dass sie meist von Zäunen umgeben waren und rundum Schilder mit der Aufschrift »Baden verboten, Lebensgefahr!« vor unüberlegten Aktionen warnten. Einheimische erklärten uns, dass es sich bei der scheinbaren Idylle um Tagebaurestlöcher handelte, die sich mit vergiftetem Wasser gefüllt hatten. Loses Geröll und sorglos deponierte Kraftwerksasche bildeten die steil abfallenden Ufer. Und ein unglücklicher Schritt konnte eine Unterwasserlawine auslösen, die Badende in ihrem Wirbel mitriss.

Am eindrucksvollsten ist uns der Ort Schwarze Pumpe in Erinnerung geblieben, dessen gleichnamiges Gaskombinat damals der größte Braunkohleveredelungsbetrieb der Welt war. Neben dem Betrieb von drei Druckvergasungsanlagen und drei Wärmekraftwerken wurden hier Koks, Teer und Briketts für die ganze DDR produziert. Durch den alles niederwalzenden, rücksichtslosen Ausbau der Braunkohleförderung aus 17 Tagebauen im Dreischichtbetrieb gelang es dem Honecker-Regime, immerhin 70 Prozent der benötigten Energie selbst aufzubringen.

Wir hatten in der Ex-DDR, so wie zuvor in Tschechien, entzückende, verträumte Städtchen erwartet. Sozialistische Plattenbausiedlungen, ja, die gab es dort auch, gleich außerhalb der Zentren, hingeknallt auf die Äcker. Die tschechischen Altstädte präsentierten sich hingegen verwahrlost, aber weitgehend original. Ganz anders hier in der Lausitzer Braunkohlewüste. Hier wehte schon lange nicht mehr der Geist Goethes, wie ich das etwas naiv erwartet hatte. Stattdessen umso kräftiger der Mief Mitzingers, des ehemaligen Ministers für Kohle und Energie. Überall verrußte, fantasielose Einheitsbauten und ausgelaugte Gegenden, in denen es keine Bäume mehr gab und die paar Sträucher aus Wassermangel nicht einmal mannshoch wuchsen.

Als wir nach Schwarze Pumpe kamen, wurde die kolossale Apokalypse auch noch dadurch untermalt, dass sich seit Tagen ein gewaltiger Buschbrand, begleitet von einer riesigen Rauchwolke, von Westen her auf die Stadt zubewegte. Die Leute, denen wir begegneten, waren nervös und ängstlich, die meisten Männer als Feuerwehrleute im Einsatz. Doch gerade als wir das Ortsschild passierten, ging ein gewaltiger Wolkenbruch nieder, der eine Stunde lang prasselte und nicht nachließ, bis alle Glut ertränkt war. Dasselbe wurde dann rundum in den Gasthäusern nachgeahmt und die schwarzen Gurgeln ordentlich bewässert. Wir fühlten uns wie die symbolischen Retter der Stadt und machten mit. Männer mit Vornamen wie Lutz, Ulf oder Maik amüsierten sich köstlich über »Liesl und Bert«, die älplerischen Regenmacher.

Etwa zu jener Zeit kurz nach dem Fall der Mauer beschloss ein Team von Kinderärzten rund um die Münchnerin Erika von Mutius, die Chance für eine Vergleichsstudie[6] zu ergreifen. In dieser wüsten, versmogten Gegend, so der allgemeine Tenor der damaligen Wissenschaft, müsse die Allergierate besonders hoch sein. »Wir wollten beweisen, dass Luftschadstoffe ursächlich an der Entstehung von Allergien beteiligt sind«, erklärte von Mutius in einem Interview, das ich später für einen Dokumentarfilm mit ihr gemacht habe.

Insgesamt wurden 7753 Kinder im Alter zwischen neun und elf Jahren in die Studie aufgenommen und auf Allergien untersucht. Sie kamen aus München als Vertreter des westdeutschen Lebensstils sowie Leipzig und Umgebung für den Osten. »Als dann die ersten Ergebnisse kamen, haben wir gedacht, die haben die Daten falsch eingegeben«, erinnert sich die Wissenschaftlerin. Doch die Zahlen stimmten: Im Westen hatten 36,7 Prozent der Kinder einen positiven Hautallergietest, im Osten nur 18,2 Prozent. Das Asthmarisiko war im Westen um 50 Prozent, jenes auf Heuschnupfen sogar um 340 Prozent höher. Der einzige Tribut an den Dreck in der Luft waren verlegte Bronchien. Jedes dritte Kind im Osten litt an chronischer Bronchitis, doppelt so viele wie im Westen. Doch keine Spur von Allergien. »Wir haben«, so Mutius, »ganz offensichtlich die falsche Hypothese gehabt.«

Das zeigt auch ein Blick in die damals vom Medizinerteam um Erika von Mutius veröffentlichte Originalarbeit. Wollten die Forscher ursprünglich noch beweisen, dass der Ost-Smog Allergien verursacht, so wurde nun kurzerhand das Gegenteil von dem verkündet, was Ausgangshypothese war: Nicht im Osten sei die Luft voll von Allergenen, sondern im Westen. Das musste wohl der Grund für die höhere Allergierate sein. Es galt also bloß noch herauszufinden, was diese ominösen westlichen Allergieverursacher waren, die hier durch die Luft flogen und am Eisernen Vorhang anscheinend bislang abgeprallt waren.

Alte Gedanken

Der dahinterstehende Gedanke war, dass bestimmte Partikel, beispielsweise Blütenpollen oder die Exkremente von Hausstaubmilben, aus unbekannten Gründen immer aggressiver werden, den Organismus des Menschen befallen und allergisch machen. So ähnlich, wie das auch andere Keime tun. Dieser Gedankengang ist typisch für das paranoide 20. Jahrhundert und findet sich bereits bei den Pionieren der Infektionslehre. Louis Pasteur dachte etwa, dass Mikroben auf Staubpartikeln durch die Luft gleiten. Und wer zufällig ein paar gefährliche Bakterien schluckt, fällt den Keimen zum Opfer. Denn nun vermehrten sie sich im Körperinneren – so wie Schimmelpilze, die eine reife Birne überziehen. Das Zellgewebe gesunder Menschen, so Pasteurs Credo, sei bakteriologisch steril. Erst die Gegenwart von Bakterien löse das Gewebe auf und zersetze es.

Ganz ähnlich die gedanklichen Ansätze von Robert Koch, der auf deutscher Seite der Mikrobenjagd frönte und als umjubelter Star der national gesinnten Presse den Franzosen mit Pasteur bei der Entdeckung der Cholerabazillen zuvorkam.[7]

Den Ablauf einer bakteriellen Infektionskrankheit verstand Koch als Invasion. Sind die Bakterien einmal in den Körper eingedrungen, so ist er diesen passiv ausgeliefert. Der Körper wird, etwa so wie eine Nährlösung im Labor, von den Bakterien verzehrt, und der Krankheitsprozess kommt erst zum Stillstand, wenn sich die Bakterien nicht mehr ernähren können.

Zu Kochs Zeiten wütete – speziell in den elenden Arbeiterquartieren der Großstädte – die Tuberkulose. Koch sah das abgestorbene Gewebe als Resultat einer solchen Bakterieninvasion und glaubte, dass die Bakterien diese Verwüstung mit ihren giftigen Absonderungen anrichteten. Sein Präparat »Tuberkulin« sollte, wie er auf Vorträgen groß ankündigte, endlich den Durchbruch gegen die grassierende Seuche bringen. Im Tierversuch, so Koch, sei es ihm bereits gelungen, Bakterien im lebenden Körper unschädlich zu machen. Und zwar ohne dabei den Körper selbst zu benachteiligen.

Ab November 1890 war das Medikament erhältlich, und es brach ein regelrechter Tuberkulinrausch aus. Berlin entwickelte sich zu einem riesigen Wallfahrtsort, an dem die Lungenheilstätten nur so aus dem Boden schossen. Tausende Kranke setzten ihre Hoffnung auf Kochs Wunderelixier.

Woraus Tuberkulin genau bestand, wussten nur Koch und seine engsten Mitarbeiter. Koch verdiente persönlich am Verkauf jeder einzelnen Dosis und hütete eifersüchtig das Geheimnis seiner Herstellung. Nachdem die Hochstimmung und der Rummel einige Wochen angehalten hatten, meldeten sich zunächst vereinzelt, schließlich immer zahlreicher und wütender auch skeptische Stimmen zu Wort. Nun war plötzlich anstatt von Heilung der Tuberkulose von Verschlechterungen die Rede und sogar von tödlichen Folgen der Tuberkulinkur. Und von Woche zu Woche wurden diese Stimmen lauter. Vor den Lungenheilstätten hielt Leichenwagen auf Leichenwagen. So schnell wie die Tuberkulose-Sanatorien eingerichtet worden waren, so schnell waren sie auch wieder »ausgestorben«.[8]

Einige seiner Kollegen, allen voran Rudolf Virchow, der angesehenste deutsche Mediziner und Begründer der modernen Pathologie, forderten die Herausgabe von Beweisen aus den von Koch so groß hinausposaunten, angeblich erfolgreichen Tierversuchen. Doch auch dazu war dieser nicht fähig. Er hatte schlicht versäumt, seine »geheilten« Tiere zu sezieren und die Präparate aufzuheben.

Koch selber wehrte sich wütend und uneinsichtig. Er war persönlich überzeugt, dass er ein Heilmittel gegen die Tuberkulose gefunden hatte, und schließlich entzog er sich dem ganzen Wirbel, indem er mit seiner jungen Geliebten nach Ägypten flüchtete. Reisen galt zeitlebens als seine größte Leidenschaft. Besonders dann, wenn er diese Tätigkeit mit der Jagd nach unbekannten fremdländischen Bazillen verbinden konnte.

Erst viel später stellte sich heraus, dass Tuberkulin lediglich eine in Alkohol gelöste flüssige Bazillenkultur enthielt, die durch Hitze abgetötet worden war. Wie Koch annehmen konnte, dass dieses Mittel irgendeine therapeutische Wirkung hätte, erscheint bis heute rätselhaft. »Man hat den Eindruck«, sagt der Heidelberger Medizinhistoriker Christoph Gradmann, »als wollte er es unbedingt glauben. Als wollte er sich mit aller Gewalt und gegen alle Realität einen Lebenstraum erfüllen.«

Koch war heftig attackiert worden. Nicht nur von Virchow. Auch der Münchner Ganzheitsmediziner und Begründer der modernen Hygiene, Max von Pettenkofer, hatte für den aufstrebenden Preußen nur Verachtung übriggehabt. Dessen These »Erreger + Wirt = Krankheit« erschien ihm in ihrer Einfachheit geradezu lachhaft absurd. Zu einer Krankheit gehörte für den Münchner immer auch der individuelle Patient, dessen Lebensstil und sein Wohnumfeld. Dies nun umzudrehen und eine Krankheit ausschließlich aus den Eigenschaften des Erregers zu erklären, so wie das Robert Koch und seine Kollegen versuchten, schien ihm banal und kurzsichtig. Für von Pettenkofer waren Bakteriologen »Leute, die nicht über Dampftopf, Wärmeschrank und Mikroskop hinausschauen«.[9]

Kochs Erfolge waren bisher eher auf das Auffinden von Krankheitserregern beschränkt geblieben. Er hatte diese Bazillen isoliert, gezüchtet, fotografiert und war damit populär geworden. Er hatte Kranke in Quarantänelager gesperrt, um gegen die Cholera vorzugehen, und verdächtige Straßen, Wohnungen oder Betten von seinen Desinfektionskolonnen mit Karbol besprühen lassen. Er hatte die Erreger der Cholera und der Tuberkulose gefunden. Doch es war ihm nicht gelungen, auch nur eine einzige Krankheit zu heilen.

Aus seinen Forschungstagebüchern weiß man heute, dass Koch sich eine These zur Wirkung seines Tuberkulins zurechtgelegt hatte, die eher an den Russlandfeldzug Napoleons erinnert als an Heilkunde. Er wollte nämlich mit seiner Bazillenlösung das Gewebe der Kranken veröden, sodass es dem Beutezug der Tuberkulosebakterien nicht mehr als Nahrung und Brutstätte dienen könnte. Sie damit also einkreisen und aushungern. Diese »Taktik der verbrannten Erde« war demnach das Geheimnis von Kochs »Wundermittel«, von dem nur er selbst und seine engsten Mitarbeiter wussten.[10]

Was sie nicht wussten und wohl ziemlich irritiert hätte: Zu Kochs Zeiten, also zu Beginn des 20. Jahrhunderts, waren nahezu 100 Prozent der Bevölkerung mit Tuberkuloseerregern infiziert. Kochs Thesen erwiesen sich also in vielfacher Hinsicht als falsch. Auch heute noch sind Tuberkulosebakterien nahezu allgegenwärtig. Etwa ein Drittel der Weltbevölkerung ist damit infiziert. Doch in 99 Prozent der Fälle führt das nicht zur Erkrankung. Ein halbwegs intaktes Immunsystem genügt, um die Bakterien zu kontrollieren und im Zaum zu halten. In Deutschland leiden heute nur noch etwa 6000 Patienten an dieser meldepflichtigen Krankheit. Überproportional betroffen sind Alkohol- und Drogensüchtige.

Dem Siegeszug der Bakteriologen mit ihrem Ansatz, alle Krankheiten aus dem Wesen der Krankheitserreger zu erklären und militärisch gegen diese Eindringlinge vorzugehen, konnten diese Irrtümer und Schlappen jedoch nichts anhaben. Die Entwicklung der modernen Medizin schritt unaufhaltsam voran. Und ganzheitsmedizinische Ansätze Virchows oder Pettenkofers, die nicht die Bazillen, sondern vor allem die Verbesserung der Lebensumstände der Menschen in den Mittelpunkt stellten, gerieten zunehmend in Vergessenheit.

Folgerichtig war es dann auch Robert Kochs talentierter Schüler Paul Ehrlich, der den Vorläufer der Chemotherapie erfand. Ehrlich experimentierte mit teils hochgiftigen Farben, die er direkt von den aufstrebenden Konzernen Bayer und Hoechst erwarb und an unzähligen Versuchstieren ausprobierte. Tausende Mäuse, Meerschweinchen und Hasen starben im Dienste der Wissenschaft. Manche begannen nach den Farbinjektionen wilde Veitstänze, andere – einst weiße Mäuse – erinnerten vor ihrem Abgang in den Versuchstierhimmel eher an Kanarienvögel. Doch der Unermüdliche machte immer weiter. »Ehrlich färbt am längsten«, witzelten seine Laborkollegen über dessen legendären Arbeitseifer.

Zum einen verwendete Ehrlich die Farben, um damit Bakterien im Gewebe zu markieren, zum anderen versuchte er giftige Farbstoffe wie Methylenblau oder Trypanrot gleich selbst als Medikamente einzusetzen und damit Malaria oder die Schlafkrankheit zu heilen. Beides missglückte, doch der Pionier der chemischen Kriegsführung gegen Keime gab nicht auf. Er träumte fortan von einer »Magic Bullet«, einer Zauberkugel, mit der es gelingen sollte, den Körper wieder freizuschießen von allen Eindringlingen.

Schließlich verfiel er auf den Wirkstoff Atoxyl. Diese arsenhaltige Chemikalie war bereits als Mittel gegen die Erreger der Schlafkrankheit eingesetzt worden. Allerdings mit grausamen Resultaten, wie der Mikrobenjäger-Biograf Paul de Kruif in seinem 1927 veröffentlichten Bestseller[11] drastisch beschreibt: »Atoxyl war auch an den armen Schwarzen drunten in Afrika ausprobiert worden. Es hatte sie nicht geheilt, und eine geradezu unangenehm große Zahl jener Neger waren vom Atoxyl blind geworden, stockblind, bevor sie noch Zeit gehabt hatten, an der Schlafkrankheit zu sterben.«

Ehrlich gelang es, die tödliche Chemikalie etwas abzuschwächen, und schließlich wurde sie unter dem Namen Salvarsan von Hoechst hergestellt und zur Therapie der grassierenden Geschlechtskrankheit Syphilis angeboten. Die Ärzte reagierten auf das Medikament begeistert, weil es immerhin nicht so giftig war wie die zuvor verwendete Quecksilberkur. Und damit wurde Salvarsan zum Kassenschlager. Doch auch hier starb jeder 200. Patient unmittelbar nach der Einnahme. Viele andere erblindeten, erlitten Lähmungen oder schlimme Hautgeschwüre. Wirklich geheilt wurden die wenigsten. Und so musste Ehrlich seine Hoffnungen auf seine »große Sterilisationstherapie« widerwillig aufgeben. Auch seine eigene Gesundheit wurde immer schlechter. Paul Ehrlich starb im Jahr 1915 mit 61 Jahren, und so blieb ihm als Juden die finstere Ära des Nationalsozialismus erspart, wo plötzlich einem ganzen Volk die Rolle der Bazillen und Schädlinge zugeschrieben wurde.

Kochs, Pasteurs oder Ehrlichs eng mit der militärischen Logik verknüpfte Sichtweise der Krankheitsentstehung setzte sich durch und wurde zum medizinischen Leitbild des gesamten blutigen Jahrhunderts. Hier der reine, sterile Körper, dort die aggressiven, schmutzigen Feinde, deren Abwehr erste

Forscherpflicht war. Rückblickend wundert es nicht, dass eine derartige Katastrophenzeit auch kriegerische Heilslehren verfolgte.

Erst langsam erholen wir uns von diesem Trauma, das von der Politik über die Medizin bis hin zur Pädagogik fast alle Lebensbereiche erfasst hatte und dem ein ganzes Gewirr unguter Gefühle zugrunde lag: Angst vor dem Unbekannten, das uns Böses will. Aggressivität geboren aus einem Mangel an Selbstbewusstsein und wenig Vertrauen in unsere eigene Kraft. Das alles gepaart mit der Bereitschaft, uns auszuliefern an Autorität, an eine starke Macht, die uns lenken und schützen soll.

Bis heute haben sich Reste dieses Denkschemas in den Köpfen vieler Menschen gehalten, und speziell die Medizin scheint wie ein Hort dieser Einstellung: Die gefährlichen Bazillen haben nichts anderes im Sinn, als uns zu befallen und krank zu machen. Wir müssen also dem unschuldigen Organismus beistehen, damit er dieser Bedrohung nicht unterliegt.

Und auch im Verständnis der Allergien waren diese Thesen noch gegen Ende des 20. Jahrhunderts mehrheitsfähig. Den Eltern allergiekranker Kinder wurde spezielle Allergikerbettwäsche verkauft. Die Mütter wurden angewiesen, ganz besonders auf Sauberkeit zu achten. Haustiere waren verboten und die Staubsauger liefen jeden Tag heiß, um die bösen, krank machenden Allergene aus dem Teppich zu holen.

Infekte, Hygiene und Allergien

Das Geheimnis der DDR ließ sich damit jedoch nicht lösen. Zumal sich in den meisten Studien zur Allergenvermeidung kein Schutzeffekt zeigte. Im Gegenteil: Immer mehr Arbeiten kamen zu dem Schluss, dass das Risiko von Allergien mit steigender Hygiene sogar zunimmt. Birkenpollen und Hausstaub, Nüsse und Milchzucker – alle nur denkbaren Allergene wurden untersucht, ob sie das krasse West-Ost-Gefälle erklären könnten. Sogar eine Europainvasion von Ragweed, einem besonders allergieträchtigen Unkraut aus den USA, wurde als mögliche Ursache des westlichen Übels in Betracht gezogen. Diese These hätte auch den Vorteil gehabt, mit einem Schlag gleich auch noch die im Vergleich zu Deutschland wesentlich höhere Allergierate der USA zu erklären.

Als konkrete Ergebnisse weiterhin ausblieben, gingen die Forscher schließlich an die Analyse des Lebensstils. Dabei fielen am stärksten die unterschiedlichen Bedingungen auf, unter denen Kinder dies- und jenseits der Mauer groß wurden. Während die Westkids als wohlbehütete Einzel- oder Duokinder meist die ersten Jahre zu Hause blieben, wurden die ostdeutschen Sprösslinge kollektiv ab dem zwölften Lebensmonat, viele sogar noch früher, in Babykrippen gesteckt.

Dies entsprach dem kommunistischen Ideal: Recht auf Arbeit für alle und gemeinschaftliche Aufzucht des Nachwuchses. Die Ärztin Ingrid Beck aus Bitterfeld betreute früher selbst derartige Krippen. »Die Kinder haben sich dort im Großen und Ganzen wohl gefühlt«, erinnert sie sich. »Aber sie sind halt sehr häufig krank gewesen. Jeder Schnupfen ist von einem Kind zum anderen gegangen. Viele Kinder bekamen Fieber. Sie blieben ein paar Tage zu Hause, kamen gesund in die Einrichtung zurück. Dort lief aber schon wieder ein neues Virus herum, und sie haben sich wieder neu angesteckt.« Sie litten also wesentlich häufiger als ihre behüteten westdeutschen Altersgenossen an Infektionen.

Nach dem Mauerfall waren die Babykrippen eine der ersten DDR-Eigenheiten, die aufgegeben wurden. Zum einen, weil die Ostdeutschen auf die Unsicherheit der Wiedervereinigung mit einem regelrechten Geburteneinbruch reagierten. Jobsuche und Neuorientierung im Kapitalismus sollten nicht durch pflegeintensive Kleinkinder erschwert werden. Zum anderen entsprach eine derart frühe Abgabe der Babys so gar nicht dem neuen Familienbild. Krippen wurden als Inbegriff kommunistischer Erziehung gesehen und abgelehnt. Die meisten Babykrippen machten dicht. Die Ansicht, dass Kleinkinder bis zum Alter von drei oder vier Jahren zu Hause bleiben sollten, setzte sich auch im Osten mehrheitlich durch.

Mitte der Neunzigerjahre wiederholte Erika von Mutius ihre erste Bestandsaufnahme zum Ost-West-Vergleich der Allergien. Dabei fand sie einschneidende Veränderungen: Innerhalb von nur sechs Jahren hatten die Kinder im Osten die westlichen Allergieraten übernommen. Tests in Leipzig und anderen Städten Ostdeutschlands zeigten keinen Unterschied mehr zu den westlichen Werten.[12] Binnen kürzester Zeit hatte sich das Allergierisiko also verdoppelt. »Wenn wir aufklären können, welche Rolle Infektionen bei der Entstehung von Allergien spielen«, so Mutius damals, »so ist das vielleicht das Licht am Ende des Tunnels.«

Die Idee, dass die Abnahme von Infektionen im Baby- und Kleinkindalter für die Zunahme dieser Krankheiten verantwortlich sein könnte, ist nicht neu. Bereits 1966 wies der israelische Epidemiologe Uri Leibowitz auf diesen Zusammenhang in seinen Arbeiten zu Multipler Sklerose hin. Bei dieser schweren Autoimmunkrankheit greift das Immunsystem die eigenen Nervenzellen an und schädigt sie irreparabel, sodass es zu unterschiedlichen Ausfallserscheinungen bis hin zur Lähmung kommt. Multiple Sklerose ist neben Epilepsie die häufigste neurologische Erkrankung junger Erwachsener. Leibowitz zeigte, dass das Risiko von Multipler Sklerose bei jenen Personen stark ansteigt, die ihre Kindheit in einer wohlhabenden Umgebung mit hohem Hygienestandard verbrachten.[13] Viele Kinder pro Familie, ärmere Wohnviertel und schlechtere Hygiene – alles zusammen Anzeiger für zahlreiche Infektionskrankheiten in der Kindheit – schützen hingegen vor einem Amoklauf des Immunsystems.

Studien mit Einwanderern bewiesen, dass der Keim für diese Erkrankung in der Kindheit gelegt wird: Kinder, die nach ihrem 15. Geburtstag auswanderten, behielten nämlich das Krankheitsrisiko ihres Herkunftslandes. Und das unterscheidet sich beträchtlich. Israeleinwanderer aus Afrika oder Asien haben beispielsweise ein nur halb so hohes Multiple-Sklerose-Risiko wie Einwanderer aus Europa. Das höchste Risiko haben aber die Israelis selbst. Bis in die Gegenwart hat sich nichts am Einfluss von Wohlstand, Hygiene, Familiengröße und der damit zusammenhängenden Infektionsdichte geändert: Arabische Moslems, Drusen oder Beduinen erkranken vier- bis sechsmal seltener als Israelis jüdischer Herkunft.[14]

Das gilt klarerweise nicht nur für die Situation in Israel, sondern überall, wo sich Einwanderer aus armen Ländern in einem reicheren ansiedeln. Und auch der in der DDR beobachtete »Krippeneffekt« ist international. So zeigt eine aktuelle australische Arbeit, dass das Risiko, später an Multipler Sklerose zu erkranken, um 43 Prozent sinkt, wenn bis zum Schulalter zumindest ein Jahr lang ein jüngeres Geschwisterkind im selben Haushalt lebt. Dieses Risiko verringert sich um 60 Prozent, wenn eine Person drei Jahre lang Geschwister um sich hat, und sogar um 88 Prozent, wenn bis zu seinem sechsten Lebensjahr ständig andere Geschwister im Haus herumschwirren.[15]

Bei Allergien zeigt sich derselbe Trend wie bei Autoimmunkrankheiten. Das beginnt schon bei allergischer Rhinitis, besser bekannt als Heuschnupfen. Er gilt gemeinhin als lästige, aber harmlose Erkrankung. Tatsächlich kann Heuschnupfen jedoch die Lebensqualität schwer beeinträchtigen. Etwa 20 Prozent der Bevölkerung leiden darunter. Allergologen wissen zudem, dass Heuschnupfen häufig am Beginn einer regelrechten »allergischen Karriere« steht, die dann mit Neurodermitis oder Asthma fortgesetzt wird. Als wahrscheinlichster Auslöser gilt jedoch überall ein nicht ausreichend gereiftes Immunsystem, das fremd nicht von eigen, harmlos nicht von gefährlich unterscheiden kann.

»Je mehr Geschwister, desto mehr Infekte, desto seltener die Niesanfälle, sobald die Pollen fliegen«, fand der Londoner Epidemiologe David Strachan, der mit seiner 1989 publizierten Arbeit[16] zum Begründer der »Hygiene-Hypothese« wurde, die heute immer mehr in den Mittelpunkt des wissenschaftlichen Interesses rückt. Nach der Hygiene-Hypothese sind die immer weniger werdenden Infekte im frühen Kindesalter die Hauptursache für den Anstieg von Allergien und Autoimmunerkrankungen.

Dass diese langsam den Status moderner Volksseuchen einnehmen, ist unbestritten. Der Anstieg ist so extrem, dass er unmöglich über genetische Faktoren allein erklärt werden kann. Ein Vergleich zweier großer britischer Geburtsjahrgänge zeigte beispielsweise, dass in der Gruppe der 1958 Geborenen jeder Dreißigste an allergischen Hautausschlägen litt. In der Jahrgangsgruppe von 1970 war es bereits jeder Fünfzehnte. An Heuschnupfen litt jeder Achte der 58er-, aber bereits jeder Vierte der 70er-Kohorte. Eine ähnliche Arbeit aus Italien zeigte, dass sich allein zwischen 1974 und 1992 die Asthmarate verdreifacht hat.[17] So schnell kann sich Erbgut nicht verändern.

Ob dieser Anstieg weiter anhält oder ob nun auf hohem Niveau eine Stagnation erreicht ist, wird unterschiedlich bewertet. Eine deutsche Arbeit von 2005 fand keine weiteren Zuwächse mehr,[18] während andere Untersuchungen noch kein Ende des Trends sehen. In England ist heute bereits jeder dritte Einwohner von einer allergischen Krankheit betroffen. Damit gehören die Briten zu den – neben Australien, Neuseeland und den USA – am stärksten betroffenen Ländern der Welt. Die Palette der Beschwerden reicht von Unverträglichkeiten gegen Erdnüsse, Eier oder Bienenstiche bis hin zu Antibiotika- und Latexallergie. Die Krankenhauseinweisungen wegen schwerer, teils lebensgefährlicher allergischer Schockreaktionen, so ein aktueller Report der Britischen Ärztegesellschaft, sind im letzten Jahrzehnt um das Siebenfache angestiegen.

Hunderte weitere epidemiologische und experimentelle Studien haben dazu geführt, dass die Hygiene-Hypothese heute in der Wissenschaft als Grundkonsens gilt. Zwar bestreitet niemand, dass allergische Krankheiten auch einen genetischen Hintergrund haben und allergische Eltern mit höherer Wahrscheinlichkeit allergische Kinder haben. Der Einfluss von Infektionen, Schmutz und anderen Sparringspartnern der Immunabwehr steht aber ganz klar am Anfang dieser Entwicklung.

Eindrucksvoll gezeigt wird dies durch die erwähnten Migrationsstudien: Familien, die aus Entwicklungsländern stammen, in denen Allergien kaum vorkommen, erwerben von einer Generation zur nächsten mit der Übernahme des gehobeneren Lebensstandards des neuen Heimatlandes auch dessen höheres Risiko auf Allergien und Autoimmunkrankheiten.

Die Kinder pakistanischer Einwanderer in Großbritannien leiden beispielsweise genauso häufig an Diabetes Typ 1 wie englische Kinder. Die schwere Krankheit, bei der das eigene Immunsystem die insulinerzeugenden Zellen in der Bauchspeicheldrüse zerstört, trat Anfang der Neunzigerjahre im Schnitt bei 11 von 100 000 Personen auf. Bei den Verwandten, die in Pakistan geblieben waren, lag das Verhältnis hingegen nur bei 1 zu 100 000.[19]

Zehn Jahre später hatte sich die Erkrankungshäufigkeit der pakistanisch-britischen Kinder und Jugendlichen auf 20 zu 100 000 beinahe verdoppelt, während sie in ihrem asiatischen Herkunftsland auf gleich niedrigem Niveau geblieben war.[20] »Daraus geht deutlich hervor«, schreiben die Autoren, »dass Umwelteinflüsse bei dieser Krankheit eine größere Bedeutung haben als genetische Faktoren.«

Die Industriestaaten des Nordens bezahlen ihren Wohlstand also zunehmend mit chronisch kranken Kindern. Unterernährte und von Infekten geplagte Kinder, wie sie in der ersten Hälfte des 20. Jahrhunderts auch bei uns die Regel waren, werden heute, in einer Welt des Reichtums und Überflusses, von Kindern abgelöst, die täglich den Inhalator brauchen, um dem Asthma vorzubeugen, die Cortisonsalben auf ständig aufflammende Hautausschläge schmieren müssen oder schwere Medikamente zur Drosselung des Immunsystems nehmen, um einen weiteren Schub chronischer Darmentzündungen zu unterbinden.

Gesunder Schmutz

Es war wieder Erika von Mutius, die einen neuen Aspekt in die wissenschaftliche Diskussion einbrachte und damit Ende der Neunzigerjahre die weltweite Community der Allergieforscher regelrecht elektrisierte. »Wir haben immer nach Risikofaktoren gesucht«, erklärte sie ihren Ansatz, »doch ich glaube, wir müssen nach Schutzfaktoren suchen. Wir können nicht immer nach etwas suchen, was verloren gegangen ist, sondern wir müssen das suchen, was nach wie vor vorhanden ist.« Zusammen mit Kollegen aus der Schweiz und Österreich initiierte sie eine große Untersuchung über die Allergiehäufigkeit bei Landkindern mit zusammen mehr als 10 000 Teilnehmern.[21]

Gräser, Hausstaubmilben, Schimmelpilze. Der Reihe nach wurden bei allen Kindern die geläufigsten Allergene in konzentrierter Form auf die Haut getupft. Dann mussten sie 15 Minuten zuwarten. Wenn während dieser Zeit die Haut zu jucken begann und rote Pusteln wuchsen, galt der Test als positiv: Das Immunsystem des Kindes reagierte gegenüber dem betreffenden Fremdeiweiß allergisch. In der Auswertung zeigte sich, dass von Landidylle keine Rede mehr sein kann. Die Werte lagen ähnlich hoch wie in den Städten: Jedes dritte Kind reagierte zumindest auf eines der aufgetragenen Allergene positiv.

Bei der näheren Auswertung bemerkten die Wissenschaftler allerdings einen auffälligen Trend: Kinder aus Bauernfamilien zeigten bei den Hauttests kaum Reaktionen. Ihr Immunsystem tolerierte die Allergene, ohne eine Entzündung auszulösen. Doch wovon ging dieser Schutz aus?

Die Wissenschaftler untersuchten die nähere Umgebung der Landkinder auf Unterschiede. Sie nahmen Luftproben vor dem Haus und im Kinderzimmer. Wenn ein Stall vorhanden war, wurde auch hier gemessen und Proben von den Boxen der Kühe gekratzt. Sogar die Kissenbezüge im Schlafzimmer wurden auf ihre mikrobielle Besiedlung geprüft. Schließlich wurde noch erhoben, wie oft die Kinder im Stall mithalfen, ob die Milch der eigenen Kühe getrunken wurde und ob die Mütter auch während ihrer Schwangerschaft im Stall waren.

Der Effekt der Stallluft war enorm. Die Wissenschaftler fanden eine 75-prozentige Reduktion der Asthma- und Allergierate, wenn Bauernkinder im ersten Lebensjahr Kontakt mit Kühen hatten und auch noch deren naturbelassene Rohmilch zu trinken bekamen. Waren die Mütter während der Schwangerschaft täglich im Kuhstall gewesen, trat eine weitere Reduktion auf: »Unter diesen Bauernkindern ist in unserer Auswertung bislang nicht ein einziges an Asthma erkrankt«, erzählte mir der Leiter des österreichischen Studienzweiges, der Salzburger Kinderarzt und Allergologe Josef Riedler.

Hier macht anscheinend wirklich die Dosis die Wirkung. Kinder von Bauern, die ihre Landwirtschaft im Vollerwerb führten, waren wesentlich besser geschützt als solche von Teilzeitbauern. Allerdings mussten sie Tiere haben. Bei Kindern von Bauern, die nur Getreide oder Feldgemüse anbauten, gab es gar keinen Schutzeffekt mehr. Außer sie tranken Rohmilch von einem der Nachbarn. Nicht pasteurisierte Milch frisch aus dem Stall funktioniert offenbar als vorzüglicher Mikrobentransport bis in die Städte.

Marcus Peters und sein Team der Ruhr-Universität Bochum wollten wissen, ob sich dieser Effekt auch im Tierversuch zeigt.[22] Sie verwendeten dafür Mäuse, die so gezüchtet wurden, dass sie besonders leicht Asthma entwickeln. Ein Teil der Versuchstiere musste Staub inhalieren, der aus dem Stall von Bauernhöfen im Alpengebiet stammte. Als nächster Schritt wurden die Tiere nun mit einem starken Allergen behandelt, auf das sie normalerweise mit Asthma reagieren. Während die unbehandelten Mäuse die üblichen Entzündungsreaktionen entwickelten, waren die eingestaubten Tiere tatsächlich geschützt. Damit bewiesen die Bochumer eindrucksvoll, dass es besondere Substanzen in der Stallluft gibt, die einen unmittelbaren Einfluss auf die Immunreaktion ausüben.

Allerdings kommt es auch stark auf das Timing an. Die besten Ergebnisse zeigen sich, wenn Kinder im ersten Lebensjahr oder am besten noch im Mutterbauch mit den Stallkeimen in Kontakt kommen. Bei Erwachsenen funktioniert das nicht mehr. Im Gegenteil: Wenn ein Nichtbauer eine Bäuerin heiratete und zu ihr zog, war der Effekt sogar umgekehrt. Ebenso wenn jemand von der Stadt aufs Land zog, um sich ein paar Tiere zu halten. Hier war – zumindest im deutschen Arm der Studien – das Allergierisiko plötzlich ums Zweieinhalbfache erhöht. Das deutet wieder auf die Wichtigkeit der kindlichen Prägung hin: Früher Kontakt mit Allergenen schützt vor Allergien, später Kontakt jedoch kann sie sogar auslösen.

Was jedoch genau ist dieser Schutzfaktor? Bakterien, Viren, andere Mikroorganismen? Hunderte Luft- und Staubproben wurden in den Labors genauestens analysiert. Eine Reihe von Mikropartikeln fanden sich gehäuft bei den gesunden Kindern, darunter vor allem Bestandteile der Hülle von Bakterien, sogenannte Endotoxine. Sie können beim Übertritt ins Blut des Menschen Fieber auslösen und aktivieren eine Reihe von Signalwegen bei Zellen des Immunsystems, die erst nach und nach erforscht werden. Endotoxine sind bereits in niedrigsten Dosierungen biologisch wirksam. Aber auch Pilzsporen und noch einige weitere Bestandteile der Stallluft kommen als Schutzfaktoren infrage.

Und damit wies die Arbeit in eine völlig neue Richtung: Das Immunsystem braucht für seine Reifung nicht nur Infekte, die Krankheiten auslösen, sondern profitiert auch vom bloßen Kontakt mit den Bazillen im Schmutz. Dadurch, so der Schluss der Wissenschafter, wird die Toleranz des Abwehrsystems gegenüber Fremdstoffen geschult. Die Neigung zur Allergie steigt also, wenn das Immunsystem in seiner frühen Entwicklung zu wenig mit Schmutz konfrontiert ist.

»Das Einatmen von ein wenig Mist«, so Erika von Mutius, »ist also durchaus gesund.« Noch pointierter formulierte diese Ergebnisse der italienische Allergologe Attilio Boner bei einer Diskussionsrunde während des Europäischen Allergiegipfels 2001 in Berlin. Er zeigte ein Dia mit einem ländlichen Motiv: das Christuskind in der Krippe. »Was wir heute über den Schutz vor Allergien wissen, war doch schon vor zweitausend Jahren bekannt«, witzelte er. »Jesus wurde in einem Stall geboren, mit nahem Kontakt zum Vieh. Seine

Eltern waren Nichtraucher – das sind die absolut besten Voraussetzungen.«

Der Griff in die Gene

Mittlerweile gilt als gesichert, dass Hunde und Katzen im Haus den Babys nicht schaden, sondern im Gegenteil: Gerade wenn sie intensiv miteinander spielen, kommt der Nachwuchs auch im städtischen Bereich mit tierischem Schmutz in Kontakt. Ein weiterer Schutzfaktor ist Familiengröße und früher Eintritt in eine Kinderkrippe. Je mehr Kontakt die Kleinen mit anderen Kindern haben und je häufiger sie sich dabei mit Schnupfen-, Husten- und Durchfallerregern anstecken, desto besser reift das Immunsystem aus und lernt, fremd von eigen zuverlässig zu unterscheiden.

Gänzlich aufgeklärt sind die Effekte des Immunsystems jedoch bis heute nicht. Es ist ein unglaublich diffiziles Netzwerk, dessen Eckpunkte sich gegenseitig beeinflussen. Die bereits mehrfach erwähnte Erika von Mutius, eine der prominentesten Vertreterinnen der Hygiene-Hypothese, zieht 2007 eine vorsichtige Bilanz. Zumindest im Säuglingsalter, während der Kindheit und in der Jugend, erklärt sie, befindet sich der menschliche Organismus in einem konstanten Prozess der Reifung.[23] Es sei absehbar, dass sich hier einzigartige Entwicklungsfenster öffnen, die später nicht mehr zugänglich sind. Genauso aber bestehen auch Phasen der erhöhten Verwundbarkeit gegenüber äußeren Einflüssen. Und es sei zu einfach, diese Verwundbarkeit ausschließlich auf genetische Faktoren und Vererbung zurückzuführen. »Bis jetzt hat man noch kein einzelnes Gen gefunden, das für den Ausbruch von Asthma oder Allergien verantwortlich ist«, sagt Erika von Mutius. Und sie ist sich sicher, dass das auch so schnell nicht gefunden wird.

Denn auch in den Genen ist nichts so fest, wie es scheint. Das merkt man schon daran, dass beispielsweise eine Muskel- und eine Nervenzelle zwar dieselbe Erbinformation haben, aber trotzdem gänzlich unterschiedliche Funktionen wahrnehmen. Die Ursache dafür liegt in der unterschiedlichen Aktivierung der Gene. Und diese Aktivierung macht den gravierenden Unterschied aus.

Dasselbe gilt ja auf einer höheren Ebene auch für jeden Menschen. Wir sind wesentlich mehr als die Summe unserer Gene. Eine der größten Überraschungen bei der Entschlüsselung des menschlichen Genoms war die Tatsache, dass unsere 35 000 Gene, die wir von unseren Eltern geerbt haben, zu 99,9 Prozent den völlig identischen »Text« enthalten wie die Gene der sechs Milliarden anderen Menschen auf diesem Planeten. Sollte also unser Charme, unser Talent, unsere Schwächen, unsere ganze einzigartige Persönlichkeit bloß auf diesen 0,1 Prozent unserer Erbsubstanz beruhen? Sollte die Individualität der Menschheit wirklich von dieser winzigen genetischen Ungleichheit herrühren?

Nein, das wäre völlig absurd. Dahinter steckt die falsche These, dass die ererbten Gene den Mensch bestimmen und uns bestenfalls noch kleine Variationen der Entfaltung zur freien Verfügung übrig bleiben. Tatsächlich stimmt gerade das Gegenteil. Die Gene sind die Tasten eines Klaviers, das in den mannigfaltigsten Variationen gespielt werden kann. Und wir sind die Musik.

Sogar wir selbst können mit unseren Gedanken und unserem Verhalten mitbestimmen, welche Gene ein- und welche ausgeschaltet werden. Dafür genügt ein Signal, wie beispielsweise Sonnenstrahlen, die überraschend ins Zimmer fallen, in unsere Haut eindringen und unsere Gene zur Aktivität anregen. Es kann aber auch ein emotionales Signal wie Stress, Freude oder Angst sein, das entsprechende Gene aktiviert, um das geistige Empfinden körperlich umzusetzen. Wir geben uns intensiv einem gewissen Gefühl hin, und sofort passiert etwas im Körper. Botenstoffe schwärmen aus, Hormone werden gebildet, neue Nervenverbindungen geknüpft. Jeder Gedanke hat demnach Auswirkungen auf die biochemische Zusammensetzung unseres Körpers. Gene werden abgelesen, Zellen beginnen zu arbeiten, Proteine werden zusammengebaut und schwärmen dann entweder als Botenstoffe oder als Hormone aus, um den soeben gedachten Gedanken dem Körper zu vermitteln. Geist wird hier unmittelbar Materie. Im Guten wie im Schlechten. Wenn die S-Bahn Verspätung hat und wir uns ärgern, weil wir dadurch den Termin nicht einhalten können, so schlägt sich das im biochemischen Gleichgewicht unseres Organismus nieder. Und wenn wir uns unbändig freuen, weil unsere Lieblingsmannschaft in letzter Minute das entscheidende Tor geschossen hat, so sehen wir danach – wieder biochemisch gesehen – anders aus als zuvor.

Dasselbe Prinzip gilt für Erfahrungen, die wir beim Austragen von Konflikten machen oder im Sexualleben. Positive und schmerzhafte Eindrücke lösen sich nicht in Luft auf, sondern formieren sich in unserem Gedächtnis als bleibende Nervenzellen-Netzwerke. Negative Erfahrungen prägen sich besonders intensiv ein und beeinflussen die Bewertung jeder neuen Situation, die einer bereits gemachten Erfahrung ähnelt. Diese Muster sind tief in unserem Unterbewusstsein verborgen, und sie werden jedes Mal verstärkt, sobald eine neue Situation auftritt, die alte Ängste wachruft. Einschneidende und oft wiederholte Vorerfahrungen von Gefahr, Niederlage, Angst und Flucht verfestigen die zugrunde liegenden neuronalen Verschaltungen im Gehirn, sodass sie jedes Mal die Oberhand gewinnen, wenn eine neue Situation wieder in dieselbe fatale Richtung geht. Wenn nichts diesen Kreislauf durchbricht, wird aus der einmal empfundenen Emotion ein lebenslang gültiger Charakterzug. Neurosen oder quälende Ängste haben hier ebenso ihren Ursprung wie eine negative, zur Depression neigende Lebenseinstellung. Diese Angstmuster bleiben bestehen und können nur aufgelöst werden, wenn sie durch positive Erfahrungen widerlegt und überlagert werden. Wer demnach in heiklen Situationen kneift, verstärkt damit die bestehenden Muster und nimmt sich die Chance, genetische Blockaden durch Eigeninitiative zu überwinden. Wenn wir hingegen eine neue positive Einstellung gewinnen, geht damit eine konkrete materielle Änderung in den Gehirnstrukturen einher und wird nun abermals von jeder Wiederholung in ihrer Festigkeit bestärkt. Bis sie uns – diesmal als positiver Charakterzug – in Fleisch und Blut übergeht.

Dasselbe Spiel beherrscht auch unser Immunsystem, indem es seine Botenstoffe einsetzt und seine Anliegen direkt an die Gene weitergibt. Das Immunsystem kann beispielsweise Fieber auslösen. Oder es aktiviert mit seinem Signal das Ablesen und Umsetzen des entsprechenden Gen-Codes für die Auslösung einer Entzündung. Schweizer Wissenschaftler wiesen kürzlich sogar nach, dass auch der Schutzeffekt der erwähnten Stallkeime unmittelbar auf dieser Fähigkeit beruht. Die Mikrobenpartikel werden von den Rezeptoren des Immunsystems erkannt. Daraus ergibt sich eine Signalkaskade, die auf genetischer Ebene zur Ausbildung eigener Rezeptoren führt, die fortan einen lockeren Umgang mit Fremdkörpern fördern. Die allergische Bereitschaft des gesamten Immunsystems zur Aggression wird dadurch deutlich gedämpft.

Je höher der Gehalt an Endotoxinen auf Laken und Kissen der Bauernkinder, desto geringer die Produktion von entzündungsauslösenden Botenstoffen, sowohl im sogenannten Th1-Arm der Immunabwehr, der bei Überstimulierung autoaggressiv werden kann, als auch im Th2-Arm der Immunabwehr, der bei Fehlfunktion für allergische Reaktionen verantwortlich ist. Die Bakterien sorgen also über die Beeinflussung der Gene für einen dramatischen Abrüstungseffekt.[24]

Wie diese Gene genau ein- oder ausgeschaltet werden, ist derzeit Gegenstand heftiger Forschungsanstrengungen. Denn hier könnte sich ein Hebel finden, um ein aus dem Gleichgewicht geratenes Immunsystem eventuell wieder ins Lot zu rücken. Bis jetzt ist die Wissenschaft hier aber immer noch weitgehend hilflos. So wie die menschliche Psyche kann auch das Immunsystem neurotische Muster entwickeln und die Gene Amok laufen lassen. Mit fatalen Konsequenzen. Psyche und Immunsystem sind, wie wir nun sehen werden, zwei Brüder im Geiste und haben frappierende Ähnlichkeiten – im Guten wie im Schlechten.

Unser zweites Ich

So wie die Biologie allgemein können wir auch die Entwicklung unseres Immunsystems nur dann richtig verstehen, wenn wir sie im Lichte der evolutionären Entwicklung betrachten. Besonders hilfreich ist hierbei der Blick auf die erstaunlichen Parallelen zum zweiten lernenden System, das uns Menschen ausmacht: unser Gehirn.

Das Gehirn reagiert nicht nur auf Erfahrung, es verlangt Erfahrung. Ein Gehirn, das zu wenig Input bekommt, ist nicht in der Lage, sein Potenzial auszuschöpfen. Beispielsweise haben wir die Fähigkeit zur Sprache schon in unseren Genen angelegt. Um diese Fähigkeit aber auch zu entwickeln, braucht es während der Kindheit unzählige Impulse aus der Umwelt. Liebevoller Kontakt mit den Eltern und ständige Ansprache führen langsam dazu, dass dieser genetisch angelegte Mechanismus sich mit Erfahrung und damit mit Leben füllt. Wenn ein Kind so wie Rudyard Kiplings Dschungelkind Mowgli unter Tieren aufwächst, wird es niemals sein normales Sprachpotenzial ausschöpfen können. Das Gehirn baut auf Erfahrung auf. Die Sehorgane werden gebraucht, um die Fähigkeit des Sehens zu erwerben, Hörorgane sind nötig, um die Fähigkeit zu erwerben, zu hören und das Gehörte auch zu verstehen. Das ist das Prinzip der Selbstorganisation, das Prinzip, dass man etwas besser kann, wenn man es tut. Wir entwickeln unser Gehirn, indem wir es benutzen. Genauer gesagt: Wir entwickeln unser Gehirn nur dann, wenn wir es benutzen.

Die Verwendung schafft erst die Fähigkeit weiterer Verwendung, weil jedes Gehirn ein höchst persönliches Set an Synapsenverbindungen aufbaut und individuelle Netzwerke von Neuronen (Gehirnzellen) organisiert, die der persönlichen Erfahrung entsprechen. Das Gehirn besteht aus tausend Milliarden derartiger Neuronen, die untereinander noch einmal tausendmal so viele Verbindungen eingehen. Es gibt also tatsächlich Unmengen von Chancen, hier individuelle Variationen herauszubilden. »Es gibt keine zwei Menschen – identische Zwillinge eingeschlossen –, die jemals präzise dieselbe Erfahrung machen und in der Folge dieselbe neurologische Infrastruktur aufbauen würden«, erklärt Irun R. Cohen, Professor für Immunologie am israelischen Weizmann-Institut. »Das Gehirn ist die Urform der Individualität.«[25]

Cohen bringt dafür das Fantasiebeispiel eines von Wissenschaftlern gezüchteten Basketballteams, das aus fünf Klonen von Michael Jordan besteht, der als bester Basketballspieler aller Zeiten gilt. Dennoch, so Cohen, wären die Fans in der Folge wahrscheinlich sehr enttäuscht. Denn die Klone von Michael Jordan würden alle ihr eigenes Gehirn entwickeln, würden entweder nicht das Talent haben wie das Original oder nicht den Ehrgeiz oder die Trainingsdisziplin und sich möglicherweise nicht einmal für Basketball interessieren.

»Die Individualität des Geistes«, so Cohen, »entwickelt sich abhängig von der biologischen Individualität des Gehirns.«

Doch es existiert noch ein anderes biologisches System, das unsere Unverwechselbarkeit, unsere Identität bestimmt: das Immunsystem. Es hat zwar überhaupt nichts im Sinn mit unserem logischen Verständnis, unseren geistigen Vorlieben oder unserer Spiritualität, aber es hat sehr viel zu tun mit unserem molekularen Innenleben. Das Immunsystem ist der Leitstern unserer chemischen Individualität. Es ist ein System, das Parasiten, Bakterien und Viren eliminiert, ein System, das fremde Zellen und Gewebe angreift und sogar Tumorzellen zerstört, die aus unserem eigenen Körper wachsen. Es entscheidet, welche Moleküle und welche Zellen bei uns und mit uns wohnen dürfen, und schafft damit die molekulare Ordnung jedes einzelnen Menschen, unsere unverwechselbare Eigenständigkeit auf Zellebene.

So wie in unserem Gehirn die Fähigkeit, zu sprechen und das Gehörte zu verstehen, in den Grundzügen – sozusagen als Hardware – schon angelegt ist, besitzt auch unser Immunsystem ein geerbtes inneres Grundwissen, das sich erst in der konstruktiven Auseinandersetzung mit der Umwelt entwickeln kann. Zum einen handelt es sich dabei um das Wissen von der mikrobiellen Umwelt, aus der sich das System im Laufe der Evolution entwickelt hat. So wie das Kind die Worte der Mutter instinktiv erwartet und braucht, benötigt das Immunsystem den Kontakt mit diesen Mikroben, um sich entfalten zu können. Und zum anderen gibt es einen angeborenen Mechanismus, um die molekularen Strukturen des eigenen Körpers erkennen zu können. Wenn diese beiden Grundmechanismen gestört werden und sich nicht entfalten können, entstehen daraus die Schwierigkeiten, fremd und eigen auseinanderzuhalten. Und daraus wiederum Allergien beziehungsweise Autoimmunstörungen.

Und genau wie das zentrale Nervensystem ist das Immunsystem ein eigenständiges Individuum. Identische Zwillinge, die mit identischer Erbsubstanz geboren werden, entwickeln verschiedene Immunsysteme, so wie sie verschiedene Gehirne ausbilden. Das Immunsystem jeder einzelnen Person besteht aus der einzigartigen Geschichte des jeweiligen Lebens. Und zwar deshalb, weil das Immunsystem, so wie das Gehirn, durch Erfahrung organisiert und aufgebaut wird.

Das Gehirn und das Immunsystem lassen Individualität auf zwei Arten entstehen: Sie helfen uns, uns an das Leben anzupassen und zu überleben, und sie machen gleichzeitig auch Aufzeichnungen darüber, was geschah. Indem sie die Lebenserfahrung jeder Person widerspiegeln, sind die beiden Systeme sozusagen passgenau dieser einzigen Person auf den Leib geschneidert. Wie das Gehirn bewahrt und erhält auch das Immunsystem das Individuum und definiert es damit. Unsere fünf Michael Jordans würden ihre Unterschiede nicht nur in ihren Gedanken, sondern auch in ihren Antikörpern ausdrücken.

Immunität ist jedoch nicht nur ein Segen. Das Immunsystem kann ebenso wie das Gehirn gehörigen Stress verursachen. Das Immunsystem kann uns schützen, sich aber genauso gegen den eigenen Körper wenden und lebenswichtige Organe beschädigen.

Im Guten wie im Schlechten hängt das molekulare Selbst ab vom Verhalten des Immunsystems, so wie das spirituelle, intellektuelle, emotionale und soziale Selbst von der Arbeit des Gehirns abhängt. Um Gesundheit und Krankheit zu verstehen, müssen wir verstehen, wie das Immunsystem seine Freunde und Feinde erkennt und wie es seine Ziele auswählt. Ähnlich wie bei anderen Serviceunternehmen verschwenden wir meist auch an die Immunität keinen Gedanken, solange sie leise ihren Job erledigt und uns beschützt. Wir bemerken das System erst, wenn es versagt. Wenn die transplantierte Niere plötzlich abgestoßen oder ein Tumor nicht abgestoßen wird. Wenn Autoimmunkrankheiten das Leben zu einer Qual machen und Allergien unerträglich werden. Wie sich das Immunsystem verhält, bestimmt nicht nur, wer wir sind, sondern auch, wie wir uns fühlen. Unser Leben hängt davon ab, ob sich unsere Immun-Individualität nach dem tief in der evolutionären Vergangenheit ausgeheckten Plan entfalten kann.

Makrophagen und dendritische Zellen des Immunsystems, die Eindringlinge festhalten und sie später den T-Zellen präsentieren, besitzen eine Unzahl von Rezeptoren für diese Mikroben. Diese Andockstellen sind bereits in ihrem Erbgut angelegt und damit genetische Abbilder der Millionen Jahre andauernden gemeinsamen Vergangenheit. Die Zellen des Immunsystems verlangen also die »Begrüßung« durch die Mikroben, um überhaupt aktiv zu werden. Erst durch diese Kontaktaufnahme zu Beginn des Lebens aktivieren wichtige Teile unseres Immunsystems die geeigneten Mechanismen für den Umgang mit der Mikrobenwelt. Die Zellen lernen einzuschätzen, wie mit den Mikroben umzugehen ist, welche Partikel harmlos sind und welche Eindringlinge sofort attackiert werden müssen. Diese Unterscheidung ist wichtig und schützt vor Überreaktionen genauso wie vor Untätigkeit. »Wenn das Immunsystem eines Babys in den ersten Lebensmonaten diesen Input, den es erwartet, nicht bekommt, so fehlt ihm die Entscheidungssicherheit«, erklärt der angesehene Londoner Immunologe Graham Rook.[26] »Genau dasselbe passiert, wenn das Sprach- und Sehzentrum des Gehirns nicht die erwarteten Impulse bekommt und sich in der Folge nicht richtig entwickeln kann.«

Einflüsse, die immer schon da waren während unserer Menschheitsentwicklung, werden von unserem inneren System also benötigt, damit es funktioniert. »Die Evolution handelt in solchen Fällen nach der Devise: Wenn du etwas nicht vermeiden kannst, so nutze es«, drückte dieses Prinzip der französische Nobelpreisträger Jacques Monod aus. »Folgerichtig verwandelte sie den Kontakt mit Keimen in ein lebensnotwendiges Gut.«

Die Impulse durch diese vom Immunsystem »erwarteten«, Millionen Jahre alten Mikroben und deren Bestandteile, zu denen auch die erwähnten Endotoxine gehören, benötigen die ungeschulten (naiven) T-Zellen, um ihre Ausreifung in Th1- oder Th2-Zellen zuwege zu bringen. Th1-Zellen sind hauptsächlich verantwortlich für die Eliminierung mikrobieller Krankheitserreger, also für die zelluläre Immunität. Ihre Aufgabe ist es unter anderem, virusinfizierte Zellen oder Krebszellen anzugreifen und Fresszellen zu aktivieren. Im Gegensatz dazu steuern Th2-Zellen die sogenannte humorale Immunität, die vor allem auf der Aktivierung von B-Zellen und der nachfolgenden Bildung von Antikörpern beruht. Die Th2-Reaktion wird aber auch bei Wurmbefall im Darm in Gang gesetzt.

Bei der Geburt ist das Immunsystem durch einen Überhang der Th2-Reaktion geprägt. Die Ausbildung von Th1-Zellen lernt das unreife System erst im Laufe der Monate über Infekte und den Kontakt mit Schmutz. Eine wichtige Rolle spielen dabei die Interleukine, die als Botenstoffe des Immunsystems wie Hormone wirken. Diese Botenstoffe können höchst unterschiedliche Wirkungen entfalten: Während beispielsweise das Interleukin 2 das Wachstum der Immunzellen fördert, hemmt Interleukin 10 die Aktivität der Makrophagen-Fresszellen.

Erst seit relativ kurzer Zeit ist bekannt, dass sich Lymphozyten nur dann in Th-1-Zellen weiterentwickeln können, wenn die Zellen des kindlichen Immunsystems zuvor – zumindest einige Tage lang – Kontakt mit Interleukin 12 hatten. Um diesen Botenstoff erzeugen zu können, sind die unreifen T-Zellen allerdings darauf angewiesen, dass ihre Rezeptoren auf bestimmte Bakterienkomponenten treffen. Erst dadurch wird die Produktion dieser Botenstoffe möglich. Die Bakterien kurbeln also das Th1-System an und ermöglichen damit eine völlig neuartige Verteidigungslinie des Organismus.

Es macht auch durchaus Sinn, dass die Evolution hier so eng auf die Mithilfe der Mikroben baut. Denn die Erweckung des aggressiven Th1-Systems darf noch nicht im Mutterbauch erfolgen, weil sonst das Immunsystem des Ungeborenen in Konflikt mit den »fremden Zellen« der Mutter käme. In der Fruchtblase gibt es keine Mikroben, das Baby kommt erst während der Geburt erstmals in Kontakt mit Bakterien. Und das ist dann auch der Startschuss für den Aufbau des eigenen Immunsystems, das nunmehr beginnt, fremd und eigen strikt zu unterscheiden. Die Evolution hat den Kontakt mit den Bakterien also auch als biologisches Signal dafür genutzt, dass das Kind nun geboren ist und fortan kein Interessenskonflikt mehr mit dem mütterlichen Organismus besteht.

Wenn dieser »Weckmechanismus« am Beginn des Lebens nicht oder nur teilweise erfolgt, weil es nur spärlich zu Kontakten mit der Mikrobenwelt kommt, droht ein Ungleichgewicht und eines der beiden Systeme gewinnt die Oberhand. Sowohl die ungeeignete Aktivierung der Th1- als auch der Th2-Zellen kann fatale Konsequenzen haben. Eine fehlgeleitete Th1-Reaktion kann die eigenen Zellen angreifen und damit eine Autoimmunkrankheit bewirken. Und wenn beispielsweise die Th2-Zellen ihre Abwehraktion nicht gegen Würmer, sondern gegen Hausstaubmilben oder Gräserpollen richten und überall, wo diese an sich harmlosen Fremdkörper eindringen, eine Entzündung auslösen, so folgen daraus die typischen Allergiebeschwerden.

Es braucht also den bakteriellen Hintergrund, damit sich nicht zu viele Zellen in die Th2-Richtung spezialisieren. Jeder Teil des Immunsystems regelt den jeweils anderen runter. Wenn die Aktivität der Th1-Zellen zu niedrig ist, sinkt die Hemmschwelle für eine der explosiven Th2-Reaktionen auf harmlose Reize – und damit die Allergie. Der Übergang eines eher Th2-dominierten Abwehrsystems auf ein System mit einem ebenso starken Th1-Anteil ist also eine der Grundvoraussetzungen für ein ausgereiftes Immunsystem, das sich im Gleichgewicht befindet.

Dieses Gleichgewicht ist umso stabiler, je belastbarer sowohl der Th1- als auch der Th2-Arm ist. Untersuchungen zeigen, dass die Aggressivität und die Reaktionsbereitschaft beider Arme sinken, wenn das Immunsystem in der Reifephase regelmäßigen Kontakt mit Bakterien, Viren und tierischen Parasiten wie beispielsweise harmlosen Darmwürmern hat.

Ein unreifes Immunsystem wäre in diesem Bild also ein psychisch labiler Rowdy, der auf Alkohol (Botenstoffe wie z. B. Interleukine) extrem aggressiv wird und mit der nächsten Person, die ihm auf der Party begegnet, eine Schlägerei anfängt. Egal, ob es sich dabei um einen völlig unbeteiligten, harmlosen Gast (Th2-Reaktion) oder seinen eigenen Bruder (Th1-Reaktion) handelt. Er lässt sich dabei auch von niemandem beruhigen (gestörte T-Zellregulation).

Im Laufe des ersten Lebensjahres wachsen beide Systeme heran und gewinnen ihren individuellen Erfahrungsschatz im Umgang mit den »alten Freunden« der Mikrobenwelt. Dazu gehören Würmer ebenso wie Laktobazillen oder auch Mycobakterien, die überall im Boden vorkommen.

Wir haben Abertausende Jahre lang aus denselben Wasserlöchern getrunken wie die Tiere. Das Wasser war von Exkrementen verunreinigt, schlammig, voll mit Bakterien. Für die Evolution gab es keinen Grund anzunehmen, dass diese Bedingungen sich jemals ändern würden und wir durch Chlor desinfiziertes, hochgereinigtes Wasser in Leitungen direkt ins Haus geliefert bekommen. Heute fehlt uns offenbar der tägliche Dreck. Die Konsequenz daraus kann natürlich nicht die Rückkehr zu einem Lebensstil sein, der die meisten Menschen aufgrund verheerender Lebensumstände nicht älter als dreißig Jahre werden ließ. Doch dieses Wissen trägt vielleicht dazu bei, unsere Gelassenheit zu schulen. »Es geht um eine Neubewertung der Hygiene«, sagt Immunologe Rook, »dass wir es zulassen, wenn das Kind draußen im Dreck spielt und dann reinkommt und sich ein Brötchen nimmt, ohne sich vorher die Hände zu waschen. Schimpfen Sie nicht, sondern denken Sie dran, dass das tatsächlich gut für das Kind sein kann.«

Aus den Beobachtungen der epidemiologischen Forschung finden wir zahlreiche weitere Belege, die diese These stützen. Eine italienische Studie unter Soldaten zeigte beispielsweise, dass der Kontakt mit schmutzigen Lebensmitteln und der Nachweis einer überstandenen Hepatitis-A-Infektion das Allergierisiko auf ein Drittel schrumpfen ließ. Und auch der Vergleich der Allergieraten von Estland mit dem nahen Finnland demonstriert diesen Zusammenhang eindrucksvoll. Die Einwohner von Estland, das einst zum Ostblock gehörte, hatten nur einen Bruchteil des Allergierisikos ihres reichen Nachbarn. Seit Estland allerdings Mitglied der EU ist, gleichen sich die Raten, so wie bei der innerdeutschen Aufholjagd, dramatisch an. Eine der bedeutendsten Änderungen im Lebensstil betrifft die Hygiene im Lebensmittelsektor. Zu Zeiten des Sowjetsystems wurden die Möhren, das Kraut und die Kartoffeln von den landwirtschaftlichen Kolchosen mit dem Lastwagen direkt auf den Markt geliefert, wo sich dann die Kunden ihr Gemüse, an dem oft noch die Erde klebte, aus den Kisten geklaubt und zu Hause abgewaschen haben. Heute werden viele Lebensmittel aus der EU importiert. Und so wie in Finnland kommen Äpfel, Erdbeeren oder Gurken nun blitzsauber in sterilisierten Behältern daher, luftdicht eingeschweißt in Plastikfolie.

Wir wissen schon lange, dass höheres Einkommen und höhere Bildung ein Risiko für Allergien ist. Allerdings nicht für die Erwachsenen selbst, sondern für ihre Kinder. Wichtig ist allein, welchen Sozialrang die Eltern haben. Formbar ist das Immunsystem nämlich überwiegend in der Kindheit. Jean Golding, die Leiterin einer britischen Langzeitstudie, in der alle möglichen Aspekte für die Gesundheit von Eltern und Kindern erforscht werden, fragte ihre Studienteilnehmer kürzlich nach ihren detaillierten hygienischen Gewohnheiten. Und dabei zeigte sich eindrucksvoll, dass Allergien dort häufiger sind, wo es üblich ist, dass Kinder öfter ihre Hände und ihr Gesicht waschen müssen.[27] Je reicher die Eltern, desto sauberer ist der Boden, desto blanker ist die Küche, desto üblicher ist ein Kühlschrank oder ein Geschirrspüler. Je wohlhabender die Eltern, desto häufiger müssen sich die Kinder waschen, desto üblicher wird die tägliche morgendliche Dusche mit Shampoo und Seife, der Gebrauch von Deodorants, Mundwasser oder Feuchtigkeitscreme. All dies hat unmittelbare Einflüsse auf die Kolonisierung unserer Haut. Auf die mehr als 200 Mikrobenarten, die hier ihre Heimat haben und sich ihre Claims abstecken.

Das Immungedächtnis

Unser Immunsystem hat – ebenso wie unser zweites lernendes Organ – ein Gedächtnis, um wichtige Eindrücke zu behalten und daraus klüger zu werden. Aus Erfahrungen zu lernen ist klarerweise ein enormer Vorteil im evolutionären Wettstreit und stand am Anfang der Erfolgsgeschichte unserer Menschwerdung.

Das Immunsystem lernt durch praktische Erfahrung. Mit jedem Bakterienkontakt, mit jeder Virusinfektion wird es klüger, gelassener, selbstbewusster. Es wird weniger aggressiv – wie wir von den Studien bei den Bauernkindern gelernt haben –, und es wird gleichzeitig immer stärker. Denn es erwirbt nicht nur die Fähigkeit, fremd und eigen sicher zu unterscheiden, sondern es behält auch noch die Eigenarten besonders unangenehmer Keime im Gedächtnis. Dazu gehören vor allem die viralen Krankheiten unserer frühen Kindheit. Wir lernen ein Virus nach dem anderen kennen und sind in der Folge dagegen immun.

Was ändert sich nun konkret in unserem Immunsystem nach der ersten Infektion, sodass wir künftig mit den Viren so weit klar kommen und nicht mehr den Preis der Krankheit zahlen müssen? Es sind vor allem zwei Veränderungen. Zum einen haben nun die verschiedensten Zelltypen des Immunsystems Rezeptoren, mit denen die Viren sofort erkannt werden können. Dadurch ist das System beim zweiten Krankheitskontakt auch quantitativ viel besser ausgestattet, um die Invasoren aufzuspüren. Zudem wurden die T- und B-Gedächtniszellen während der ersten Infektion daraufhin ausgesucht, ob sie in ihren Genen das Rezept für die richtige tödliche Mischung bereithalten, die es braucht, um die alten Feinde bei einer eventuellen Rückkehr effektiv zu bekämpfen. Die zweite Reaktion hat also von ihrem Start weg gleich die richtige Qualität.

Auf diesem Erinnerungseffekt beruht auch das Wirkprinzip der Impfungen. Dabei werden abgeschwächte Viren oder tote Bakterien unter die Haut gespritzt, vom Immunsystem erkannt und bekämpft. Wenn die Impfung optimal funktioniert, so löst sie keine Krankheit aus, hinterlässt aber dennoch eine Erinnerung an die gespritzten Keime, die ausreicht, um ein immunologisches Gedächtnis zu bilden.

Das Gedächtnis ist jedoch hier wie dort nichts Perfektes. So wie sich Erinnerungen im Laufe der Zeit verändern können, bis sie fast nichts mehr mit dem realen Ereignis zu tun haben, können Eindrücke verblassen und vollständig unserem Gedächtnis entfallen.

Für Impfungen gilt das noch viel mehr als für durchgestandene Krankheiten. Normalerweise wirken sie zwar und erfüllen damit ihre Aufgabe. Aber die Unterrichtsstunde in der Schule ist eben nie so effektiv wie das reale Leben, das selbst durchgestandene Abenteuer draußen auf der Straße. Die hautnah am eigenen Körper und mit den intensivsten Gefühlen erlebten Siege oder Niederlagen merken wir uns ein ganzes Leben lang und erzählen noch unseren Enkeln davon. Den meisten Schulstoff jedoch haben wir spätestens nach der Prüfung auf Nimmerwiedersehen verloren.

Und so liefert auch eine tatsächliche Infektion stärkere Eindrücke, lehrt das System umfassender, als es eine krankheitsvermeidende Impfung jemals könnte. »Der komplette Signalsatz, die volle Erfahrung«, erklärt Immunologie-Professor Rook, »wird eben nur mit der Krankheit selbst geliefert.« Und das ist auch der Grund, warum eine Impfung normalerweise immer eine Auffrischung braucht, eine durchgemachte Krankheit dagegen nicht.

Die Rolle des Fiebers

Alle Säugetiere verfügen über die Fähigkeit, im Fall einer Entzündung die Körpertemperatur zu erhöhen. Forscher haben gezeigt, dass Eidechsen oder andere Kaltblüter, die nicht in der Lage sind, ihre Temperatur selbst zu beeinflussen, sich, wenn sie krank sind, extra lange in die Sonne legen und sich besonders stark aufheizen lassen. Instinktiv wissen sie wohl, dass sie mit der Erzeugung künstlichen Fiebers den Heilprozess fördern.

Doch richtiges Fieber ist weit mehr als bloße Überwärmung. Dazu, dass wir heute viel besser über die biologischen

Mechanismen der Fieberentstehung Bescheid wissen, hat eine Forschergruppe um die Immunologin Sharon Evans vom Roswell Park Krebsinstitut in Buffalo, New York, viel beigetragen. Sie konnte in einer Reihe von Arbeiten zeigen, dass Fieber die Durchblutung in den Lymphknoten erhöht. Das wiederum erleichtert den im Blut zirkulierenden Abwehrzellen den Zugang in diese Kommunikationszentren des Immunsystems, in denen bei Infektionen die Abwehrreaktion organisiert wird. Kürzlich hat Evans die Ergebnisse von Tierexperimenten publiziert,[28] die noch genauer erklären, wie das Fieber zur Krankheitsbekämpfung beiträgt. In den Tests wurde bei einem Teil der Mäuse die Körpertemperatur um 2,7 Grad Celsius auf 39,5 Grad gesteigert. Da Mäuse eine ähnliche Körperwärme wie Menschen entwickeln, hatten sie damit also hohes Fieber. Nun wurden besonders eingefärbte Lymphozyten injiziert, um zu beobachten, wie sich diese Abwehrzellen verhalten.

Der Effekt war enorm: Bei den fiebrigen Mäusen verdoppelte sich die Zahl der Abwehrzellen, die in die Lymphknoten eindrangen. Die zwei Moleküle, die hier als »Türwächter« fungieren, wurden durch die Hitze anscheinend dazu bewogen, ihre ansonsten recht strikte Bewachungsmoral aufzugeben. »Es ist eine Art thermischer Alarmplan, der bei einer Infektion oder einer anderen Krise zur Ausführung kommt«, erklärt Evans. »Die Ampeln in den Gefäßen des Lymphsystems werden dabei zentral alle auf Grün gestellt.«

Immer mehr frei im Blut schwimmende Abwehrzellen strömen also in die Lymphknoten, wo sie sich versammeln, um über die Art der Infektion informiert zu werden. Die Fresszellen der Immunabwehr haben dafür schon ganze Arbeit geleistet, ein paar Eindringlinge hübsch zerlegt und präsentieren deren Teile nun zum Studium für die zweite Welle der Immunabwehr, die T- und B-Zellen, die nun den Hauptteil der Arbeit übernehmen. Jene T-Zellen, deren Rezeptoren gut dafür geeignet sind, die eingedrungenen Keime zu fassen und unschädlich zu machen, beginnen nun, sich rasch zu vermehren, und die B-Zellen machen sich an die Produktion von passgenauen Antikörpern. Aus dieser hektischen Betriebsamkeit in den Lymphen entstammt auch die Erfahrung, dass sich ein beginnender Infekt parallel zum ansteigenden Fieber zunächst mit geschwollenen Lymphknoten ankündigt.

Es sei kontraproduktiv, dieses Fieber zu senken, erklärt Evans, weil man damit die eigene Abwehrkraft schwächen würde. »Das sollte man erst erwägen, wenn das Fieber wirklich sehr hoch steigt. Aber natürlich macht man sich speziell bei Kindern immer sehr große Sorgen.«

»Vieles von der Fieberangst der Menschen hat sich kollektiv über die Generationen aus den Zeiten von Pest und Cholera vererbt«, erklärt der britische Kinderarzt Iwan Blumenthal aus Oldham. Noch zu Beginn des 20. Jahrhunderts galten Fieber, Hunger und Krieg als die drei großen aktuellen Plagen der Menschheit. Und Fieber als die schlimmste davon. Millionen haben Goethes Erlkönig auswendig gelernt, wo das Kind von Fieberfantasien gequält wird, bis es schließlich in den Armen des Vaters stirbt. Woran hat es gelitten? Eine Gehirn-, eine Lungenentzündung?

Für Goethes Zeitgenossen war es das Fieber selbst, das die Krankheit darstellte. Erst später, im Jahr 1868, hatte der Leipziger Mediziner Carl Wunderlich in seinem Hauptwerk *Das Verhalten der Eigenwärme in Krankheiten* zum ersten Mal die These formuliert, dass Fieber bloß ein begleitendes Symptom und nicht die Krankheit selbst ist.

Der Begriff der Fieberphobie ist ein gebräuchlicher Fachbegriff für unrealistische Ängste der Eltern. Angesichts der erbarmungslos steigenden Temperatur, der armen, glänzenden Gesichter, der glühenden Stirn und der vor Erschöpfung schlaffen Körper stehen die Eltern oft kurz vorm Verzweifeln. Sie erleiden regelrechte Panikattacken, verlieren die Kontrolle und sind, überwältigt von ihrer Angst um die geliebten Kleinen, am Rande des Nervenzusammenbruchs. Oft schnappen die Eltern in den späten Nachtstunden ihre fiebernden Kinder und fahren sie mit dem Auto in halsbrecherischem Tempo in die Notaufnahme des nächsten Krankenhauses, als ginge es um jede Sekunde. Fieber ist eine der häufigsten Ursachen für die Konsultation einer Ambulanz oder eines Notarztes.

Iwan Blumenthal machte sich die Arbeit und befragte 400 Eltern von kleinen Patienten, die in seinem Krankenhaus behandelt wurden, zu ihrem Umgang mit Fieber. Seine Forschungsarbeit mit dem Titel »Was die Eltern über Fieber denken«[29] deckte unglaubliche Bildungslücken auf. Ein Drittel der Eltern wusste nicht einmal, in welchem Bereich normale Körpertemperaturen liegen. Ebenfalls ein Drittel griff schon zum Fiebermittel, sobald die Quecksilbersäule über 37 Grad stieg. Die meisten Eltern weckten ihre Kinder in der Nacht auf, um sie fiebersenkende Medikamente schlucken zu lassen. Mehr als 80 Prozent der befragten Eltern waren der Meinung, dass unbehandeltes Fieber mit hoher Wahrscheinlichkeit zu Anfällen und Gehirnschäden führt. 7 Prozent dachten gar, dass ohne medikamentöse oder ärztliche Hilfe das Fieber so lange ansteigt, bis das Kind stirbt.

Wahr ist eher das Gegenteil, auch wenn sich dazu kaum aussagekräftige Studien am Menschen, schon gar nicht aus dem deutschen Sprachraum, finden. Doch im Tierversuch mit Kaninchen, Ratten und Reptilien wurde klar demonstriert, dass das Sterberisiko bei Infektionen nicht daher rührt, dass die Temperatur immer weiter steigt. Die Experimente zeigten stattdessen, dass jene Tiere das höchste Sterberisiko hatten, bei denen das Fieber über Aspirin, Paracetamol & Co. gesenkt wurde.[30]

Und aus der ärztlichen Praxis gibt es ähnliche Hinweise.

Am deutlichsten äußert sich Burke A. Cunha, der Leiter der Abteilung für Infektionskrankheiten an der Winthrop Universitätsklinik in New York. Er plädiert dafür, dass fiebersenkende Medikamente, außer in ganz speziellen, relativ seltenen Fällen, überhaupt nicht mehr verwendet werden sollten. »Fieber«, sagt er, »ist eine entscheidende Verteidigungstechnik zum Wohl des Organismus. Wenn ich das Fieber senke, so beraube ich damit nicht nur den Patienten seiner Hilfe, sondern verliere als Arzt auch wertvolle diagnostische Informationen.« Fieberkurven verraten durch ihr Muster sehr viel über eine Krankheit. Es gibt wellenförmiges Fieber, zeitweilig aussetzendes Fieber oder Rückfallfieber. Speziell bei bakterieller Blutvergiftung (Sepsis), so Cunha, ist Fieber für den Arzt oft die einzige Kontrollmöglichkeit, um das Ansprechen einer Therapie zu bewerten. Fiebersenkung verzögert auch manchmal den Heilungsverlauf. Bekannt ist beispielsweise das schlechtere Abheilen der Pusteln bei Windpocken, wenn Kinder Fieberzäpfchen erhalten haben. »Deshalb sollte die Praxis des Fiebersenkens am besten gänzlich eliminiert werden. Fieber bedeutet für die Patienten einen enormen Vorteil und sollte ihnen deshalb nicht verweigert werden.«[31]

Erst langsam dringt diese Botschaft vom heilsamen Fieber auf breiter Ebene durch. Obwohl sich die Eltern zunehmend Gedanken machen und Tabletten oder Fieberzäpfchen mit Paracetamol, Ibuprofen oder Aspirin nicht mehr so freizügig anwenden wie noch vor zehn Jahren, ist bei der Mehrzahl der Eltern doch eine Schmerzgrenze erreicht, wenn das Thermometer über 38 Grad klettert, fand Anne Walsh, Pflegewissenschaftlerin an der Universität Brisbane. Dann empfand die große Mehrzahl der befragten Eltern die unmittelbare Wirkung des Fiebers als wesentlich bedrohlicher als alle möglichen Nebenwirkungen des Fiebersenkers. Eine Ausnahme bildeten jene Eltern, die zuvor schon hohes Fieber bei ihren Kindern erlebt und auch durchgestanden hatten, ohne zu Medikamenten zu greifen. Sie blieben auch in der Folge zusammen mit ihren kranken Kindern erstaunlich cool und therapierten wesentlich höhere Temperaturen mit Wadenwickeln und feuchten Stirntüchern, aber ohne Medikamente.

Den größten Handlungsbedarf sehen die Autoren dieser australischen Arbeit aber bei den Angehörigen der Gesundheitsberufe selbst. Denn nähere Untersuchungen hatten gezeigt, dass sich etwa die Ärzte und die Krankenschwestern bei ihren Verschreibungsgewohnheiten auf der Kinderabteilung kaum von dem unterschieden, was die Eltern zu Hause machten. Auch sie begannen bereits ab 37 Grad Zäpfchen zu verteilen. Speziell dann, wenn die Kinder jammerten oder die Eltern medikamentöse Hilfe einforderten. »Ärzte und Krankenschwestern müssen sich deshalb in erster Linie selbst darum kümmern, dass sie ihre Kenntnisse hier auf den neuesten Stand bringen«, erklärt Walsh, »denn erst dann, wenn sie ihre eigenen Verhaltensweisen überdenken und zum Vorbild werden, lernen auch die Eltern, dass harmlose virale Infekte mit mildem Fieber auch von selbst und mindestens genauso rasch ein Ende finden.« Dieses Wissen sollten sie dann auch an die Eltern weitergeben, fordert Anne Walsh: »Und zwar bevor bei deren Babys das erste Mal Fieber auftritt.« Und sie in der Folge nachts voll Panik beim Notarzt Sturm läuten.

Es ist auch eine Frage der Courage, ob die Ärzte hier wirklich aktiv werden, erklärte mir Stefan Schmidt-Troschke, der ärztliche Direktor des anthroposophischen Krankenhauses Herdecke im Ruhrgebiet. »Denn einen hoch fiebernden Infekt mit dem Patienten durchzustehen, eventuell um vier Uhr morgens noch mal rauszufahren für einen Hausbesuch, das schreckt doch viele Kollegen ab.« Da sei es allemal leichter, den Eltern das Rezept für die Zäpfchen mitzugeben.

Objektiv gesehen geht von Fieber wenig Gefahr aus. Gerade der kindliche Organismus ist hier hervorragend vorbereitet und übersteht auch hohe Temperaturen über 40 Grad meist problemlos. Die bekannte These, dass Fieber, wenn es auf 42,6 Grad steigt, das körpereigene Eiweiß zum Gerinnen bringt und daraufhin der Tod eintritt, ist im medizinischen Alltag so exotisch, dass es sich dabei wohl eher um eine urbane Legende handelt als um ein reales Szenario.

Im Vergleich dazu sind Fieberkrämpfe schon richtig häufig und als betroffene Eltern furchtbar mit anzusehen. Etwa 5 Prozent der Kleinkinder machen so etwas mit. Bleibt als Trost, wenn das Ereignis glücklich überstanden ist, dass davon normalerweise weder eine Lebensgefahr noch irgendwelche bleibenden Schäden ausgehen. Dennoch verordnen manche Ärzte in der Folge gerne vorbeugend fiebersenkende Medikamente. Angeblich, um damit das Risiko späterer Epilepsien zu minimieren. Dies hat sich jedoch als nicht zielführend erwiesen. In der aktuellen Medizinliteratur wird deshalb nach einfachen Krämpfen keine weitere medikamentöse Therapie mehr empfohlen.[32]

Fieberkrämpfe entstehen vor allem dann, wenn Fieber rasch steigt, im Körper krasse Temperaturunterschiede herrschen und die im Hypothalamus gelegene Fieberzentrale im Zwischenhirn aufgrund der verwirrenden Informationen eine Art Kurzschluss erleidet. Ärzte raten deshalb dazu, bei beginnendem Fieber auf möglichst gleichmäßige Temperatur zu achten. Also kalte Füße zu wärmen oder eine extrem heiße Stirn zu kühlen.

An sich ist Fieber zwar eine enorme körperliche Krise, doch diese Krisen wandeln sich gar nicht so selten in eine Chance um. »Speziell in diesen Zeiten, in denen das Familienleben meist schon eine ganze Woche im Voraus verplant und peinlich genau geregelt ist, ist das Fieber ein richtiger Querschläger«, sagt Schmidt-Troschke. »Daraus ergeben sich manchmal regelrechte Familienzusammenführungen und eine Anknüpfung an alte Innigkeit zwischen Eltern und Kindern.«

Er selbst erinnert sich noch heute sehr gut an eine Lungenentzündung, die er im Alter von fünf Jahren erlitt. Seiner Mutter blieben vor allem das hohe Fieber und der elende Husten im Gedächtnis. »Ich selbst habe die Beschwerden vergessen, die waren wohl auch durch die Fieberfantasien abgemildert und für alle anderen, die das mit ansehen mussten, viel schlimmer als für mich«, erzählt Schmidt-Troschke. »Was mir selbst allerdings in lebenslanger Erinnerung bleiben wird, ist diese ganz intensive, zärtliche Beziehung zu meiner Mutter, die ich damals empfand.«

Die empfängliche Zeit für Fieberkrankheiten reicht meist von der Geburt bis zu einem Alter von etwa sieben Jahren. Dann folgt im statistischen Durchschnitt eine Phase, in der Kinder kaum noch krank sind. Erst in der Pubertät gibt es wieder häufiger Krisen und Einbrüche. »Da wird in der Entwicklung oft noch etwas nachgeholt«, erklärt der Antroposoph Schmidt-Troschke.

Bei den Erwachsenen wandelt Fieber seine Bedeutung völlig. Influenza oder grippale Infekte sind die einzigen typischen fieberhaften Krankheiten des Erwachsenenalters. Mit anderen Infekten oder auch mit Ausbrüchen verschleppter Kinderkrankheiten wie Masern oder Windpocken können Erwachsene hingegen nur noch schwer umgehen. »Sie sind dadurch oft wirklich existenziell bedroht und fühlen sich sterbenskrank, am Rande des Erträglichen«, beschreibt Stefan Schmidt-Troschke solche Fälle. »Aber Fieber gehört auch in die Kindheit, im Erwachsenenalter werden solche Krankheiten wirklich bedrohlich.«

Das heißt nun aber nicht, dass Erwachsene gar nicht mehr fiebern sollten. Die Fähigkeit, den biologischen Heizregler hochzudrehen, zeichnet ein fittes, flexibles Immunsystem regelrecht aus. Und es ist eher eine Gnade, wenn es gelingt, dieses System bis ins höhere Lebensalter aufrechtzuerhalten. Denn Fieber versiegt auch leicht und kann dann dazu beitragen, dass Krankheiten so dahinköcheln und nie zu einem richtigen Ende kommen.

Auch Stress spielt bei der Entstehung von Fieber eine bedeutende Rolle und zeigt, wie komplex dieser Regelungsmechanismus in Wahrheit ist. Lange dachte die Wissenschaft, dass Fieber nur eine passive Reaktion sei. Dass die Bazillen selbst das Fieber erzeugen. Tatsächlich tragen die Bakteriengifte zur Synthese von Fieber bei. Es kommt aber vor allem darauf an, ob das Immunsystem diese Fremdkörper überhaupt ernst nimmt und als Bedrohung ansieht oder ob es die Eindringlinge bloß nebenher unschädlich macht und ohne große Umstände entsorgt. Die von außen kommenden Bazillen können immer nur dann Fieber auslösen, wenn diese Reaktion von innen verstärkt wird. »Das Immunsystem kontaktiert dabei das Nervensystem und bittet regelrecht um Fieber«, erklärte mir das der Münchner Hans Reul, der nun Professor für Neurowissenschaften an der Universität Bristol ist. Das kann über Botenstoffe geschehen, die über das Blut verschickt werden, wesentlich effizienter aber gleich über eine Direktverkabelung von Immun- und Nervenzellen. Diese Ankoppelungspunkte lassen sich mithilfe des Elektronenmikroskops überall im Gefäßsystem des Körpers nachweisen. Nervenzellen und Lymphozyten docken aneinander an und sind so lange neutrale Nachbarn, bis von irgendeiner Seite ein Notfall gemeldet wird. Und dann fließt der direkte Infodraht bis in die Fieberzentrale im Hypothalamus.

Reul gelang in seinen Experimenten ein interessanter Nachweis, wie sensibel das Zusammenspiel zwischen Immun- und Nervensystem funktioniert. Wenn er seine Versuchstiere mehrfach unter starken Stress setzte, so waren sie bei einer nachfolgenden Infektion nicht mehr in der Lage, mit hohem Fieber zu reagieren. Ihre Temperatur stieg auf Werte, die im Schnitt um mehr als ein Grad unter der Temperatur ihrer ungestressten Artgenossen lagen. Chronischer Stress, so Reul, kann über längere Sicht dazu führen, dass die Fieberreaktion abstirbt und das Immunsystem geschwächt wird.

Und das ist auch ein interessanter Hinweis auf die zwei großen Systeme, die unseren Tag-und-Nacht-Rhythmus bestimmen. Und die sich am besten möglichst wenig in die Quere kommen sollten, wie wir nun sehen werden.

Die Arbeit der Nacht

Im Schlaf sind wir schutzlos unseren Feinden ausgeliefert. Wir können weder auf uns noch auf unsere Kinder aufpassen. Und dennoch hat die Natur im Laufe der Evolution diese »Schwäche« nicht ausgemerzt, sondern trotz aller damit verbundenen Risiken beibehalten. Was aber gewinnen wir mit dem Schlaf? Diese Frage beschäftigt die Wissenschaft schon viele Jahrzehnte. Mit Gewissheit weiß man lediglich, dass einige Antworten falsch sind. Beispielsweise die These, dass Schlafen ein simples Abschalten des Gehirns ist. Sie wurde bereits vor mehr als fünfzig Jahren aufgegeben, als Wissenschaftler die REM-Phase (Rapid Eye Movement) entdeckten. Die Schläfer bewegen dabei ihre Augen so rasant, als liefe vor ihnen ein hochdramatischer Film ab. Und dem ist ja wohl auch so.

Das simple Bedürfnis nach Rast und Erholung nach dem anstrengenden Tagwerk scheidet als Erklärung für die Notwendigkeit des Schlafes ebenfalls aus. Denn auch wenn wir den ganzen Tag nur auf dem Sofa sitzen und nichts tun, überfällt uns irgendwann der Schlaf.

Heftig verlaufen auch die Diskussionen um die ideale

Schlafdauer. »Wer länger schläft als sieben Stund', verschläft sein Leben wie ein Hund«, weiß der Volksmund. Das Erfindergenie Thomas Alva Edison oder der Politiker Winston Churchill hielten sich daran und kamen angeblich mit vier Stunden aus. Dass wenig Schlaf deshalb klug macht, widerlegte eindrucksvoll Albert Einstein, der nächtlich mindestens neun Stunden ratzte. Gesichert ist lediglich, dass das Schlafbedürfnis so individuell ist wie die Handlung im Traumkino. Im Schnitt benötigen Erwachsene etwa sieben bis acht Stunden, Frauen etwa eine Stunde mehr als Männer.

Doch wozu dient der Schlaf wirklich? Diese scheinbar banale Frage ist wissenschaftlich gar nicht so leicht zu beantworten. Am plausibelsten ist die These, dass die Schlafenszeit für Servicearbeiten am Organismus genutzt wird. Schlaf ist scheinbar so etwas wie ein täglicher Motorservice. Was tagsüber aus dem Gleichgewicht gerät, wird des Nachts wieder ins Lot gebracht. Nicht nur körperlich – auch geistig.

Der Tag gehört dem Stress. Dafür sind alle Energien reserviert. Muskelkraft, Bewegung, Verdauung und auch das Denken benötigen alle vorhandenen Ressourcen. Für das Immunsystem bleiben da nur die nötigsten Überwachungsfunktionen. Um zu erahnen, wie viel Energie das Immunsystem verbrauchen würde, wenn es richtig loslegt, genügt es, sich an die letzte schwere Fieberattacke zu erinnern. Wie wir gesehen haben, wird Fieber ja vom Immunsystem extra inszeniert, um die gute Stube aufzuheizen und den Immunzellen ein wohliges Arbeitsumfeld zu bieten. Können Sie sich vorstellen, wie es sich anfühlen würde, in so einem elenden Zustand mit Kopf- und Gelenkschmerzen bei 40 Grad Fieber auch noch in eine Stresssituation zu geraten? Schnell laufen oder schwer arbeiten zu müssen? So etwas würde man nicht lange überleben. Und deshalb hat die Natur hier eine strikte Arbeitsteilung eingeführt. Und die Nacht dem Immunsystem reserviert.

Der wichtigste Regulator der Stressfunktion ist das Hormon Cortisol, das in der Nebennierenrinde erzeugt wird. Selbst Stresshormon, besitzt es die Fähigkeit, Adrenalin, Noradrenalin und noch viele weitere Stresshormone in ihrer Aktivität rauf- oder runterzuregulieren.

Wenn sich die Sonne anschickt unterzugehen, fällt auch der Cortisolspiegel ab. Bei gesunden Menschen werden während der Nacht nur mehr winzige Dosen erzeugt. Der Stresslevel nimmt schon ab Einbruch der Dämmerung kontinuierlich ab. Etwa zwei Stunden nach Mitternacht erreicht der Cortisolspiegel seinen absoluten Tiefpunkt. Und während der Stress Pause hat, erwachen die Immunfunktionen zum Hochbetrieb. Die Immunzellen beseitigen Schäden am Gewebe und führen über Mikroentzündungen kleine oder größere Reparaturen durch. Die nächtlichen Servicearbeiten bewahren auch vor der Eskalation krankhafter Zellteilung und verhindern damit regelmäßig die Entstehung von Krebs. Wer am Morgen schweißgebadet aufwacht, der weiß, dass das Immunsystem in der Nacht heftig ins Schwitzen gekommen ist. Hier wurde vom Immunsystem eine kleine Krankheit initiiert, um ein körperinternes Problem zu lösen, von dem wir Gott sei Dank nie mehr etwas erfahren werden.

Auch bei einer bestehenden Krankheit merken wir den Rhythmus der beiden Systeme. Am Morgen fühlen sich die meisten Patienten bedingt durch den Schichtwechsel zum Stress besser, gegen Abend und zur Nacht hin beginnt wieder das Fieber anzusteigen, und es geht uns zunehmend schlecht. Wir erleben dabei live mit, wie viel Energie für die Erzeugung von Fieber nötig ist, welche Anstrengung es für unseren Organismus bedeutet, Abermilliarden von Antikörpern, T-Zellen und sonstigen Abwehrzellen zu produzieren, und wie kraftraubend der Abtransport, das Recycling und der Neuaufbau der im Entzündungsprozess zerstörten Proteine ist. Jede heilende Wunde ist insofern ein Wunder und zeugt von der Perfektion dieser Prozesse, die passgenau aufeinander abgestimmt sind. Und im Schlaf wird der Großteil dieser Arbeit vollbracht.

Neben der Fähigkeit, den Heilungsprozess voranzutreiben und die Batterien des Körpers aufzuladen, hat Schlaf auch eine wichtige psychische Funktion. Während des Tages speichert das Gehirn enorm viele Eindrücke im Kurzzeitgedächtnis. Diese müssen gewichtet, die unwichtigen aussortiert werden. Auch unbewusste Gefühle und verdrängte Konflikte werden im Schlaf verarbeitet. Je unangenehmer diese Dinge sind, desto mehr werden sie im Traum symbolisch verschoben. Das Ergebnis sind dann jene seltsamen Träume, nach denen man sich wundert, was dieser surreale Irrsinn wohl bedeuten sollte. Im Schlaf wird also sowohl Konfliktverarbeitung als auch Archivierungsarbeit betrieben. Erst diese Arbeit der Nacht ermöglicht die Verknüpfung von aktuellen mit vergangenen Eindrücken und formt dadurch unser Langzeitgedächtnis. Wissenschaftler empfehlen wissbegierigen Geistern deshalb, in Nächten vor einer Prüfung ausreichend zu schlafen. Über die Nacht hinweg zu büffeln würde sich als kontraproduktiv erweisen, weil sich Erlerntes erst durch den Schlaf so richtig im Gehirn festsetzt. Bei Schlafentzug kann hingegen der Gedächtnisspeicher nicht mehr geleert werden. Man trägt den ganzen ungeordneten Ballast mit sich herum. Mögliche Folgen sind Verwirrung und Konzentrationsschwächen.

Aus all diesen Gründen sind chronische Schlafstörungen und Schlafmangel ein ernsthaftes Gesundheitsrisiko. Depressionen können ebenso die Folge sein wie schwere organische Schädigungen.

Gegen Morgen hin steigt die Produktion von Cortisol wieder rapide an und erreicht bei Tagesanbruch die höchste Konzentration. Damit wird einerseits der nötige Schwung verliehen, um die wohlige Wärme des Bettes zu verlassen.

Andererseits läutet Cortisol damit den Schichtwechsel ein. Das Immunsystem, das die ganze Nacht über unbehelligt von Cortisol und den anderen Stresshormonen arbeiten konnte, wird wieder in eine Warteposition verwiesen. Nun gewinnt die Hektik des Alltags die Oberhand. Das Immunsystem steht lediglich als Sanitäter bereit, um bei Notfällen zur Stelle zu sein. Fatal ist es, wenn es nicht gelingt, den Stress am Abend im Schlafzimmer wieder loszuwerden. Dann werden die natürlichen Killerzellen und die anderen Helfer des Immunsystems in der Nacht bei ihrer Arbeit behindert. Das Krankheitsrisiko steigt.

Schlaf ist also so etwas wie der große Saubermacher, ein Ausgleicher des Überschusses und der Verluste. Was tagsüber aus dem Gleichgewicht gerät, wird des Nachts wieder eingerenkt. Stress ist der unmittelbare Gegenspieler der Abwehrkräfte. Humor, regelmäßige Bewegung und Gelassenheit sorgen hingegen für ein Immunsystem, auf das im Ernstfall Verlass ist – und für guten Schlaf.

Vertrauen in den eigenen Experten

Welche Konsequenzen sollen wir nun aus all diesen Erkenntnissen ziehen? Uns nicht mehr waschen, die Kinder zum Spielen in den Schweinestall stecken und das Wasser aus der Pfütze trinken? Das wäre wohl eine etwas übertriebene Reaktion. Dass wir es im Laufe der letzten 200 Jahre geschafft haben, frische Nahrungsmittel auf den Tisch zu bekommen, sauberes Wasser in die Häuser zu leiten und den Schmutz in der Kanalisation zu entsorgen, ist ein Grundpfeiler unserer Zivilisation. Nachdem nun Cholera, Pest und sonstige Seuchen der vorigen Jahrhunderte vergessen sind und die Hygiene einen großen Sieg errungen hat, dämmert uns erst langsam, dass damit auch negative Folgen einhergehen können.

Hygiene ist schon notwendig und hat wahrscheinlich mehr Menschenleben gerettet als alle anderen medizinischen Interventionen zusammen. Doch sollten wir uns entspannen, wenn es um obsessive Sauberkeit geht. Gerade kleine Kinder kommen hervorragend mit Schmutz zurecht. Und nach dem, was wir heute wissen, profitieren sie viel eher davon, als dass sie dadurch Schaden erleiden könnten. Das kindliche Immunsystem findet überall alte Freunde, die es schon seit Abertausenden von Jahren kennt und deren Anknüpfungspunkte in den Genen festgeschrieben sind. Diese uralte Freundschaft muss bloß für jedes Kind am Beginn des Lebens erneuert werden.

»Das Immunsystem«, erklärt der Londoner Immunologe Graham Rook, »besteht bei den Kindern aus frisch eingezogenen Rekruten, die vor Energie und Kraft fast platzen, dabei aber keinerlei Erfahrung haben und nicht wissen, was gefährlich und was harmlos ist.«[33] Wenn diese Soldaten nun von Beginn an Umgang mit Bakterien haben, so gewöhnen sie sich an die Nachbarn und verlieren ihre Aggressionsbereitschaft. Wenn sie jedoch in Isolation gehalten werden und keine Erfahrungen machen, werden die Soldaten gefährlich und unberechenbar wie betrunkene Rowdys, wenn sie zufällig auf Unbekannte treffen.

Bei einem gesunden Immunsystem wird der Organismus – speziell jener der Kinder – spielend mit diesen Infektionen fertig. Und es lernt jedes Mal noch dazu. Denn das Immunsystem wird mit jedem Viruskontakt kompetenter und bleibt uns ein Leben lang als verlässlicher Verbündeter und Schutzengel erhalten.

Dieses »Selbst-Vertrauen« in den Expertenstatus unseres eigenen Immunsystems oder den unserer Kinder müssen wir uns aneignen. Es verfügt über Wissen, das tausendmal älter ist als wir selbst. Wissen, das in unseren Genen sitzt und auf seine Entfaltung wartet. Und genau das ist eines der

Hauptziele dieses Buches: die richtigen Fragen zu stellen und die nötigen Wissensgrundlagen in Erfahrung zu bringen, um diese Entfaltung nicht zu behindern.

Das Interesse an den vielfältigen Funktionen unseres Immunsystems hat erst in den letzten beiden Jahrzehnten auf breiter wissenschaftlicher Basis eingesetzt. Vieles ist noch im Fluss, vieles wird ergänzt oder auch widerlegt. Die Hygiene-Hypothese gleicht einem »work in progress«, und derzeit wird sich kein seriöser Experte trauen, hier eine abschließende Wahrheit zu verkünden. Es hat in den letzten Jahren auch eine Menge Reibereien gegeben um diese Namensgebung. Die Hygienefachleute sahen ihr ureigenstes Fachgebiet plötzlich denunziert als Ursache und Hort chronischer Krankheit. Viele verlangen eine Änderung des Fachbegriffs, beispielsweise in »Mikroben-Expositions-Hypothese« oder »Mikrobenmangel-Hypothese«, damit die Leute nicht dazu ermuntert werden, die Richtlinien einer guten, bewährten Hygienepraxis völlig über den Haufen zu werfen.[34]

Wir selbst müssen den Lernfortschritt machen und die besten Grenzen für uns und unsere Gesundheit ziehen. Und auch einen Schlussstrich unter ein Bild des Immunsystems setzen, das wie ein Relikt aus der Zeit des Kalten Krieges stehen blieb. Die Bakterien, die Viren und die sonstigen Mikroben wollen uns nicht fressen. Wir leben in einem Meer von Mikroben. Es ist ein Unding zu glauben, dass wir uns in einem Abwehrkrieg befinden. Und wir müssen nicht – so wie die Pioniere der Infektionslehre noch glaubten – unseren Organismus steril halten. Das ist völlig absurd, wenn wir wissen, dass wir mehr als ein Kilogramm Bakterien mit uns herumtragen, wo immer wir uns befinden. Auch wenn wir gerade mit Hygienespray die Raumluft desinfizieren oder mit Bohnerwachs den Boden einlassen.

Wir müssen lernen, das Immunsystem als Verbündeten zu sehen, der uns auch vor Infektionen schützt, aber daneben noch viele andere wichtige Funktionen erfüllt. Das jede Nacht Hochbetrieb hat, wenn wir schlafen und das Stresssystem mit seinem Leithormon Cortisol Pause macht. Nächtens werden unzählige beschädigte Zellen aufgelöst und deren Bestandteile in perfektem Recycling dem Organismus wieder zugeführt, um gesunde neue Zellen zu bilden. Dasselbe gilt für krebsartig veränderte Zellen. Zellen, die mit der ungezügelten Teilung beginnen wollen. Es heißt, dass jeder Mensch täglich Krebsvorstufen bildet, die dann nächtens identifiziert und gestoppt werden. Diese höchst spezifischen Servicearbeiten helfen mit, dass unser Motor weiterhin reibungslos läuft. Auch Infektionen von außen finden natürlich statt, doch sie sind nur eine der Aufgaben. Das Immunsystem hat viel mehr damit zu tun, den Organismus, deren Teil es ist, von innen her fit und gesund zu halten. Und zwar in Kooperation und im Nebeneinander mit den körpereigenen Keimen.

Der Darm ist eines der wichtigsten Organe unseres Immunsystems. Hier sitzen zehnmal mehr Bakterien, als wir Körperzellen haben. In den seltensten Fällen werden diese Mitbewohner zu gefährlichen Keimen, befallen Organe und beginnen sich ungezügelt zu vermehren. Auch wenn sie das Potenzial dazu hätten, verhalten sie sich meist friedlich, leben in Symbiose mit uns. »Unsere« Bakterien lassen es im Normalfall nicht zu, dass irgendwelche »bösen« Keime von außen angeflattert kommen und die Schleimhäute ungezügelt besiedeln. Denn auf den Schleimhäuten sitzen bereits Keime. Und die wehren sich. Und damit braucht das Immunsystem gar nicht erst aktiv zu werden. Die fremden Bakterien werden in ihrer Besiedelung gestoppt und kommen erst gar nicht dazu, die Lunge zu befallen.

Unser Organismus ist ein vielfältiges, flexibles, intelligentes System, das im Gleichgewicht mit sich und der Mikrobenwelt die Kooperation der Konfrontation jederzeit vorzieht.

Nach der Analyse des Aufbaus, der Entwicklung und der Funktionen eines gesunden Immunsystems werden wir uns nun im Detail ansehen, welche Mechanismen dafür verantwortlich sind, warum dieses sinnbildliche Rowdytum des Immunsystems heute derart überhandgenommen hat. Und warum die kleinen, harmlosen, rasch abheilenden Infekte der Kindheit heute zunehmend von den lebenslang nur mehr schwer heilbaren chronischen Krankheiten abgelöst wurden.

Was uns schwach macht

»Selten wird erkannt, dass jede Gesellschaft die ihr gemäßen Krankheiten hat – ja, dass jede Zivilisation ihre eigenen Krankheiten erschafft.«

René Dubos, 1901–1982,
Mikrobiologe und Autor

Dieses Kapitel zeigt Ihnen, welche Auswirkungen Eingriffe von außen in unser Immunsystem haben. Folgende Aspekte spielen dabei eine besondere Rolle:

- Allergien als neue Volksseuche (→ S. 99),
- die Kehrseite übertriebene Hygiene (→ S. 106),
- Zusatzstoffe in Nahrungsmitteln und die Folgen strikter Hygieneauflagen in der Landwirtschaft (→ S. 108),
- die »altbewährten« Eingriffe von außen in unser Immunsystem: Antibiotika, Cortison, Fiebersenker und Impfungen als unhinterfragte Heilsbringer (→ S. 116),
- das Misstrauen gegen mögliche Koalitionspartner wie Würmer (→ S. 119),
- die Gefahren eines Neustarts des Immunsystems (→ S. 125),
- die Entdeckung der »Zauberkugel« Antibiotika, ihr umfassender Siegeszug (→ S. 130) sowie die möglichen Kehrseiten ihrer Anwendung – insbesondere bei Kindern (→ S. 135, S. 138),
- Vor- und Nachteile der Massenimpfungen (→ S. 144),
- Impfgeschichte und nützliche Hintergrundinformationen zu Pocken (→ S. 148), Pest und Cholera (→ S. 154), Polio (→ S. 155), Masern (→ S. 157), Windpocken (→ S. 165), Röteln (→ S. 173),
- Quecksilber in Impfstoffen (→ S. 175) und die möglichen Folgeerscheinungen Allergien und Autismus (→ S. 179),
- Aluminium in Impfstoffen (→ S. 192) und
- der Stellvertretereffekt: wie Krankheitsauslöser die Impfwirkung unterwandern, am Beispiel der Pneumokokken-Impfung (→ S. 199).

Eine neue Volksseuche

Tränende Augen, laufende Nase, plötzliche Atemnot, endloses Jucken und fürchterliche Hautausschläge: Diese Symptome gelten inzwischen als Massenphänomen, als neue Volkskrankheit. Jeder fünfte erwachsene Deutsche leidet bereits unter einer Allergie, doppelt so viele wie noch zu Beginn der Achtzigerjahre. Noch beunruhigender ist, dass immer häufiger Kinder von Allergien befallen werden. Jedes dritte Kind in Deutschland, Österreich oder der Schweiz zeigt heute beim Hauttest auf die wichtigsten Allergene eine erhöhte Sensibilisierung. Dabei sind allergische Reaktionen auf Arznei- und Lebensmittel, Tierhaare, Insektengift sowie diverse Chemikalien noch gar nicht mitgerechnet. Nahezu 20 000 Stoffe sind mittlerweile als allergieauslösend identifiziert. Ein Ende dieses Trends ist nicht absehbar.

Das plötzliche Auftreten der Allergie in der modernen Welt führte zu enormen Veränderungen bei den Theorien von Krankheit an sich. Es trug zur schrittweisen Aufklärung der Funktionen des Immunsystems bei, hatte aber auch starke Auswirkungen auf die Gesellschaft. Die Sensibilität für Ökologie und Umwelt wuchs, während sich Pharmazie und Nahrungsmittelindustrie gleichzeitig mit unzähligen Präparaten des Themas annahmen. Eine penibel genaue Kennzeichnungspflicht der Lebensmittel wurde eingeführt, selbst »Spuren von Erdnüssen« müssen mittlerweile registriert sein. Und immer mehr wurde der Begriff Allergie auch Teil des Volksmunds. Wir reagieren sprichwörtlich allergisch auf alles, was uns ärgert oder sonst wie nicht in den Kram passt.

Enorm sind auch die regionalen Unterschiede. Kürzlich las ich eine niederländische Arbeit zu diesem Thema. Ein Wissenschaftlerteam aus Rotterdam untersuchte eine große Gruppe von fast 2000 Schulkindern im Alter zwischen acht und zwölf Jahren,[1] und ich staunte nicht schlecht. Der Anteil der Schüler, die an Asthma, Heuschnupfen oder allergischen Hautausschlägen litten, wurde darin mit 46,6 Prozent angegeben. Nahezu jedes zweite Kind war also allergisch. Die Frage, ob Eltern oder Geschwister ebenfalls an diesen Krankheiten litten, beantworteten fast 65 Prozent der Befragten mit Ja. Von drei Familien war also gerade mal eine nicht von Allergien betroffen. Ich war einigermaßen erstaunt, denn von so hohen Werten in Mitteleuropa hatte ich noch nicht gehört.

Das Besondere an der Studiengruppe war, dass die Kinder alle einer religiösen Gemeinschaft orthodoxer Protestanten angehörten und aus dem sogenannten niederländischen Bibelgürtel stammten. Ich wandte mich an Roos Bernsen, die Leiterin der Studie, die als Professorin für Biostatistik an der Erasmus Universität Rotterdam arbeitete, und fragte sie, ob denn diese religiöse Gruppe aus irgendwelchen Gründen besonders stark von Allergien betroffen sei. Bernsen antwortete, sie hätte sich auch über die höheren Werte gewundert. In der Folge fragte sie Kollegen an der Universität, wer sonst noch aktuelle Zahlen zu Allergien bei Kindern hatte. Bei ihrer Kollegin Monique van de Ven wurde sie schließlich fündig. Die Verhaltenswissenschaftlerin hatte eben die Allergierate unter mehr als 10 000 Schülern in den ganzen Niederlanden erhoben und kam sogar auf eine Quote von 52,5 Prozent, fand also einen noch höheren Anteil allergischer Kinder. 12,3 Prozent hatten während des letzten Jahres Asthmaanfälle erlitten, 13,5 Prozent wurden von akuten allergischen Hautausschlägen gequält, 28,3 Prozent von Heuschnupfen. Die Schlussfolgerung in Monique van de Vens Studie[2] klang dann auch ziemlich schicksalsergeben: »Unsere Studie hat gezeigt, dass allergische Erkrankungen in den Niederlanden häufig vorkommen.«

Tatsächlich liegen die Niederländer mit diesen Rekordwerten aber noch gar nicht an der Weltspitze der von Allergien geplagten Länder. In Australien, Großbritannien, Neuseeland, den USA und Finnland sieht es noch schlimmer aus. Die Unterschiede sind riesig und verlaufen meist zwischen Nord und Süd. Auch Europas Osten ist gegenüber dem wohlhabenderen Westen begünstigt. In den stark betroffenen Ländern liegt das Risiko dieser Krankheiten um das 20- bis 60-Fache über jenem von Indonesien, China oder Indien. Noch vor wenigen Generationen galten allergische Krankheiten hingegen nicht als Massenphänomen, sondern als Kuriosität, der sich die Wissenschaft mit Neugier widmete.

Eine Krankheit der Intelligenten und Sensiblen

Im Jahr 1819 schrieb der britische Arzt John Bostock einen detaillierten Bericht über die »periodische Anfälligkeit von Augen und Brust«, an der er selbst seit Jahren litt. Sie kam jedes Jahr in der ersten Junihälfte und dauerte ungefähr zwei Monate. Das Leiden zeichnete sich durch juckende Augen, eine laufende Nase, krampfartiges Niesen, Atembeschwerden und ein allgemeines Unwohlsein aus. Mit der exakten klinischen Beschreibung seiner eigenen Probleme erwarb sich Bostock das Verdienst, als Erster eine neue Krankheit in die Medizinliteratur eingeführt zu haben. Sie wurde deshalb zu seinen Ehren manchmal als »Bostocks Katarrh« bezeichnet, bald setzte sich jedoch allgemein der Name Heuschnupfen durch.

Bostock gefiel das gar nicht, weil seiner Meinung nach

die Symptome nicht von der Ausdünstung frischen Heus herbeigeführt wurden, sondern in erster Linie von großer Hitze und körperlicher Anstrengung. War er zunächst der Meinung, er sei mit diesen Beschwerden ziemlich allein, so fand er doch bald Leidensgenossen und veröffentlichte einen Bericht über 28 weitere Fälle dieses Sommerkatarrhs. Bald stand dieser im Mittelpunkt des medizinischen Interesses, und eine Menge Ärzte steuerten ihre mehr oder weniger fachmännischen Einschätzungen bei, wodurch dieses neuartige Phänomen ausgelöst werde. Viele tippten auf die Grasblüte, manche auf den Kontakt mit Tieren. Besonders die »Ausdünstung der Hasen« war verdächtig. »Heuschnupfen wurde zur schicken Krankheit einer gesellschaftlichen Elite«, berichtet der Medizinhistoriker Mark Jackson,[3] denn darüber waren sich die Experten einig: Bei den Armen kam das nicht vor. Weder bei den Bauern noch bei den »Negern des Südens«, wie ein Autor meinte. Je gebildeter und vornehmer, desto anfälliger der Mensch, erklärte beispielsweise der Medizinprofessor Sir Andrew Clark und betonte dessen enge Verbindung mit Bildung und Zivilisation. Das erkenne man daran, »dass er den Mann vor der Frau befällt, den Vornehmen vor dem Primitiven«, und überall wo er hinkäme, wähle er als Erstes die englischsprachige Rasse als Opfer aus. Sein Kollege Morell Mackenzie schnappte diesen Sermon begeistert auf und meinte, die Krankheit sei »in Wirklichkeit Grund zum Selbstlob, da Heuschnupfen auf kulturelle und zivilisatorische Überlegenheit gegenüber weniger begünstigten Völkern hinweist«.

In der zweiten Hälfte des 19. Jahrhunderts wurde das Krankheitsbild immer häufiger und erlebte vor allem in den USA einen regelrechten Boom. Im Jahr 1874 wurde sogar eine »US Heuschnupfen-Gesellschaft« gegründet, deren Mitglieder sich in der Öffentlichkeit regelrecht mit ihrem Gebrechen brüsteten. Nicht nur, um sich von den unteren

Schichten abzugrenzen, sondern auch, um definitiv als sensible und wohlhabende Müßiggänger zu gelten. Als eine der ersten wissenschaftlichen Offensiven trat die Heuschnupfen-Gesellschaft für die Ausrottung des »Beifußblättrigen Traubenkrauts« ein, dessen Pollen angeblich an den herbstlichen Anfällen die Hauptschuld trage.

Zur Vorbeugung empfahlen die Ärzte verschiedene Substanzen wie Chinin, Kokain, Arsen oder Tabakrauch. Damit ließ es sich aushalten in den elitären Heuschnupfenzufluchtsorten in den Bergen oder am Meer. Vor allem dann, so ein zeitgenössischer Allergieführer, wenn das »Seebad auf einer kleinen Insel oder schmalen Halbinsel liegt«, wo die salzige Brise dem blöden Traubenkraut den Garaus machte.

»Bemerkenswert ist, dass die meisten Medizinautoren des 19. Jahrhunderts Heuschnupfen regelmäßig mit Asthma in Verbindung brachten, lange bevor beide Leiden als Allergien angesehen wurden«, berichtet Jackson. Asthma wiederum hat eine viel ältere Geschichte als Heuschnupfen, die bis zu den Medizintexten der Antike zurückreicht. Charakterisiert durch Keuchen, Schnaufen oder, wie es der römische Stoiker Seneca ausdrückte, durch »eine Art von dauerhaftem letztem Atemzug«.

Der Entdecker der Allergie

Diese beiden und auch einige andere Krankheiten inhaltlich zu verbinden war das Verdienst des damals 32 Jahre alten Wiener Kinderarztes Clemens von Pirquet. In einem Artikel für die *Münchner Medizinische Wochenschrift* führte er im Jahr 1906 für das Phänomen einer »veränderten Reaktionsfähigkeit« den Begriff »Allergie« ein. Er war zusammengesetzt aus den griechischen Wörtern allos (andere) und ergon (Wirkung). Dieser neue Fachbegriff sollte auf jede Art biologischer Reaktionsfähigkeit angewendet werden, bei Überempfindlichkeit auf Mücken- und Bienenstiche, Heuschnupfen, Asthma und den charakteristischen Reaktionen auf Lebensmitteln, aber auch bei der Immunisierung von Menschen gegen Diphtherie und Tetanus, falls diese zu krankhaften Reaktionen führte.

Das Besondere und Neue an Pirquets Ansatz war der Gedanke, dass auch eine immunologische Reaktion krank machen konnte. Zu Pirquets Zeit wurden diese immunologischen Vorgänge aber ausschließlich als Schutz vor einer Krankheit angesehen. Krank machen konnte nur etwas, was von außen in den Körper gelangte und hier über Vergiftung oder sonstige gefährliche Aktionen dem Organismus Schaden zufügte. Doch Pirquet beharrte darauf, dass die Überempfindlichkeit durch eine immunologische Reaktion von innen hervorgerufen werde.

Besonders wichtig waren Clemens von Pirquet seine Beobachtungen, die er unmittelbar am Krankenbett in einer Wiener Kinderabteilung machte. Eine Berufung an das berühmte Institut Pasteur nach Paris lehnte er beispielsweise ab, weil er da nur im Labor hätte arbeiten können, ohne direkten Kontakt zu Patienten. Er kannte den natürlichen Verlauf von Infektionskrankheiten, und es fiel ihm auf, dass allergische Reaktionen nach einem ähnlichen Muster auftraten.

Dies galt im Speziellen für die Serumkrankheit, die eine gefürchtete Folge der Immunisierung gegen Diphtherie oder auch Tetanus sein konnte. Die Serumtherapie wurde von Emil von Behring im Labor von Robert Koch in Berlin entwickelt. Dafür wurde Pferden eine ungefährliche Menge des gereinigten Diphtherie-Toxins injiziert. Aus dem Blut der Tiere isolierten Behrings Mitarbeiter in der Folge ihr Diphtherie-Antitoxin, also eine Art Gegengift gegen Diphtherie. Behring bekam für diese Leistung 1901 den ersten Medizin-Nobelpreis verliehen. Die Serumtherapie leuchtete den

Ärzten sofort ein und wurde bald zur Standardtherapie bei diphtheriekranken Kindern.

Neben den Erfolgen dieser Therapie gab es aber rasch Rückschläge. Speziell wenn das Antitoxin wiederholt verabreicht wurde, kam es zu schweren Reaktionen mit Fieber, Ausschlägen, Gelenkschmerzen und rasantem Blutdruckabfall, die manchmal mit dem Tod endeten. Emil von Behring, der sich selbst in aller Offenheit als aggressiv und rücksichtslos charakterisierte, fühlte sich durch dieses Phänomen wohl persönlich beleidigt und führte den Begriff »Überempfindlichkeit« oder »Hypersensibilität« für derartige Reaktionen auf sein Heilserum ein.

Clemens von Pirquet hingegen sah darin eine immunologische Abwehrreaktion auf Fremdstoffe und beschäftigte sich intensiv mit der Wechselwirkung von Antigen und Antikörper. Bereits 1903 publizierte er seine These, dass Fieber, Hautausschläge und ein Ansteigen weißer Blutkörperchen nicht nur von den eindringenden Bakterien abhängig war, sondern vor allem von der Fähigkeit des Organismus, Antikörper zu entwickeln, die auf diese Bakterien und deren Gifte reagierten. Und er stellte fest, dass die beständige Immunität gegen eine Krankheit darin begründet liegt, dass der Körper beim zweiten Kontakt schneller als zuvor Antikörper erzeugen kann. Erstaunliche Einsichten, die dem jungen Kinderarzt hier gelangen und die erst viele Jahre später als wahr bestätigt werden konnten.

Pirquet war überhaupt enorm vielseitig. So gelang es ihm, das Tuberkulin, Robert Kochs altes unbrauchbares Heilmittel gegen Tuberkulose, einer neuen Verwendung zuzuführen. Er setzte es als Hauttest ein, um zu prüfen, ob eine Person bereits Antikörper gegen Tuberkulose entwickelt hatte. Wenn sich nach einigen Tagen an der eingeritzten Haut eine Rötung mit Pusteln bildete, so hatte der Organismus bereits Abwehrzellen gebildet. Er reagierte damit sozusagen allergisch auf neue Tuberkelkeime. Diese »Tuberkulinprobe« wurde noch bis in die Neunzigerjahre routinemäßig eingesetzt.

In seiner berühmten Publikation von 1906 jedenfalls schrieb er: »Für diesen allgemeinen Begriff der veränderten Reaktionsfähigkeit schlage ich den Ausdruck Allergie vor. Der Geimpfte, der Tuberkulöse, der mit Serum Injizierte werden den Fremdsubstanzen gegenüber allergisch. Die Bezeichnung Immunität soll auf jene Prozesse beschränkt werden, wo die Einbringung der fremden Substanz in den Organismus gar keine klinische Reaktion gibt, wo also eine vollkommene Unempfindlichkeit vorhanden ist.«[4]

Das prinzipiell Neue an seiner Auffassung war also, dass Antikörper direkt eine Krankheit auslösen konnten. Eine Vorstellung, gegen die seine Zeitgenossen lautstark Einwand erhoben. Viele wendeten sich gegen diesen »überflüssigen neuen Begriff«. Es würde doch wohl wirklich reichen, bei Behrings Ausdruck einer simplen »Überempfindlichkeit« zu bleiben.

Clemens von Pirquet erhielt eine Berufung nach Baltimore in die USA, blieb dort aber nur ein Jahr und kehrte schließlich als Professor für Pädiatrie an die Kinderklinik nach Wien zurück. Am 28. Februar 1929 beging er für seine Umgebung völlig überraschend gemeinsam mit seiner Frau Selbstmord. Ihr Tod bleibt bis heute rätselhaft. »Es ist denkbar«, schreibt Medizinhistoriker Mark Jackson, »dass sein Gefühl der Isolation durch die Skepsis der Zeitgenossen an der wissenschaftlichen Bedeutung seiner wichtigsten Beiträge noch verstärkt wurde.«

Die Hygienepolizei

Wir haben nun schon vieles über die Einflüsse der Mikrobenwelt gehört. Dort, wo unsere Umwelt immer sauberer, hygienischer, steriler geworden ist, fehlt es an »alten Freunden«, die mit unserem Immunsystem in Kontakt treten, es aufwecken, trainieren und ein gutes Gleichgewicht zwischen der zellulären Th1-Abwehr und der humoralen Th2-Abwehr ausbilden helfen. Die Nahrungsmittel sind steril in Plastikfolie abgepackt, das Wasser chloriert und gefiltert, die Hände stets sauber.

Das deutsche Klo – und überhaupt die Toiletten Europas – sind so hygienisch rein, als wollte man darin Sekt kühlen. Dazu ist jeder Haushalt eine kleine chemische Fabrik geworden, die mit Scheuermitteln, Allzweckreinigern, Weichspülern und sonstigen Saubermachern das Abwasser belastet. Abfluss-, WC- und Sanitärreiniger wirken als Gift bis in die Kläranlage nach, wo sie den nützlichen Abwasserbakterien, die zur Wiederaufbereitung benötigt werden, den Garaus machen. Antibakterielle Sprays sollen Luft und Oberflächen in Toiletten sterilisieren. Sie tun dies allerdings auch auf der Oberfläche der Menschen. Überall, so der Tenor der Werbung, lauern die bösen Bakterien. Neueste Kreationen der Hygieneindustrie sind Socken und Unterwäsche, die antibakteriell aktive Silberfäden enthalten.

Bakterien stinken, faulen und machen krank. Und immer mehr Menschen assoziieren das Grauen mit Namen wie Salmonellen, Staphylokokken oder Escherichia Coli. Wirklich zum Fürchten ist aber eher das Chemikalienarsenal, mit dem wir den »alten Freunden« zu Leibe rücken.

Das gilt auch für die Ernährung. Kuhmilch wird so hygienisch gemolken, dass sie nicht einmal mehr sauer wird. Das merkt jeder, der das mit Milch aus dem Supermarkt versucht. Modern gemolkene Milch verfault, bevor sie sauer wird, weil sie nicht genug Säurebakterien enthält. Wenn wir Sauermilch wollen, müssen wir die heute extra kaufen, als Milch, der spezielle Milchsäurebakterien zugesetzt wurden und die unter kontrollierten Bedingungen gereift ist. Das bunte

Keimgemisch, das früher die Rohmilch bestimmte, ist wohl für immer Vergangenheit.

Es war ebenso der Geist des 20. Jahrhunderts, der die Hygienelehre zur Geißel der traditionellen Nahrungsmittelherstellung machte und bei den Inhaltsstoffen keinen Stein auf dem anderen ließ. Mit der Pasteurisierung wurden noch die letzten unliebsamen Keime gekillt, mit der Homogenisierung der Fettgehalt genormt. Und je nach Region darf nicht einmal auf den Almwirtschaften die hofeigene Rohmilch an Wanderer verkauft werden, um diese nicht der Gefahr einer Vergiftung auszusetzen.

Für Lebensmittelchemiker, die täglich unterm Mikroskop Bakterien aufspüren, Keime zählen und dies in Tabellen eintippen, sind die Grenzwerte zur Gemeingefährdung bei diesem wilden Gewusel an Schmutz- und Milchsäurebakterien nämlich rasch überschritten. Den Beweis dafür, dass ultrahocherhitzte und sterilisierte Milch gesünder ist als Rohmilch, konnten sie jedoch nie erbringen. Sie mussten das auch gar nicht nachweisen, weil es als offensichtlich galt. So wie Krankheiten an sich schon verdächtig sind, traf dies natürlich auch auf Bakterien als deren potenzielle Auslöser zu. Noch heute steht in den meisten Lebensmittelverordnungen, dass Rohmilch einen Hinweis auf der Packung tragen muss, »dass sie nicht genussfertig ist und vor dem Konsum auf mindestens 70 Grad erhitzt werden muss«.

Auch beim Käse gab es mehrfach Überlegungen, die Verwendung von Rohmilch ganz zu verbieten. Speziell nach Lebensmittelvergiftungen, wenn zuvor Käse auf dem Speiseplan stand. Die meisten industriellen Käsehersteller ersetzten die Rohmilch aber freiwillig. Zum einen, weil sie damit die Gefahr eines möglichen, geschäftsschädigenden Skandals reduzieren wollten, zum anderen aber auch, weil pasteurisierte Milch länger haltbar und leichter zu verarbeiten ist.

Stattdessen sind heute eine Vielzahl von Zusatzstoffen

und Käsereisalzen in Verwendung, mit denen der Käse nachgewürzt wird, damit er zumindest in die Nähe des früheren Geschmacks kommt. Die wirklich typischen Vertreter der neuen Hygienekultur sind aber die Toastkäsescheiben in Cheeseburgern oder sterile Schmelzkäseecken, die mit den Aromen von Schinken, Meerrettich oder Knoblauch »parfümiert« werden und auch nach Wochen im Kühlschrank nicht verderben.

Zur weiteren Verlängerung der Haltbarkeit sind viele Käseprodukte mit antimikrobiellen Wirkstoffen behandelt. Hinter dem Kürzel E 235 bei den Inhaltsstoffen verbirgt sich beispielsweise das Antibiotikum Natamycin, das die Rinde von Hart- oder Schnittkäse vor Pilzbefall schützen soll. Natamycin ist auch in Arzneimitteln der Humanmedizin enthalten. Daraus ergibt sich die Gefahr, dass Menschen über den Konsum von Käse resistent gegen diesen Wirkstoff werden und natamycinhaltige Medikamente bei einer eventuellen Hefepilzerkrankung der Haut oder ähnlichen Beschwerden dann nicht mehr wirken. Auf Serviceseiten der Molkereiwirtschaft, wie beispielsweise bei www.sachsen-geniessen-milch.de[5], findet sich deshalb als »Verbrauchertipp« der Hinweis: »Vorsorglich sollte bei mit Natamycin behandelten Produkten vom Verzehr der Rinde oder der äußeren Käseschicht abgeraten werden. Dabei ist die Rinde oder äußere Schicht bis zu einem halben Zentimeter dick zu entfernen.«

Doppelt antimikrobiell wirkt der Lebensmittelzusatz Nisin mit dem Code E 234. Er hemmt die Bildung der Zellwand und die Porenbildung der Bakterien. Nisin ist zugelassen zur Konservierung von ausgereiftem Käse, Schmelzkäse, bestimmten Puddings und Desserts sowie Mascarpone. Da Nisin mit keinen in der Humanmedizin verwendeten Antibiotika verwandt ist, sah die Europäische Nahrungsmittelbehörde bei der letzten Prüfung im Jahr 2006 keine Einwände gegen die weitere Nutzung.

Nisin, Natamycin oder auch das in den Käsereisalzen enthaltene, ebenso problematische Nitrit lassen den normalerweise in der Rohmilch lebenden Mikroben jedenfalls keine Chance mehr. Wir essen heute weitgehend sterile Milchprodukte, in denen Pilze oder Bakterien nur dann vorkommen, wenn diese extra zugesetzt und angezüchtet wurden. Wie bei Bifidus-Joghurt, Blauschimmelkäse oder Buttermilch.

Ähnliches wie für die Milchprodukte gilt für die meisten anderen Lebensmittel. Und wenn es vereinzelt trotzdem zu Lebensmittelvergiftungen infolge von Salmonellen- oder E. coli-Kontaminationen kommt, so ist die Reaktion der Medien ebenso forsch wie jene der Behörden. Die Folge sind immer restriktivere Hygieneauflagen. Von der zwingenden Verwendung bestimmter Desinfektionsmittel bis zu Mindeststandards bei Wasch- und Verpackungsanlagen.

Seit wir es gewohnt sind, das ganze Jahr über reife Früchte und frisch geerntetes Gemüse zu essen, das vom anderen Ende der Welt importiert wurde, werden diese strengen Hygienerichtlinien im Gegenzug auch weltweit exportiert. Denn es ist auch der Ruf der Großimporteure, der hier auf dem Spiel steht. »Wasser, Wildtiere, eine neben dem Feld grasende Rinderherde, das alles könnten Quellen der bakteriellen Verseuchung sein«, fasste Robert Mandrell, Experte für Lebensmittelsicherheit des Landwirtschaftsministeriums der USA, diese Bedrohung beim Weltkongress der Mikrobiologen im September 2007 in Edinburgh zusammen. »Und das macht es kompliziert, Strategien zur Vermeidung von Lebensmittelvergiftungen weltweit umzusetzen.« Zur Abhilfe hat sein Ministerium gemeinsam mit großen Agrarkonzernen nun speziell für außeramerikanische Gemüsebauern ein Pflichtenbuch verfasst, das die hygienischen Mindestanforderungen an Produktion und Ernte festlegt. Damit sollen bakterielle Kontaminationen mit eventuell daraus folgenden

Nahrungsmittelvergiftungen selbst aus solchen »unsicheren Quellen« zur Seltenheit werden.

Der Semmelweis-Reflex

Doch auch außerhalb der Ernährung hat der Siegeszug der Hygienelehre unseren Kontakt mit Keimen enorm reduziert. Das war zum einen natürlich ein Segen für die Gesundheit. Der Rückgang von Cholera oder Pest war eine direkte Folge von Kanalisation und Wasserleitungsbau, der Rückgang der Tuberkulose dem steigenden Standard der Wohnungen zu danken. Und besonders in der Medizin kam die weitgehende Vermeidung der Keimübertragung einer Revolution gleich.

Hier war ja die Einführung der Hygiene seltsamerweise am schärfsten umstritten. Bis in die erste Hälfte des 19. Jahrhunderts herrschten in Krankenhäusern schlimmere Zustände als in Schlachthöfen. Chirurgen liefen mit Operationsschürzen herum, die mit einer zentimeterdicken Kruste von schwarz eingetrocknetem Blut überzogen waren und nie gewaschen wurden. Wunden verschiedener Patienten wurden mit ein und denselben Tupfern und Schwämmen gereinigt, und die Hände wuschen sich Ärzte oder Krankenschwestern bestenfalls vor dem Mittagessen.

Dass sich diese Praxis geändert hat, ist dem ungarischen Mediziner Ignaz Semmelweis zu danken, der in den 1840er-Jahren als Assistenzarzt in der Klinik für Geburtshilfe in Wien arbeitete. Er bemerkte, dass die Sterberate an Kindbettfieber in jener Abteilung, in der die Medizinstudenten mitarbeiteten, viel höher war als in der Abteilung, in der die Hebammenschülerinnen ausgebildet wurden. Als ein Student mit seinem Skalpell unabsichtlich einen mit Semmelweis befreundeten Gerichtsmediziner verletzte, starb dieser kurz darauf an einer akuten Blutvergiftung. Diese

Infektion ähnelte in ihrem Verlauf stark dem Kindbettfieber. Das brachte Semmelweis auf die Idee, dass die Studenten die Überträger sein könnten. Im Gegensatz zu den Hebammenschülerinnen hatten diese nämlich regelmäßig mit der Obduktion von Leichen zu tun. Semmelweis befahl ihnen, sich fortan nach jedem Leichenkontakt und vor jeder Untersuchung einer Schwangeren die Hände mit Chlorkalk zu desinfizieren. Durch diese simple Anordnung sank die Sterberate in der Abteilung von 12,3 auf 1,3 Prozent.

Ärztekollegen und Studenten reagierten auf diesen offensichtlichen Erfolg jedoch keineswegs mit Zustimmung, sondern mit Aggression. Sie hielten Sauberkeit schlicht für unnötig und fanden es unerhört, dass sie mit schuld am Tod ihrer Patientinnen sein sollten, wo sie doch im Gegenteil für deren Wohl sorgten.

Durch eine Intrige wurde Semmelweis aus der Klinik gedrängt und arbeitete fortan in Budapest, wo er seine wissenschaftliche Arbeit fortführte und seine Beobachtungen publizierte. Weiterhin setzte es heftige Angriffe aus dem Kollegenkreis. Und auch Semmelweis selbst war in seiner Wortwahl nicht zimperlich. Seinem Prager Widersacher Friedrich Wilhelm Scanzoni von Lichtenfels schrieb er beispielsweise: »… so erkläre ich Sie vor Gott und der Welt für einen Mörder, und die Geschichte des Kindbettfiebers würde gegen Sie nicht ungerecht sein, wenn selbe Sie als medicinischen Nero verewigen würde.«[6]

Seine diversen Briefe an die Ärzteschaft hatten einen ähnlichen Tenor, und damit trug er nicht gerade dazu bei, seine Einsichten mehrheitsfähig zu machen. Anstatt ihn als Pionier hygienischen Fortschritts zu würdigen, schlugen die Ärztekollegen zurück und ließen Semmelweis nach einem nervösen Zusammenbruch ohne weitere Diagnose in eine Wiener Irrenanstalt einweisen. Zwei Wochen später starb er an einer Blutvergiftung, die er sich im Kampf mit den Wärtern zugezogen hatte. Andere Quellen berichten, er sei von diesen im Hof der Anstalt erschlagen worden. Semmelweis wurde 47 Jahre alt, und erst lange Jahre nach seinem Tod erhielt er den Ehrentitel »Retter der Mütter«.

Neben seinen Leistungen für die Hygiene ist der Name Ignaz Philipp Semmelweis auch noch bei einem zweiten Fachbegriff involviert, dem sogenannten Semmelweis-Reflex. Darunter versteht man »die automatische Zurückweisung einer Information ohne Nachdenken, Nachsehen oder wissenschaftliche Prüfung«.

Wollt ihr Heuschnupfen oder die Pest?

Und damit sind wir auch bei einem kritischen Punkt des wissenschaftlichen Umgangs mit Allergien und Autoimmunkrankheiten: Geschieht hier die Aufarbeitung der Ursachen tatsächlich unvoreingenommen und auf möglichst objektiver Basis? Wird hier alles vorurteilslos untersucht und in die kritische Würdigung eingeschlossen? Oder halten uns Tabus davon ab, dem Problem auf den Grund zu gehen?

Die Hygiene-Hypothese bezieht sich fast ausschließlich auf den verloren gegangenen Kontakt mit Schmutz und kindlichen Infekten. Wir stehen vor einem elementaren medizinischen Problem und zucken symbolisch die Schultern.

Was sollte man denn auch tun? Die Kinder im Schweinestall spielen lassen? Zur Vorsorge aus der Kloake trinken? Masern- oder Grippepartys organisieren, sobald sich in hundert Kilometern Umkreis irgendwo ein Virus rührt? Die Karotten mitsamt der Erde essen?

Und die Kritiker einer aufkommenden Steinzeitnostalgie fragen empört: »Wollt ihr Heuschnupfen oder die Pest?« Es gibt kein Zurück mehr zum Lebensstil des Mittelalters, wird hier suggeriert. Wir werden heute dreimal so alt wie damals, und leider gibt es – neben all den Fortschritten – anscheinend auch einen Preis, den wir für unser besseres Leben zahlen müssen.

Unbestreitbar hat die moderne Hygiene im Verbund mit Demokratie, Frieden und Wohlfahrtsstaat mehr Menschenleben gerettet als alle medizinischen Fortschritte zusammen. Umso mehr bräuchte es jetzt – vor diesem Hintergrund – die Courage, unseren Lebensstil und seine modernen Risikofaktoren im Licht der Zeit zu betrachten. Denn jede Zivilisation bringt ihre eigenen Krankheiten hervor und wäre theoretisch auch in der Lage, diese wieder zu besiegen.

Noch mehr Hygiene oder gar Sterilität ist jedenfalls die falsche Antwort, wie wir aus Tierversuchen zur Genüge wissen. Versuchstiere, die in keimfreier Umgebung gehalten werden, gedeihen prächtig, solange rundum auch alles schön steril und sauber bleibt. Allerdings bauen diese Tiere kein funktionsfähiges Immunsystem auf. Und so sterben sie beim ersten Kontakt mit einem Keim, der Wildtieren nicht mal ein Hüsteln abringen würde.

Hier liegt auch eine der Ursachen für das sporadisch auftretende Massensterben in Geflügelbetrieben. Gerade in den Ländern Asiens hat diese Branche einen enormen Konzentrationsprozess durchgemacht und im letzten Jahrzehnt ihre Produktion vervielfacht. Das Problem liegt also nicht in den furchtbar gefährlichen H5N1-Viren, sondern in den Bedingungen der Massenhaltung, die die Entwicklung normaler Abwehrkräfte beim Geflügel faktisch unmöglich macht. Virenparanoia nützt demnach niemandem mehr als den Herstellern von Medikamenten und Impfstoffen – und über das Verbot der Freiland- und Hinterhofhaltung auch noch der Geflügelindustrie.

Und da keinerlei Umdenken zu erkennen ist, wird die Vogelgrippe alias Geflügelpest weiter wüten. Auch die in den Massenhaltungsbetrieben Asiens unter teilweise verheerenden Bedingungen arbeitenden Menschen werden sich weiter damit anstecken. Einer der radikalsten Lösungsvorschläge zu diesem Thema kam von Peter Singer, Bioethikprofessor an der Universität Princeton. »Die meisten Wildvögel werden recht problemlos mit den Grippeviren fertig«, erklärte Singer. »Das mit Antibiotika gefütterte und in einer lebenslangen Ammoniakwolke vor sich hin vegetierende Geflügel stirbt jedoch in Massen.« Gerade diese pseudosterilen Massenbetriebe gelten aber als Brutstätten für ein mögliches Supervirus, das auf den Menschen überspringen könnte. Singer empfiehlt deshalb, die Massentierhalter so lange an den Kosten für die Pandemievorsorge zu beteiligen, bis der Milliardenaufwand für Medikamente und Impfstoffentwicklung gedeckt ist. »Denn derartige, über Steuermittel finanzierte Ausgaben stellen sonst nur eine Subvention der Geflügelindustrie dar.«

Und mit einer solchen Kostenbeteiligung müsste sich auch die Agrarindustrie zwangsläufig mit den Grundprinzipien gesunden Lebens auseinandersetzen, zu denen auch ein ausgereiftes, kompetentes Immunsystem gehört. Dies wird jedoch konsequent ignoriert werden, solange es genügt, dass die gemästeten Tiere bloß jene paar Wochen überstehen, die es braucht, um am Schlachttag das geforderte Gewicht abzuliefern. Und solange nicht irgendwo ein hinterhältiger Keim in die Agrarfabrik eindringt, schaffen das ja auch die meisten. Allergien oder Autoimmunkrankheiten spielen bei so einer kurzen Lebenszeit ohnehin keine Rolle.

Im Gegensatz dazu zeigen sich bei Menschen die Folgen eines fehlerhaft ausgebildeten Immunsystems ein ganzes Leben lang. Doch sosehr auch die Aspekte der gestiegenen Hygiene und des allzu sterilen Lebensumfeldes bei Allergien eine Rolle spielen, so wenig sind sie doch in der Lage, das Gesamtbild und das ungeheure Ausmaß dieser neuen Krankheiten allein zu erklären. Denn es sind ja nicht nur die fehlenden Einflüsse, die dem Immunsystem zusetzen, sondern auch das Zuviel. Die Abwesenheit der »alten Freunde« wurde über die Jahrzehnte durch eine enorme Zunahme der medizinischen Interventionen im Kindesalter ersetzt. Und es wird nicht gelingen, die komplexe Thematik zu verstehen, wenn diese Einflüsse ausgeblendet werden.

Nun wissen wir aber, dass sehr viele, wenn nicht fast alle medizinischen Interventionen im Kindesalter auch Auswirkungen auf das Immunsystem haben.

- Antibiotikakuren greifen unmittelbar in die Bakterienflora des gesamten Organismus ein, bedeuten damit für die interne Kommunikation und das Zusammenspiel von Immunzellen und Mikroben einen regelrechten Einbruch. Zudem beeinträchtigen sie – ohne das jetzt von vornherein negativ oder positiv werten zu wollen – den »natürlichen Ablauf« von Infekten.
- Fiebersenkende Medikamente beeinflussen die eigenständige Regulierung des Krankheitsprozesses. Sie arbeiten der Absicht des Immunsystems, das ja den Fieberprozess aktiv gestartet hat, diametral entgegen.
- Die Gabe von Steroidhormonen, zu denen beispielsweise Cortison gehört, dient dazu, den Entzündungsprozess bei allergischen Krankheiten wie etwa Asthma zu unterbinden. Damit diese Medikamente eine ausreichende Wirkung erzielen, müssen sie dauerhaft eingenommen werden. Andere – mit den Stresshormonen Adrenalin oder Noradrenalin verwandte – Wirkstoffe kommen bei akuten Asthmaanfällen als sogenannte »Reliever« (Notfallhelfer) zum Einsatz. Alle diese Medikamente arbeiten mit der Forcierung des Stressmechanismus als traditionellem Gegenspieler des Immunsystems. Patienten, die solche Dauermedikamente einnehmen müssen, merken das an einer herabgesetzten Immunabwehr. Jede banale Erkältung kann sie gleich für mehrere Tage ins Bett brin-

gen. Wie sehr diese ständige Zufuhr von Stresshormonen auch Auswirkungen auf die nächtlichen Servicearbeiten des Immunsystems und damit die langfristige Gesundheit hat, ist unbekannt.

- Die Kinderimpfungen schließlich sind offen darauf angelegt, das Immunsystem zu manipulieren, wenn auch in bester Absicht. Sie vermitteln dem Immunsystem Erfahrungen einer nicht durchgemachten Krankheit und erzeugen Gedächtniszellen und Antikörper, die vor einem Kontakt mit den wirklichen Krankheitserregern schützen sollen. Impfungen sind eine der erfolgreichsten Methoden der Medizin und haben unzählige Menschenleben gerettet. Wenn auch die besten Absichten dahinterstehen, so muss dennoch klar sein, dass sie unmittelbar in ein hochkomplexes System eingreifen und längst nicht alle damit zusammenhängenden Auswirkungen bekannt sind.

Heroen im Zwielicht

Wir sehen also die Problematik: Antibiotika, Cortison, Fiebersenker oder Impfungen, das sind die Prunkstücke der modernen Medizin. Wirkstoffe, mit deren Erfindung zahlreiche Nobelpreise verdient wurden. Präventive Hilfe, die die Gefahr späterer Krankheiten drastisch reduziert. Heilmittel, die in einem an wirklichen Heilmitteln nicht sonderlich reich gesegneten Arzneimittelschatz der modernen Medizin wie Kronjuwelen glänzen. Und diese Schätze sollen nun als Verdächtige bei der Suche nach den Ursachen für die moderne Epidemie der Allergien und Autoimmunkrankheiten untersucht und damit zwangsläufig auch an den Pranger gestellt werden?

Den meisten Medizinern stellt es bei einer derartigen

Ausgangslage automatisch die Nackenhaare auf. Vor allem wenn sie an die Konsequenzen denken. Weniger oder später impfen? Keinen Fiebersenker verschreiben? Mit Antibiotika zuwarten? Den Cortison-Inhalator absetzen? Das alles wäre hochriskant – und wer soll dieses Risiko tragen? Die Ärzte selbst? Da müsste viel passieren.

Und doch gibt es genügend offensichtliche Belege für die Verstrickung dieser medizinischen Schätze. Das gilt speziell auch für Impfungen: »Mit Ausnahme der alten Tuberkulose-Impfung forcieren die meisten Impfungen, die wir derzeit anwenden, eine Th2-Reaktion des Immunsystems«, erklärt Immunologie-Professor Graham Rook vom University College in London. Impfungen verschieben das immunologische Gleichgewicht also in die allergische Richtung. »Aluminium, der meistverwendete Hilfsstoff in Impfungen, ist ebenfalls ein Th2-Förderer, genau wie die Keuchhustenkomponente in den Mehrfachimpfungen für Babys.«[7]

Rook ist weit davon entfernt, ein Impfgegner zu sein. Er forscht sogar intensiv an der Entwicklung neuer Impfungen. Aber eben mit dem entscheidenden Unterschied, dass diese dem neuen Wissen über die Funktion des Immunsystems besser entsprechen sollen als die alten und einen dauerhaften Effekt in die Gegenrichtung einleiten. »Wir hoffen, dass bald funktionierende Impfungen zur Verfügung stehen, die eine Th1-Antwort stimulieren«, erklärt Rook. »Damit wollen wir den Gesamteffekt der Massenimpfungen wesentlich verbessern.«

Graham Rook suchte sich dafür einen Keim, von dem ein besonders starker Th1-Impuls ausgeht. Wenn dieser Hebel stark genug ist, sollte es – so seine These – ausreichen, das Immunsystem wieder ins Gleichgewicht zu bringen. Ein derartiges Medikament wäre wohl sofort ein internationaler Bestseller.

Rook und sein Team setzten auf Mycobakterien, die gewöhnlich im Schmutz vorkommen und zu jener Bakterienfamilie gehören, die auch Tuberkulose verursachen. Bislang hatte er mit seiner »Schmutzimpfung« allerdings nicht die erhofften Erfolge, wie zuletzt eine Anwendungsstudie bei Kindern mit allergischen Hautausschlägen zeigte.[8] Die Resultate in seiner Behandlungsgruppe unterschieden sich nicht von der Kontrollgruppe, die mit einem Placebo geimpft worden war. Dennoch gibt er die Hoffnung nicht auf, dass eine vorbeugende Impfung bei Kindern, die noch nicht allergisch sind, bessere Resultate zeigt. Eine ganze Menge Wissenschaftler verfolgen ähnliche vielversprechende Ansätze.

Die ekligen Würmer

In den letzten Jahren beruhen die Hoffnungen zunehmend auf Helminthen, parasitisch in Mensch und Tier lebenden Würmern. Noch vor hundert Jahren hatten auch in Europa noch die meisten Menschen zumindest zeitweilig Würmer im Darm. Etwa 150 verschiedene Arten können den Menschen befallen. Die meisten davon sind harmlose Parasiten und verursachen keine Beschwerden. Während in Entwicklungsländern auch heute noch der Großteil der Bevölkerung befallen ist, ist das in Europa bereits die Ausnahme. Ähnlich wie Bakterien gehen die Würmer mit dem Immunsystem konkrete Beziehungen ein. Im Tierversuch zeigte sich in einigen ermutigenden Experimenten, dass sie in der Lage sind, ein unbalanciertes und gegen sich selbst aggressives Immunsystem zu besänftigen. Die wirklichen Bewährungsproben in größeren Einsätzen am Menschen stehen jedoch noch bevor.

Die meisten Erfahrungen existieren bisher mit dem Schweine-Peitschenwurm, einem bei Haus- und Wildschweinen auftretenden Darmparasiten aus der Ordnung der

Fadenwürmer. Er wurde bisher bei Patienten mit Autoimmunkrankheiten wie Morbus Crohn und Colitis Ulcerosa mit recht guten Ergebnissen getestet. Die Selbsthilfeorganisation Deutsche Morbus Crohn / Colitis ulcerosa Vereinigung (DCCV) schätzt, dass etwa 300 000 Menschen in Deutschland unter diesen chronischen Darmentzündungen leiden. Für Betroffene bedeutet das Krämpfe, Durchfall, Blutungen bis hin zu chirurgischen Eingriffen, bei denen der Darm abschnittsweise entfernt werden muss. Viele Patienten sind auf Cortison oder andere Immunsupressiva angewiesen, mit oft erheblichen Nebenwirkungen. Die Patienten wären dankbar für jede sanftere Alternative.

Für den Menschen ist der Schweine-Peitschenwurm ein Fehlwirt. Deshalb schlüpfen die Eier zwar und werden auch zu Wurmlarven, doch bereits nach zwei Wochen gehen sie von selbst wieder ab, noch bevor sie sich zu erwachsenen Würmern entwickelt haben, erklären die Pioniere der Wurmtherapie, Joel Weinstock und Robert Summers, Gastroenterologen der Universität von Iowa. In einer aktuellen Studie behandelten sie 54 Patienten mit der entzündlichen Darmkrankheit Colitis ulcerosa.[9] Die Hälfte der Patienten schluckte dafür alle zwei Wochen rund 2500 Wurmeier, die zuvor bestmöglich von eventuellen anderen bakteriellen oder viralen Rückständen der Schweine gesäubert worden waren. Insgesamt dauerte die Therapie zwölf Wochen. Die Ergebnisse waren durchaus ermutigend: Fast die Hälfte der Teilnehmer in der »Peitschenwurmgruppe« reagierte mit einer deutlichen Verbesserung ihres Befindens, gegenüber nur 17 Prozent in der Placebogruppe. Robert Summers führt das darauf zurück, dass die Eier und später die winzigen Wurmlarven unter anderem die Produktion regulatorischer T-Zellen fördern und damit einen besänftigenden Einfluss auf die bei Autoimmunkrankheiten hyperaktive Th1-Reaktion des Immunsystems ausüben. »Im Darm wird die Art der Immunreaktion festgelegt«, erklärt Summers, »auch deshalb befinden sich die Würmer am richtigen Ort.«

Veterinäre allerdings warnen, dass man niemals sicher sein kann, dass ein tierischer Parasit sich tatsächlich immer unwohl fühlt im Menschen und nach getaner Immunstimulation auch wieder abgeht. »Es ist nur eine Frage der Zeit, bis diese Parasiten dann ihrerseits wieder Krankheiten auslösen, indem sie etwa in die Nieren wandern«, erklärt Herbert van Kruiningen, Veterinär an der Universität von Connecticut, und verweist auf einen Fall eines 16-jährigen Patienten mit Morbus Crohn, bei dem jüngst ein erwachsener Schweine-Peitschenwurm gefunden wurde, trotz der Behauptung, dass schon die Larven unauffällig verschwinden würden. »Ärzte, die derartige Patienten untersuchen, sollten sich also nicht wundern, wenn sie Würmer an ungewöhnlichen Stellen im Organismus finden.«[10]

Robert Summers reagiert auf diese Einwände gereizt. »Beim Fall dieses Jungen handelt es sich um eine besonders schwere Verlaufsform von Morbus Crohn. Er wurde zuvor mit Cortison, Cyclosporin und vielen anderen nebenwirkungsreichen Medikamenten behandelt, sogar mit Thalidomid, dem Wirkstoff von Contergan. Und alle Medikamente haben versagt.« Es sei deshalb völlig überzogen, ein neuartiges Therapiekonzept zu diskreditieren, nur weil bei einem Patienten im Darm ein Wurm gefunden wurde.

Unterstützung für die These der Amerikaner kommt aus Buenos Aires, wo 24 Patienten mit Multipler Sklerose (MS) über einen Zeitraum von viereinhalb Jahren regelmäßig untersucht wurden.[11] Die Hälfte der Patienten war mit harmlosen Darmwürmern befallen. Und genau in dieser Gruppe kam die MS nahezu zum Stillstand. Während in der Vergleichsgruppe ohne Würmer insgesamt 56 der gefürchteten Schübe mit Zerstörungen des Nervensystems weiterhin auftraten, waren es in der Gruppe mit den Darmparasiten insgesamt nur drei. Die Ergebnisse wurden sowohl über Magnetresonanz-Aufnahmen des Gehirns als auch über Immunwerte bestätigt. »Möglicherweise haben es die Würmer im Laufe der Evolution erlernt, das Immunsystem zu besänftigen, damit sie selber nicht das Ziel von Angriffen werden«, vermutet der Neurologe Jorge Correale, der die argentinische Studie leitete.

Bis Wurmpräparate in Apotheken abgegeben werden dürfen, dauert es wohl noch einige Jahre. Denn nicht nur die Veterinäre, auch die Behörden haben Schwierigkeiten bei der Einschätzung des möglichen Gefährdungspotenzials. Gezüchtet werden die Würmer aber schon. Und zwar in Barsbüttel bei Hamburg vom weltweit größten Produktionsbetrieb für Biotherapie in der Medizin, Ovamed. Neben anderen nützlichen Tieren wie Maden zur biologischen Reinigung von Wunden oder Blutegeln. Ovamed-Geschäftsführer Detlev Goj hat bereits 2005 bei der Europäischen Arzneimittelbehörde (EMEA) die Zulassung für das Wurmeipräparat beantragt. Derzeit laufen erste Vorarbeiten, allerdings ist die Liste der behördlichen Auflagen lang. »Bei uns wird es wohl noch länger dauern als üblich«, befürchtet er, »denn so ein Medikament gab es noch nie.«

Weinstock und Summers testen einstweilen im Kleinen weiter. Neben den Autoimmunkrankheiten wollen sie die Würmer nun auch bei allergischen Krankheiten wie Asthma erproben. »Wir haben dazu sehr ermutigende Daten aus Tierversuchen«, versicherte mir Robert Summers.

Hinter diesen ungewöhnlichen Ansätzen steht natürlich wieder das theoretische Konzept der Hygiene-Hypothese. Die Würmer und die Bakterien sollen dem kindlichen Organismus jene Kontakte bieten, die eine allzu saubere Umgebung und die immer seltener werdenden Infektionen nicht mehr liefern können. Das Besondere an den Würmern ist allerdings, dass sie auch bei bestehenden Krankheiten den kranken Erwachsenen zu helfen scheinen. Möglicherweise sogar auf Dauer und ohne wesentliche Nebenwirkungen. Das ist eine Perspektive, die herkömmliche Medikamente, die vor allem auf die Unterdrückung einzelner Funktionen der Immunabwehr abzielen, bislang nicht bieten.

Oft genug hilft die Medizin aber auch mit, diese Situation zu verschärfen. Als Ärzte in Venezuela beispielsweise damit begannen, Kinder in einem Slum von Caracas mit Medikamenten gegen die allgegenwärtigen, aber meist harmlosen Wurminfektionen zu behandeln, bemerkten sie zu ihrem Erstaunen, dass diese darauf mit einer enormen Steigerung der Allergiewerte reagierten. Eine zweite Gruppe von Kindern aus dem Slum hatte sich anfangs ebenfalls untersuchen lassen, sich dann aber geweigert, die Wurmmedikamente zu nehmen. Bei ihnen ergab die abschließende Untersuchung nach zwei Jahren, dass sie zwar enorme Antikörper gegen die Würmer hatten, dafür aber zeigten sie keinerlei Allergien. Eine nähere Analyse ihrer Blutproben ergab, dass die Mastzellen, die bei Allergien den Entzündungsprozess einleiten, passiv und unempfindlich waren – vom ständigen Clinch mit den Würmern also scheinbar völlig ausgelastet.

Die Wissenschaftler schließen ihre Arbeit mit der etwas umständlichen, aber doch originellen Feststellung: »Die Unterdrückung der allergischen Reaktionsbereitschaft ist mit der Einleitung einer Anti-Wurmbehandlung umkehrbar.«[12] Was übersetzt so viel heißt wie: Man kann Nichtallergiker mithilfe von Entwurmungsmitteln allergisch machen.

Diese Erkenntnis liegt nun schon mehr als zehn Jahre zurück und wurde inzwischen durch viele weitere Arbeiten bestätigt. Doch anstatt über neue Arten der Wurmtherapie nachzudenken oder einen harmlosen Verlauf einfach mal sein zu lassen, wird in der Praxis sofort zu Medikamenten gegriffen, wenn sich auf der Toilette mal was Lebendiges im Häufchen ringelt.

Das war noch vor wenigen Jahrzehnten auch bei uns in Mitteleuropa anders. Meine Mutter, erinnere ich mich, hat sich wegen Würmern keine Sorgen gemacht, »solange es keine Bandwürmer sind«. Uns Kinder ließ sie in der Folge rohes Sauerkraut essen. »Denn das mögen sie nicht.« Ich weiß nicht, ob sich diese Erkenntnis wissenschaftlich belegen ließe, dass die Würmer auf Sauerkraut wirklich das Weite suchen. So etwas wird jedoch gar nicht untersucht. Es wird auch wenig differenziert, welche der unzähligen Wurmarten nun mehr, weniger oder gar kein Risiko für uns bedeuten. Wozu denn auch? Würmer gelten generell als unhygienisch und als eklig. Und wenn das Risiko für Krankheiten auch noch so klein ist, so gehören sie dennoch schnellstens entsorgt. Einem medizinischen Geist leuchtet offenbar nur extrem schwer ein, dass die Vermeidung von Risiko und Krankheiten überhaupt irgendwelche Nachteile mit sich bringen könnte.

Dies untermauert auch ein Erfahrungsbericht aus Uganda vom August 2007, in dem sich Melissa, Tim und Julie, drei britische Entwicklungshelfer, so richtig ihre Sorgen von der Seele schreiben.[13] Sie wollten sich in einem Programm namens »Afrikas vergessene Krankheiten« engagieren und suchten sich die Würmer aus. Schwer beladen mit Wurmmitteln fuhren sie nach Uganda. Die Medikamente gab es gratis, die armen kranken Schwarzen konnten also kommen. Doch es kam niemand. Also drehten die Entwicklungshelfer den Spieß um und gingen damit selbst zu den Afrikanern. Doch diese lehnten die Pillen skeptisch lächelnd ab. »Die Erwachsenen verweigern die Behandlung«, schreiben die drei empört. »Und zwar weil sie befürchten, die Wurmmittel könnten Nebenwirkungen haben.«

Inzwischen sind die drei traurig wieder heim auf ihre Insel gefahren und haben ihren Ratschlag an die Programmverantwortlichen, der schon beinahe wie eine knallharte Strategie klingt, so zusammengefasst: »Daraus folgt also, dass dieses Programm seinen Zweck, einen örtlichen Bedarf für die Massenbehandlung zu schaffen, nicht erfüllen kann, solange es nicht gelingt, eine Verhaltensänderung – selbstverständlich in einer sozial akzeptablen Form – herbeizuführen.«

Bei derart klugen Schlüssen kann ja beim nächsten Anlauf nichts mehr schiefgehen.

Das Immunsystem neu starten

Während also auf der einen Seite emsig an der Schmutzimpfung gearbeitet wird und Präparate aus Wurmeiern auf ihre offizielle Zulassung warten, steuert die Alltagsmedizin heftig in die Gegenrichtung. Vielfältig sind die Versuche, in das schieflaufende Abwehrsystem einzugreifen. Besonders wenn es sich um eine der immer häufiger werdenden Autoimmunkrankheiten handelt.

Asthma und Allergien sind schon schlimm genug. Bei diesen großteils über den Th2-Arm der Immunabwehr gesteuerten Reaktionen werden zunächst B-Zellen aktiviert. Diese reifen zu Plasmazellen und erzeugen eine Menge Antikörper. Eine spezielle Klasse dieser Antikörper, Immunglobulin E, veranlasst wiederum die Mastzellen zur Ausschüttung von Histamin. Damit werden die Gefäße erweitert, um einen besseren Nachschub für die anderen Einsatzkräfte des Immunsystems zu schaffen. Es wird also sozusagen eine Baustelle angefangen und erst mal der Asphalt aufgerissen sowie die gröbsten Hindernisse entfernt. Von außen nehmen wir das als Entzündung wahr, die sich je nach betroffenem Gewebe als Atemnot, Heuschnupfen oder Hautausschlag manifestiert.

Autoimmunkrankheiten laufen dagegen vor allem über den Th1-Arm. Und das ist wesentlich riskanter. Denn hier wird nicht bloß eine Baustelle errichtet, um einen vermeintlichen Defekt zu reparieren, hier wird gleich großflächig gesprengt. Anders als die B-Zellen und die Antikörper gehen die mit Zellgiften ausgestatteten T-Zellen gleich in den Infight mit allem, was ihnen verdächtig vorkommt. Normalerweise können sie mit ihren Rezeptoren sehr gut fremd von eigen unterscheiden. Falls nicht, sollten sie bereits in der »Thymusschule« als autoaggressiv aussortiert worden sein. Doch ein gewisses autoaggressives Potenzial kann nie gänzlich vermieden werden.

Das Ganze wird noch dadurch kompliziert, dass es bei der Einleitung einer Abwehrreaktion auch zu Informationsfehlern kommen kann. Aggressive T-Zellen und die von ihnen aktivierten Fresszellen können ihre Angriffsziele tatsächlich verwechseln. Molekulare Mimikry nennt sich dieses Phänomen. Und diese Täuschung auf molekularer Ebene hat umso schlimmere Auswirkungen, je dauerhafter die Schäden sind und je wichtiger die Funktion der betroffenen Region ist. Wenn der Gelenkknorpel im Knie zum Angriffsziel der Immunzellen wird, kann ein wochenlanger, schmerzhafter Rheumaschub die Folge sein. Wenn die Bakterienflora an der Darmwand das Misstrauen des Immunsystems erregt, kann das zu einer schweren Morbus-Crohn-Attacke werden, die einen Darmdurchbruch verursacht. Und wenn die Nerven und deren Myelinscheiden zum Ziel des Angriffs werden, so äußert sich das als weiterer Schub von Multipler Sklerose, der die Betroffenen vielleicht so weit schädigt, dass sie daraufhin gelähmt sind.

Die Therapie dieser Störungen funktioniert in der Basis noch immer über die generelle Dämpfung der Immunabwehr, also meist über Cortison und andere Immunsuppressiva. Für kurze Zeit sind Cortisonpräparate wunderbare Medikamente, die schnell und effektiv wirken. »Bei Daueranwendung in hoher Dosis sind sie des Teufels«, berichtet der Biologe und *Zeit*-Redakteur Ulrich Bahnsen, dessen Immunsystem die eigene Netzhaut attackierte.[14] »Man sieht aus wie eine schwangere Kaulquappe, das Gesicht, der ganze Oberkörper schwillt an. Fett sammelt sich kiloweise um die Hüften. Knochen und Muskeln werden schwach. Der Kreislauf spielt verrückt. Und ab 100 Milligramm täglich bricht das Kurzzeitgedächtnis ein.«

Seit die Funktionen der Immunreaktionen besser verstanden werden, ist es auch möglich, gezielter einzugreifen als mit der Cortisonkeule. Beispielsweise über Antikörper, die entweder biotechnologisch hergestellt oder aus dem Blut gesunder Spender isoliert werden. Diese Antikörper sind eigens danach ausgesucht, dass sie andere Bestandteile des Immunsystems und damit auch deren Selbstzerstörungswut hemmen. Hier wird also der eine Teil der Immunabwehr dazu benutzt, den anderen gezielt anzugreifen. Der künstliche Antikörper Infliximab ist beispielsweise in der Lage, einen wichtigen Entzündungsbotenstoff zu neutralisieren, indem er sich an ihn klammert und seine Rezeptoren blockiert. Er verhält sich nicht anders als ein Antikörper, der Streptokokken oder andere Bakterien befällt. Damit hilft Infliximab als Söldner der Th2-Seite mit, die Th1-Seite in den Griff zu kriegen. Es wird also ein künstliches Immunsystem geschaffen, um das bestehende in Schach zu halten.

Die Pharmaindustrie ist inzwischen auf diesen Trend voll aufgesprungen. Chronische Leiden stellen einen riesigen Markt dar, der künftig mithilfe des gewaltigen Repertoires menschlicher Immuneiweiße therapiert werden soll. Etwa 100 Milliarden unterschiedliche Antikörper erzeugt jeder Mensch im Laufe seines Lebens und schickt sie auf Patrouille durch die Blutbahn. Jedes der Immuneiweiße erkennt eine andere Molekülstruktur – für die Pharmaforscher eine unerschöpfliche Quelle für Wirkstoffe, die dringend gebraucht werden: Medikamente gegen Krebs, Neurodermitis, chronische Entzündungskrankheiten und Asthma. Hunderte von neuen Antikörpern sind derzeit in diversen Teststadien, einige Dutzend bereits weit fortgeschritten auf dem Weg zum Medikament. Und viele davon sind die Hoffnungsträger der Patienten mit Autoimmunkrankheiten.

Die neueste Generation therapeutischer Antikörper ist vollkommen künstlich, stammt weder aus einem menschlichen noch einem tierischen Organismus, ist nie mit einem Tropfen Blut in Berührung gekommen. Ihre Form wird aus Datenbanken errechnet, am Computer in 3-D-Form gegossen, dann gentechnisch zurechtgeschneidert und von lebendigen Fließbandarbeitern wie etwa Hefepilzen oder Coli-Bakterien in Massen in Zellkulturen produziert. Ihre Struktur aber ist vollkommen identisch mit natürlichen menschlichen Antikörpern – das Immunsystem der Patienten erkennt sie daher nicht als Fremdlinge. Sie können sich sofort auf ihre vorprogrammierten Feinde stürzen.

So weit die Theorie. Dass dies auch gewaltig schiefgehen kann, zeigte ein Medikamentenversuch des von der Würzburger Firma TeGenero entwickelten Antikörpers TGN1412 im März 2006. Sechs junge Männer bekamen gleichzeitig das neue Präparat. Womit die Würzburger Wissenschaftler nicht gerechnet hatten: Die injizierten Antikörper wurden sofort als fremd enttarnt. Anstatt das Immunsystem zu unterdrücken, setzte eine dramatische Gegenreaktion ein. Die Zielzellen, an die die Antikörper andocken sollten, wehrten sich. Es kam zu einem sogenannten Zytokinsturm. Dabei läuft über Botenstoffe eine Kettenreaktion von Entzündungen ab, die binnen kürzester Zeit den ganzen Organismus erfasst und zum rasanten Anschwellen der Gewebe und Organe führt.

Die Freundin eines 28-jährigen Versuchsteilnehmers sagte in einem BBC-Interview, ihr Freund sei völlig aufgedunsen und sehe aus »wie der Elefantenmensch«. Andere Angehörige erzählten, die Köpfe und die Nacken der Versuchsopfer seien bis auf das Dreifache des normalen Umfangs angeschwollen. Anfangs hätten sie die Patienten gar nicht mehr wiedererkannt. Während sich fünf Versuchsteilnehmer mittlerweile wieder halbwegs erholt haben, besteht beim sechsten der Verdacht, dass er an Multipler Sklerose, Rheuma und Lymphdrüsenkrebs gleichzeitig erkrankt ist.

Frei von Nebenwirkungen ist aber auch keine der bereits zugelassenen Therapien. Oft müssen die Medikamente ausgesetzt werden, um dem Organismus eine Erholungspause zu gönnen. Und leider folgt dann sofort der nächste Schub. Manche Patienten sind derart verzweifelt, dass sie beinahe jedes Risiko eingehen würden, nur um diesen Fluch loszuwerden.

Ein 36-jähriger Morbus-Crohn-Patient aus Bayern war wohl in einer ähnlichen Lage, als er einen Therapievorschlag seiner Ärzte Wolfgang Kreisel und Jürgen Finke vom Freiburger Universitätsklinikum angenommen hat. Sein Darm war von der Krankheit bereits so schwer geschädigt, dass große Teile des Dick- und des Dünndarms entfernt worden waren. Kreisel und Finke schlugen ihm nun eine Radikalkur vor, die sein Immunsystem auf null zurücksetzen und dann praktisch neu starten sollte. Dazu werden zunächst unreife Stammzellen des Immunsystems gesammelt und aus dem Blut des Patienten »geerntet«. Schließlich werden über Antibiotika alle Bakterien auf den Schleimhäuten abgetötet. Dann wird mit einem vier Tage andauernden Hochdosis-Chemotherapie-Gewitter alles zerstört, was vom Immunsystem vorhanden ist. Die Patienten gehen dabei durch die Hölle. Müssen sich in völlig steriler Umgebung aufhalten. Es kommt zu schweren Entzündungen des Mundes und des gesamten Magen-Darm-Systems. Die Ernährung erfolgt meist über Infusionen. Die Patienten sind enorm geschwächt, die

Muskeln bilden sich zurück, oft kommt es durch die Einnahme von Cortison auch noch zu einer Knochenschwäche mit hohem Bruchrisiko.

Im Fall des 36-jährigen Bayern hat sich dieses Martyrium zumindest für die bislang kurze Nachbeobachtungszeit seit dem Eingriff ausgezahlt. Sechs Monate später waren keine Anzeichen von Morbus Crohn erkennbar. Der komplette Austausch des Immunsystems hat – zu einem enormen Preis – Erfolg gehabt.

Auch normale Krebs-Chemotherapie wird zur Unterdrückung des Immunsystems vermehrt eingesetzt. Dadurch gelingt es in den meisten Fällen, eine aggressive Verlaufsform zumindest zeitweilig zum Stillstand zu bringen. Die derart behandelten Patienten erleiden aber alle Nebenwirkungen, wie sie aus der Krebstherapie bekannt sind, mit Haarausfall, Übelkeit und verstärkter Infektanfälligkeit. Allein die Wahl dieser Mittel zeigt, wie hilflos und verzweifelt die Medizin dem Phänomen Autoimmunkrankheiten gegenübersteht.

Die wahren Zauberkugeln

Lange Zeit hatten die Ärzte kaum eine Handhabe, wenn bei ihren Patienten Infektionskrankheiten aus dem Ruder liefen. Wer an einer Lungenentzündung, Tuberkulose oder Blutvergiftung erkrankte, war so gut wie tot. Die Frauen starben am Kindbettfieber. Syphilis oder Pest blieben über Jahrhunderte unbesiegbare Seuchen. In der Natur kommen zwar antibakterielle Wirkstoffe vor, etwa Teebaumöl oder Knoblauch- und Fingerhutextrakte. Sie können die körpereigenen Abwehrkräfte unterstützen, bieten aber keine sichere Hilfe, wenn es zu einer lebensbedrohlichen Zuspitzung kommt.

So war die Situation – bis die Antibiotika entdeckt wurden und gegen Ende des Zweiten Weltkriegs als Arzneimittel auf den Markt kamen. Menschen, die kurz zuvor noch aufgegeben worden wären, waren nun binnen weniger Tage wieder auf den Beinen und gesund. Als ob nichts gewesen wäre. Die leisen Killer der Lazarette und Bettenstationen hatten plötzlich einen Widerpart, die Ärzte eine mächtige Waffe in der Hand: ein Heilmittel, wie es sich die Menschen bislang kaum zu träumen gewagt hatten. Endlich war die von Paul Ehrlich so ersehnte »Magic Bullet«, die Zauberkugel, die in den kranken Körper fährt und die Bakterien zerstört, ohne gleichzeitig den Organismus zu vergiften, gefunden.

Das Wirkprinzip der Antibiotika ist einfach. Sie werden beispielsweise von bestimmten Schimmelpilzen als giftige Waffe gegen ihre Konkurrenten, die Bakterien, gebildet. Sie verstehen es, ihre Rivalen mithilfe dieser Absonderungen von ihren eigenen Futterplätzen fernzuhalten. Die Bakterien sterben gleich, wenn sie mit Antibiotika in Kontakt kommen, oder sind zumindest gewaltig in ihrem Wachstum gehemmt.

Durch Zufall entdeckte der schottische Bakteriologe Alexander Fleming diesen Mechanismus, als er im Sommer 1928 auf Urlaub fuhr und vergaß, einige seiner Petrischalenkulturen in den Kühlschrank zu stellen. Als er Wochen später in sein Labor zurückkehrte, bemerkte er, dass eine Kultur mit Staphylokokken-Bakterien an einer Stelle von einer dicken Schimmelschicht überzogen war. Dass in einem Labor ab und zu etwas verschimmelt, ist nichts Ungewöhnliches. Doch Fleming merkte, dass der Schimmel anscheinend den Bakterien geschadet hatte. Diese hatten sich – als deutlich sichtbares gelbes Band – rund um den Schimmel regelrecht aufgelöst. Etwas weiter entfernt waren sie hingegen normal weitergewachsen.[15]

Er nannte die vom Schimmel abgesonderte Flüssigkeit Penicillin und schrieb 1929 einen kleinen Forschungsbericht. So zufällig wie Fleming auf diese Substanz gestoßen war, so schnell verlor er allerdings auch wieder das Interesse daran, weil sich dieser spezielle Schimmel so schlecht züchten ließ und alle seine Kollegen daran scheiterten, die Versuche zu wiederholen. Es dauerte weitere zehn Jahre, bis der Australier Howard Florey und der junge deutsche Jude Ernst Chain auf Flemings alten Forschungsbericht stießen und die Arbeit wieder aufnahmen. Im Labor zeigte sich Penicillin als zwanzigmal wirksamer als jedes andere Mittel. Und schließlich erwies es sich im Mäuseversuch auch noch als ungiftig. Dies erweckte erst recht ihren Eifer. Denn die Überzeugung, dass alles, was Bakterien tötet, auch lebenden Organismen Schaden zufügt, war als Produkt leidvoller Erfahrung allgemein anerkannte Lehrmeinung. Schließlich unternahmen die beiden noch einen exakten wissenschaftlichen Versuch: Sie infizierten zehn Mäuse mit Streptokokken und gaben der Hälfte der Tiere Penicillin, den fünf anderen ein Placebo. Alle »Placebomäuse« starben, während die anderen überlebten.[16]

Ab 1943 begannen britische und amerikanische Unternehmen mit der Massenproduktion von Penicillin. Das Mittel war der mit Abstand größte Erfolg der modernen Medizin, ein Wundermittel, wie es davor und danach bislang noch keines gegeben hatte. Charles Fletcher, der verantwortliche Arzt bei der ersten Anwendung von Penicillin an einem Patienten, notierte später: »Wir sahen zu, wie unsere alltägliche Schreckenskammer, in der viele unserer Patienten so elend zugrunde gegangen waren, von einem Moment auf den anderen verschwand.«

Seither haben Antibiotika einen weltweiten Siegeszug angetreten. Viele weitere Arten wurden entdeckt, die Produktionsbedingungen optimiert. Heute gehören Antibiotika zu den am meisten verschriebenen Medikamenten. Mit 13 Prozent Marktanteil bilden sie den größten Einzelbereich im gesamten Arzneimittelverbrauch. Und sie werden längst nicht nur bei Menschen angewendet.

Antibiotika als Tierfutter

Vor einigen Jahren bekamen wir von Freunden einen Hasen geschenkt, ein richtig schönes großes Kaninchenweibchen. Wenige Wochen später erbten wir als »Scheidungswaisen« nach der Trennung eines befreundeten Paares mit nachfolgender Auflösung des gemeinsamen Haushalts abermals ein Kaninchen. Diesmal ein prächtiges Angoramännchen mit flauschigem Fell und klapperdürrem Körper. Wir bauten also ein Gehege für das Hasenpärchen, und die Kinder freuten sich sehr über den Nachwuchs, der bald kam. Sechs entzückende Häslein. Allerdings hatten sie von ihren Eltern genau die schlechten Eigenschaften geerbt: Sie hatten – wie sich in den nächsten Wochen herausstellte – weder Fleisch noch Wolle. Dafür waren sie süß und bevölkerten unseren Garten. Es war Sommer, und wir fütterten sie mit Gemüse, Obst und dem harten Brot, das wohl in jeder Familie reichlich anfällt.

Als der Herbst schon ziemlich frisch wurde, mussten wir uns an die Einwinterung machen. Die ältere Tochter fand bald heraus, wie man die Geschlechter unterscheidet, und so steckten wir die vier Männchen und die vier Weibchen in verschiedene Käfige, die wir im Gartenhäuschen aufgestellt hatten. Dabei ist ihr allerdings ein kleiner Irrtum unterlaufen. Ein Männchen war als Weibchen durchgegangen, und bis wir das bemerkten, waren zwei der Weibchen schon wieder trächtig. Wir bekamen mitten im Winter Nachwuchs und bauten – mittlerweile schon etwas weniger enthusiastisch – weitere Hasenkäfige. Und auch das trockene Brot reichte nun nicht mehr. Das Obst und das Gemüse aus dem Garten waren längst zur Neige gegangen. Bei Minustemperaturen musste ich fortan ständig raus in den Stall, um die Wasserbehälter auszutauschen. Die Kinder verweigerten immer mehr die Mithilfe. Und ich dachte immer öfter an Hasenbraten.

Zunächst aber galt es, sie zu mästen. So fuhr ich zum Lagerhaus, das vom Dünger bis zur Sense allen landwirtschaftlichen Bedarf anbietet. Ich fragte, ob es spezielles Hasenfutter gäbe, und konnte mich sogar zwischen drei Sorten entscheiden. Das Wichtigste ist, dass keine Antibiotika und auch sonst keine Medikamente drin sind, sagte ich. Wir wollen eine pure Körnermischung. Die Verkäuferin schaute mich empört an und sagte, dass hier selbstverständlich überhaupt nirgends Antibiotika drin seien. Ich erwarb also einen 40-Kilo-Sack und freute mich, dass nun zumindest die Fütterung etwas einfacher ablief.

Zuhause angekommen fiel mir das Etikett am Futtersack auf, das neben den Namen der einzelnen Getreidesorten auch einige weniger geläufige Inhaltsstoffe aufführte. Ich googelte diese und wusste nun, dass die Verkäuferin zumindest nicht wusste, was sie eigentlich verkaufte. Denn es waren neben Konservierungs- und Farbstoffen sogar zwei verschiedene Antibiotika in dem Futtermittelgemisch enthalten. Zornig brachte ich den Sack zurück, klärte die verdutzte Verkäuferin auf und erwarb dann bei einem Biobauern eine Körnermischung ohne irgendwelche Zusätze.

Zumindest beim landwirtschaftlichen Tierfutter hat es kürzlich Fortschritte gegeben, als die EU im Jahr 2006 endlich dem Beispiel Dänemarks folgte und Antibiotikazusätze als »Wachstumsförderer« verbot. Dennoch gibt es noch immer genügend Lücken. In Obstkulturen werden Antibiotika legal und illegal gegen Feuchtbrand, eine Pflanzenkrankheit, verspritzt. Über die Bienen kann der Wirkstoff dann in den Honig gelangen. Bei der Mast von Fischen, Scampi und Muscheln in Aquakulturen werden ebenfalls enorme Mengen Antibiotika eingesetzt, die dann auch die an die Farmen angrenzenden Wasserflächen und damit die Wildfische verseuchen.

Bereits ein Drittel der Fische und Meeresfrüchte werden

in derartigen Aquakulturen gemästet. Strenge Bestimmungen fehlen hier noch. Und über die Therapie ganzer Geflügel- und Kälberhallen bei Verdacht auf Erkrankung kommen auch jetzt noch genügend Antibiotika in Umlauf. Allein in Deutschland werden in der Tiermedizin rund 800 Tonnen Antibiotika jährlich verordnet.

Immerhin ist der generelle Missbrauch eines Heilmittels als Mastbeschleuniger nun aber strafbar. Eine jahrzehntealte Forderung der Humanmediziner, die immer wieder von der Agrarlobby blockiert wurde, hat sich endlich durchgesetzt. Und das ist gut so. Die Aktion erfolgte weniger aus Sorge um die Fleischqualität derart gemästeter Tiere als vielmehr wegen der ständig steigenden Resistenzen gegen den medizinischen Einsatz antibiotischer Mittel, die durch die wahllose Verfütterung an die Tiere gefördert wurde.

Wie Antibiotika eigentlich wirken und warum die Tiere schneller an Gewicht zunehmen, wenn sie täglich Medikamente bekommen, ist nie restlos aufgeklärt worden. Wenn man bedenkt, dass die Antibiotika in erster Linie in das Gleichgewicht der Darmflora eingreifen und die dort mit der Trennung verwertbarer und nicht verwertbarer Essensreste beschäftigten Bakterien bei der Arbeit stören, so verleiht das jedoch allen möglichen Erklärungsansätzen einen recht unappetitlichen Beigeschmack.

Ein Wundermittel verliert seine Wirkung

Antibiotikaresistenz entsteht nach denselben Prinzipien wie beispielsweise bei einem Pestizid, das gegen Unkraut schrittweise seine Wirkung verliert. Bei der ersten Anwendung sterben von 100 Unkrautpflanzen 95. Die fünf überlebenden allerdings vererben Teile ihrer Fähigkeit, dem Gift zu widerstehen. In der nächsten Generation stirbt nur noch die

Hälfte der Pflanzen. Und nach einigen weiteren Saisons des Pestizideinsatzes ist das Unkrautgift für die Nutzpflanzen bereits ein größeres Problem als für das mittlerweile enorm angepasste Unkraut.

Für die Humanmedizin ist das Versiegen der Wirkung immer weiterer Antibiotikaklassen eine Katastrophe. Manche können in den Kliniken schon gar nicht mehr eingesetzt werden, weil bereits bis zu einem Drittel der Patienten darauf gar nicht mehr ansprechen und damit die rechtzeitige Unterbrechung einer Infektion oft nicht mehr möglich ist. Nur sehr selten werden neue antibiotisch wirksame Substanzen entdeckt. Die meisten Neuzulassungen sind lediglich Abwandlungen bekannter Medikamente ohne neue Wirkmechanismen. Die Innovationen können den Verlust also bei Weitem nicht decken. »Wir sollten Antibiotika als eine ähnliche Ressource betrachten wie das Erdöl«, drückte dieses Problem kürzlich der australische Mediziner Chris del Mar aus, »als eine nicht erneuerbare Energiequelle. Was wir heute verwenden, fehlt uns in der Zukunft.«[17]

Und die Resistenz bleibt auch nicht auf eine Sorte von Bakterien beschränkt, sondern kann über Gentransfer unter den Keimen getauscht werden. In den USA sind heute bereits 70 Prozent der in Krankenhäusern erworbenen infektiösen Keime resistent gegen mindestens ein Antibiotikum. Nach Schätzungen der US-Gesundheitsbehörden werden jährlich rund zwei Millionen Menschen auf diesem Weg infiziert, 90 000 Menschen sterben daran.

Die Resistenzproblematik hat sich dank der ständigen öffentlichen Aufklärungsarbeit mittlerweile bis ins Volk durchgesprochen. Eine repräsentative Umfrage der Schweizer Gesundheitsbehörden im Jahr 2007 ergab beispielsweise, dass 64 Prozent der Bevölkerung schon einmal etwas von der Problematik der Antibiotikaresistenz gehört hatten, deutlich mehr als bei der letzten derartigen Umfrage vor vier

Jahren. 85 Prozent der Befragten machten für das Problem die falsche Einnahme der Antibiotika verantwortlich. Für 79 Prozent war mangelnde Hygiene im Krankenhaus mitschuldig.[18]

Wie aber könnten Ärzte dazu gebracht werden, weniger zu verschreiben, und die Patienten, die »Wunderpillen« weniger energisch zu verlangen. Eine Zeit lang überlegten die Experten, den Zugang zu Antibiotika dramatisch zu rationieren. Mit Sonderbewilligungen durch die Apotheken der Kliniken oder bestimmten lästigen Formalitäten bei der Ausstellung von Rezepten. Dies hat sich jedoch nicht durchgesetzt. Wohl aus demselben Grund, aus dem auch viele Ärzte nicht auf den Einsatz der Mittel verzichten wollen: dem Was-wäre-wenn-Faktor. Denn wer sollte es verantworten, wenn einmal etwas passiert und ein Patient stirbt, der keine Antibiotika bekommen hatte? Der Aufschrei der Medien wäre wohl besonders laut, wenn dieses Verbot oder die strenge Rationierung eines Antibiotikums auf eine Weisung der Behörden oder gar des Gesundheitsministeriums zurückginge.

Also versuchten es die Infektionsexperten mit Aufklärung. Zumal ja die Ergebnisse der wissenschaftlichen Studien nicht extra erfunden, sondern bloß bekannt gemacht werden mussten. Beispielsweise dass Antibiotika bei den meisten Kinderinfekten nur eine minimale Wirksamkeit zeigen. Das betrifft nicht nur Infekte durch Erkältungsviren, sondern auch solche, die normalerweise von Bakterien ausgelöst werden. Besonders Hals- und Mittelohrentzündungen sprechen extrem schlecht auf diese Wirkstoffe an. Die Krankheit dauert mit Antibiotika eine Woche, ohne Antibiotika sieben Tage. »Diese Botschaft durchdringt erst langsam die Ärzte-Community«, beklagt del Mar. »Aber immerhin, Antibiotika werden doch zunehmend weniger gegen Halsinfektionen, Erkältungen und sogar gegen Mittelohrentzündung und Bronchitis verschrieben.«

Eine weitere Taktik ist die Ausstellung eines Rezeptes durch den Arzt, das jedoch nur »zur Not« in der Apotheke eingelöst werden soll, wenn sich das Befinden des Kindes binnen 48 Stunden nicht bessert. Studien haben gezeigt, dass bei Mittelohrentzündung 62 Prozent dieser Medikamente dann nicht abgeholt werden, und dennoch sind die Eltern beruhigt, weil sie etwas in der Hinterhand haben. Im Vergleich zu einer Gruppe, die das Rezept sofort einlöste, ergab sich kein Unterschied im weiteren Krankheitsverlauf, wenn auf Antibiotika verzichtet wurde. Weder mehr Fieber noch mehr Nachfolgebehandlungen oder Komplikationen.[19]

Als drittes Hilfsmittel bleibt die Aufklärung der Patienten selbst. Zum einen mit dem Argument, dass die Verwendung eines Mittels bei einer leichten Infektion das Risiko drastisch erhöht, dass dasselbe Mittel später, wenn eine wirklich schwere Infektion erfolgt, nicht mehr wirken könnte. Dies ist ein nicht nur theoretisches Risiko. Kinder, die einen bestimmten Wirkstoff zuvor schon bekommen hatten, waren bei einer weiteren Gabe des Medikaments mit doppelt so hoher Wahrscheinlichkeit resistent dagegen wie jene, die es zum ersten Mal einnahmen.

Zum anderen mit dem Hinweis, dass eine dauerhafte Heilung eines Infektes eher möglich ist, wenn nicht über Antibiotika künstlich eingegriffen wird, sondern das Immunsystem seine Arbeit ungestört erledigen kann.

Gesundheitsrisiko Antibiotika

Die wohl wichtigste Waffe der Medizin gegen gefährliche Keime wird also zunehmend stumpf. Trotz aller Warnungen und Beteuerungen werden Antibiotika weltweit dennoch eher mehr denn weniger verschrieben. Und Deutschland macht hier keine Ausnahme. Im Gegenteil. Das wissenschaftliche Institut der AOK präsentierte im Februar 2007 Daten, die eigentlich alle Alarmglocken zum Läuten bringen müssten.[20] Demnach bekamen bei der AOK versicherte Kinder im Schnitt an 8,1 Tagen pro Jahr Antibiotika. Erwachsene hingegen nur an 5,2 Tagen. Bei Kindern zeigte die Statistik eine kontinuierliche jährliche Zunahme mit einem Trend, der speziell seit der Jahrtausendwende immer steiler nach oben zeigt. 2001 hatten die Kinder im Schnitt noch 5,9 Tagesdosen Antibiotika bekommen.

Am häufigsten werden Antibiotika während des zweiten und dritten Lebensjahres verschrieben, wie eine Studie aus Dresden zeigt.[21] Die Hälfte der Kinder bekam einmal, jedes dritte zweimal und jedes sechste Kind dreimal oder öfter Antibiotika. Mit Abstand der häufigste Anlass war eine Mittelohrentzündung, gefolgt von Atemwegsinfekten, Mandelentzündung und Bronchitis. Die Detailauswertung der Mediziner ergab, dass in bis zu 43 Prozent der Fälle die Verschreibung für das jeweilige Krankheitsbild nicht indiziert war, die Antibiotika also unnötig verabreicht wurden.

Und es geht dabei längst nicht mehr »nur« um die Resistenzdebatte. In den letzten Jahren zeigen nämlich immer mehr Forschungsarbeiten, dass Antibiotika auch selbst ein Gesundheitsrisiko darstellen. Sie sind einer der wichtigsten Auslöser von Asthma. Was in den meisten Fällen »zur Sicherheit« verabreicht wird und oftmals gar nicht notwendig wäre, kann die Entstehung lebenslanger chronische Krankheiten beträchtlich fördern. In den USA ist bereits jeder dritte ins Krankenhaus eingewiesene Notfall bei Kindern durch einen schweren Asthmaanfall bedingt. Und die Indizienkette dafür, dass ein großer Teil dieser schweren, für die Kinder traumatischen Erstickungsanfälle durch Antibiotika verursacht werden, wird immer enger.

So zeigte eine große britische Arbeit mit knapp 30 000 beobachteten Kindern, dass jene, die im ersten Lebensjahr viermal oder öfter Antibiotika bekamen, später ein um das Dreifache höheres Asthmarisiko hatten.[22] Ein Team aus Neuseeland, das 1600 Kinder von der Geburt bis zum siebten Lebensjahr begleitete, fand, dass sogar eine einzige Verabreichung der Mittel im ersten Lebensjahr genügte, um das Risiko beinahe zu verdoppeln.[23] Eine aktuelle niederländische Arbeit bestätigt diesen Trend abermals: Wenn die Kinder während der ersten beiden Lebensjahre über die Muttermilch mit Antibiotika in Kontakt kamen, erhöhte sich das Risiko auf Asthma bis zum zweiten Lebensjahr um 55 Prozent, wenn sie selbst Antibiotika bekamen, um glatte 265 Prozent.[24]

Ein kanadisches Wissenschaftlerteam ging schließlich speziell dem Einwand nach, dass ja Antibiotika möglicherweise gegen die ersten Krankheitsanzeichen von Asthma eingesetzt werden und deshalb nicht die Ursache, sondern bloß ein Begleiter der Krankheit sein könnten. Die Kanadier ließen also in ihrer Auswertung all jene Fälle weg, in denen Antibiotika für Infektionen der Atemwege verabreicht worden waren. Auch so zeigte sich aber ein Risikoanstieg von 86 Prozent. Die genaue Analyse der verwendeten Medikamente ergab, dass die stärkste Gefahr von Breitbandantibiotika ausging.[25]

Je nach Arbeit zeigte sich daneben auch noch ein höheres Risiko für andere allergische Erkrankungen wie Neurodermitis oder Heuschnupfen. Am anfälligsten für den Einfluss von Antibiotika war aber durch die Bank Asthma.

Die Krankheit selbst, die mit Antibiotika therapiert wird, ist dabei oft gar nicht ausgeheilt, sondern kommt wie ein Bumerang in regelmäßigen Abständen wieder. Das gilt für Mittelohrentzündung ebenso wie für Scharlach oder Mandelentzündungen. Offenbar gelingt es dem Immunsystem schlecht, eine dauerhafte Immunität gegen Keime aufzubauen, wenn es während des Krankheitsverlaufs von außen

»overruled« wird. »Es ist keine Seltenheit, dass die Kinder sechs oder mehr Rückfälle durchmachen, bis sie endlich mal an einen Arzt kommen, der die Courage hat, den Infektionsverlauf mal ohne Antibiotika durchzustehen«, erzählt Stefan Schmidt-Troschke, ärztlicher Direktor des Gemeinschaftskrankenhauses in Herdecke.

Eine weitere häufige Folge der Verschreibung von Antibiotika sind unangenehme langwierige Durchfälle. Besonders dann, wenn Antibiotika im Krankenhaus gegeben werden. Häufigste Ursache dafür ist der berüchtigte Krankenhauskeim Clostridium difficile (C. difficile), der von einer intakten Darmflora normalerweise unterdrückt wird. Erst durch die antibiotikabedingte Verwüstung der Darmflora können die bösartigen Bakterien die Darmwände überwuchern und mit ihren Giftstoffen schwere Entzündungen der Darmschleimhaut auslösen. Das ist dann nicht mehr vergleichbar mit einem »normalen« Durchfall, sondern ein wirkliches Martyrium für die Betroffenen, das viele nicht überleben. Enorme Entwässerung mit schmierig-blutigem Durchfall wird begleitet von krampfartigen Bauchschmerzen, Fieber und schwerem Krankheitsgefühl. Und dann ist meist erst recht eine weitere Antibiotikarunde notwendig.[26] Allerdings wirken nur noch zwei Wirkstoffklassen gegen C. difficile. Gegen alle anderen sind die Keime bereits resistent.

Speziell bei älteren Menschen verkomplizieren diese von Antibiotika begünstigten Infektionen den Krankheitsverlauf enorm und können lebensbedrohlich sein. Sie verursachen durch intensivere Betreuung und längeren Krankenhausaufenthalt zudem enorme Kosten von EU-weit rund 3 Milliarden Euro pro Jahr.[27]

Denselben negativen Effekt haben Antibiotika auch für nachfolgende Pilzerkrankungen. Versuche haben gezeigt, dass die besonders unangenehmen Candida-Pilze in der Stuhlflüssigkeit von Patienten, die eine Antibiotikatherapie bekommen haben, deutlich besser wachsen als im Stuhl gesunder Menschen. »Wenn ich etwa Augmentin verwende, eines der beliebtesten Antibiotika in Österreich (in Deutschland: Augmentan), so töte ich damit speziell die harmlosen Bakterien im Darm, in der Scheide oder im Mund«, erklärte mir Stefan Breyer, Infektionsexperte am Wiener Allgemeinen Krankenhaus. »Frauen bekommen davon fast immer einen Scheidenpilz.«

Schließlich können bestimmte Antibiotika auch noch Defekte an den Zähnen auslösen, besonders bei Kindern vor dem achten Lebensjahr. Die Antibiotika gehen dabei eine chemische Verbindung mit Kalzium ein und werden im Zahnschmelz eingelagert. Die Oxidation dieser Komplexe führt dann zu braungrauen Verfärbungen.

Tausend Gründe also, hier endlich bei der Schulung der Ärzte eine wirkliche Bildungsoffensive einzuleiten – beginnend bei der Ausbildung an den Universitäten. Zumal sich die Ergebnisse der wissenschaftlichen Forschung offenbar nicht genug in die Praxen und Kliniken herumsprechen. Doch es genügt nicht nur die Vermittlung von nackten Fakten, es braucht auch eine Schulung, wie diese Kenntnisse den Patienten vermittelt werden können, sodass diese bei der Ablehnung eines Medikaments nicht gleich zum nächsten Arzt laufen, der es dann verschreibt.

Die Ursache, warum Antibiotika verschrieben werden, hat wenig mit Evidenz-basierter Medizin – darunter versteht man wissenschaftlich getestete Medizin, deren Wirkung auf konkreten Beweisen beruht – zu tun. Meist geht es gar nicht um die Krankheit, sondern um die Erwartungshaltung des Patienten. Eine Untersuchung zeigte, dass die Ärzte um ein Vielfaches häufiger Antibiotika verschreiben, wenn die Patienten zu diesen Medikamenten eine positive Einstellung haben.[28] Wenn die Einstellung kritisch ist, so verschreiben die Ärzte Antibiotika nur in Ausnahmefällen.

Ärzte gehen also höchst pragmatisch vor. Wenn Patienten diese Medikamente möchten, bekommen sie sie. Denn nichts fürchten Ärzte mehr als Patienten, die sich unterversorgt fühlen und eventuelle Probleme im Fortgang der Erkrankung dann sofort auf die ablehnende Haltung und die übertriebene Vorsicht des Arztes zurückführen. Ein Patient, der vor Gericht zieht, weil sich eine Infektion zur lebensbedrohlichen Lungenentzündung ausgewachsen hat, nur weil nicht rechtzeitig Antibiotika gegeben wurden – so etwas träumt ein Arzt, wenn er schweißgebadet mitten in einem Alptraum hochschreckt. Deshalb wird im Regelfall beim kleinsten Verdacht zum Rezeptblock gegriffen.

Doch es liegt nicht allein an den Ärzten, dass derart viele Antibiotika verschrieben werden. Speziell bei Kindern geht der Druck häufig von den Eltern aus. »Wenn ein Arzt in seiner diagnostischen Erfahrung nicht gefestigt ist«, erklärt Breyer, »so lässt er sich auf diesen mehr oder weniger sanften Druck hin leicht überreden. Und das ist falsch.«

Der Einfluss der Eltern ist jedenfalls enorm. In einer schwedischen Studie wurden die Eltern nach ihrer generellen Einstellung zu Infektionskrankheiten gefragt. Je stärker die darin ausgedrückte Sorge, desto häufiger waren die Eltern mit ihren Kindern im Beobachtungszeitraum beim Arzt und desto öfter bezeichneten sie ihr Kind als krank. Auch wenn es kein Fieber oder sonstige objektive Symptome zeigte. Wenn diese Eltern nun auch noch eine positive Einstellung zu Antibiotika hatten, so stellten die Ärzte deutlich mehr Rezepte aus. Die Kinder der besorgten Eltern erhielten demnach ein Vielfaches der Antibiotikadosis der Kinder weniger besorgter Eltern.[29]

Die Rolle der Massenimpfungen

Nach dem offiziellen deutschen Impfplan bekommen Babys in den ersten beiden Lebensjahren heute elf Impfungen, die vor insgesamt zwölf Krankheiten schützen sollen. Doppelt so viele wie in den Neunzigern. Was auf den Impfplan kommt, bestimmen die Experten der Ständigen Impfkommission (STIKO) am Berliner Robert Koch-Institut. Gerade in den letzten Jahren hat sich hier viel getan. Mit den Empfehlungen für die Windpocken-, Pneumokokken-, Meningokokken- und HPV-Impfung wurden gleich vier neue Produkte in den offiziellen Impfplan aufgenommen. Bis vor Kurzem konnten die Krankenkassen selbst entscheiden, ob sie dafür die Kosten übernehmen. Seit einer Gesetzesänderung, die im Juli 2007 in Kraft trat, sind sie hingegen dazu verpflichtet: Was die STIKO empfiehlt, muss bezahlt werden.

Für die Hersteller sind Impfungen ein weitgehend risikoloses Geschäft: Es gibt keine billigen Nachahmer-Medikamente (Generika), so wie bei anderen Arzneimitteln. Durch die Massenimpfung eines ganzen Geburtsjahrgangs ist der Absatz gesichert. Und seit für die moderneren Impfungen auch wesentlich höhere Preise gefordert und auch bezahlt werden, ist aus dem einstigen »Groscherlgeschäft«, das die Pharmaindustrie nebenher aus gutem Willen mitmachte, ein wirklicher finanzieller Hoffnungsmarkt geworden.

Den Anfang machte hier der US-Konzern Wyeth, der es schaffte, seinen im Jahr 2000 erstmals zugelassenen Pneumokokken-Impfstoff Prevenar zu einem internationalen Blockbuster mit Umsätzen jenseits der Milliarden-Dollar-Grenze zu machen. Und das trotz unverschämt hoch angesetzter Preise. Eine Einzelspritze kostet laut deutscher Arzneimittel-Datenbank »Gelbe Liste« 74 Euro. Die aus vier Einzelimpfungen bestehende Basisimmunisierung der Babys kommt also auf rund 300 Euro.

Seit Wyeth dieses Husarenstück gelang, einen derart hochpreisigen Impfstoff in die öffentlichen Impfpläne zu »drücken«, gelten die Amerikaner in der Branche als Vorbild, an dem sich die anderen Hersteller preislich orientieren. Aktuellstes Beispiel ist Gardasil, der heftig beworbene »Krebsimpfstoff« des Konzerns Sanofi Pasteur MSD. Hier kostet die Grundimmunisierung in Deutschland rund 480 Euro und soll laut Empfehlung der STIKO vom März 2007 allen Mädchen zwischen 12 und 17 Jahren verabreicht werden. Gardasil setzte sich in der Folge gleich an die Spitze der bestverkauften Arzneimittel und führt diese mit einem monatlichen Umsatz von rund 30 Millionen Euro seither mit großem Vorsprung an. Die Tendenz zeigt steil nach oben.

Und auch bei den bestehenden Impfungen ist preislich noch etwas drin, wie das Beispiel der Masern-Mumps-Röteln-Impfung zeigt. Seit der Hersteller GlaxoSmithKline (GSK) nun auch noch zusätzlich die Windpockenkomponente im Vierer-Kombipack anbietet, stieg der Preis für eine Impfung von bislang knapp 50 Euro schwupps auf das Doppelte.

Da aufgrund der STIKO-Empfehlung all diese Ausgaben von den Krankenkassen übernommen werden, stoßen die »Gratisimpfungen« auch auf breite Akzeptanz in der Bevölkerung. Dass sich dadurch die ohnehin schon gespannte Situation bei den Gesundheitsausgaben weiter zuspitzt, steht auf einem anderen Blatt. Und nachdem ständig weitere Impfungen auf den Markt kommen, wird der Spielraum immer kleiner.

Die Entscheidung, welche Impfung öffentlich finanziert wird und welche nicht, ist von Land zu Land unterschiedlich. In der Schweiz müssen praktisch alle neuen Impfungen aus eigener Tasche bezahlt werden. In Österreich fanden die Behörden Pneumokokken- und Meningokokken-Impfungen bislang nicht so wichtig, um sie für die gesamte Bevölkerung anzukaufen. Dafür wird hier – im Gegensatz zu Deutschland – die ebenso teure Rotaviren-Durchfallimpfung vom Staat übernommen. Und in den USA haben einige Bundesstaaten sogar überlegt, ob die Impfung gegen HP-Viren per Gesetz für alle Mädchen in der Pubertät verpflichtend vorgeschrieben werden sollte. Die jährliche Grippeimpfung für Vorschulkinder ist seit 2008 in Bundesstaaten wie New Jersey verpflichtend. Und auch in Deutschland wird diskutiert, ob der Besuch öffentlicher Einrichtungen an die Impfpflicht gekoppelt wird. Hier machte das Bundesland Hessen, wo seit 2008 ein neues Kindergesundheitsgesetz gilt, den Vorreiter. Wer sein Kind in einen öffentlichen Kindergarten schickt, muss die empfohlenen Impfungen nachweisen. Eltern, die bestimmte Impfungen ablehnen, müssen eine schriftliche Erklärung vorlegen.

Insgesamt kommen die Hersteller damit ganz gut auf ihre Rechnung. Während noch vor zehn Jahren in der Impfstoffindustrie der große Katzenjammer herrschte und viele Konzerne darüber nachdachten, ob sie dieses ungeliebte Niedrigpreissegment nicht besser aufgeben sollten, ist die Situation heute genau umgekehrt. Junge Biotech-Companies wie beispielsweise die Wiener Firma Intercell mit einem Portfolio von gerade mal zwei oder drei Impfstoffen, die noch nicht einmal zugelassen sind, gelten heute als Jungstars der Branche. Und als der Schweizer Pharmagigant Novartis kürzlich den US-Impfstoffhersteller Chiron übernahm, wurde dies den Anlegern als Investition in das »schnell wachsende Impfstoffgeschäft« vermittelt, dessen Umsätze sich bis zum Jahr 2009 »auf über 20 Milliarden US-Dollar mehr als verdoppeln dürften«.[30]

Abgesehen von diesen geschäftlichen Belangen sind Impfungen eines der schwierigsten und kontroversesten Themen der Medizin. Der Grund liegt vor allem darin, dass gesunde Menschen vorsorglich behandelt werden, damit sie irgendwann in der Zukunft vor eventuellen Schäden bewahrt werden. Bei Impfungen werden Wirkstoffe in den Organismus eingebracht, die im Immunsystem komplexe Reaktionen auslösen. Die Geimpften bekommen davon meist nicht viel mit. Abgesehen von Rötungen oder Schmerzen an der Einstichstelle und leichtem Fieber, sobald die immunologische Reaktion einsetzt. Doch das vergeht meist binnen weniger Tage. Manche Impflinge reagieren hingegen anders und entwickeln in den Wochen und Monaten nach dem Impftermin alle möglichen schweren Beschwerden. Ob diese nun tatsächlich auf die Impfung zurückzuführen sind, lässt sich schwer nachweisen, weil die Probleme überall im Organismus und in jeder Form auftreten können. Von der motorischen und geistigen Rückentwicklung der geimpften Säuglinge, dem plötzlichen Auftreten von Krampfanfällen bis hin zum Ausbruch schwerer Stoffwechselstörungen.

Diese schweren Reaktionen sind heute sehr selten. Für die betroffenen Familien bedeuten sie jedoch in jedem Fall eine Katastrophe, und oft stehen sie am Beginn eines jahrelangen Leidensweges, für den die Impfung des einst »völlig gesunden Kindes« verantwortlich gemacht wird. Es ist für medizinische Gutachter meist nicht einfach, den Hergang solcher Krankheiten im Detail aufzuklären. Und noch schwerer ist es, derartige schwere Entwicklungsstörungen zu behandeln oder gar zu heilen. Oft bleiben große Fragezeichen nach solchen Prozessen der Wahrheitsfindung, und es kommt zu einer starken Polarisierung bei der Einschätzung, ob nun die Impfung die Störung verursacht hat, ob sie dazu beigetragen hat oder ob die Krankheit immer schon in den Genen des Geimpften »vorprogrammiert« war und nur zufällig in diesem zeitlichen Zusammenhang erstmals sichtbar wurde. Die Kontroverse jedenfalls besteht und sorgt für dauernden Zündstoff und Konflikte zwischen Impfgegnern und -befürwortern. Diese heftige Feindschaft begann schon vor mehr als 200 Jahren, als der englische Landarzt Edward Jenner die Pockenimpfung entwickelte, und sie setzt sich bis heute fort.

Der Kampf gegen die Pocken

Edward Jenner wurde 1749 in einem Dorf in Westengland geboren und kehrte nach seiner Lehrzeit bei einem Wundarzt und einem kurzen Studium in London bereits mit 23 Jahren wieder in seine Heimatgemeinde zurück. Zu jener Zeit grassierten in England wie auch in vielen anderen Gegenden Europas heftig die Pocken. Sie wurde durch Tröpfcheninfektion beim Husten oder Niesen übertragen, aber auch über Staub, beispielsweise beim Ausschütteln von Kleidung oder Decken von Pockenkranken. Nach etwa zwei Wochen bildeten sich zuerst Flecken auf der Haut, dann Bläschen, die sich bald mit Eiter füllten. Kopf, Hände und Füße waren meist am stärksten betroffen. Wenn andere Erreger die geplatzten Pusteln wieder eitern ließen, blieben die charakteristischen Pockennarben zurück. Nach zwei Wochen verschwanden bei leichten Fällen die Beschwerden. Häufig jedoch kam es zu Komplikationen mit Lungenentzündung, Erblindung, Taubheit und Hirnschäden. Bis zu ein Drittel der Pockenkranken starb.

Jenner hörte von der unter Bauersleuten verbreiteten Ansicht, dass jemand, der sich im Stall mit den harmlosen Kuhpocken infizierte, später auch vor den Menschenpocken geschützt sei. Er beschloss, diese »Bauernregel« auf ihren Wahrheitsgehalt zu testen. Als eine junge Magd, die sich beim Melken infiziert hatte, in seine Praxis kam, schritt er zur Tat. Zur Überprüfung seiner These nahm er Material von der Pustel der Magd und ritzte dies dem achtjährigen Jungen James Phipps, der von seinen Eltern als Versuchsperson zur

Verfügung gestellt wurde, an zwei Stellen in den Arm. James erkrankte leicht an Kuhpocken und wurde sechs Wochen später von Jenner abermals infiziert. Diesmal aber mit den echten Pocken. Und es geschah: nichts. James blieb gesund. Auch als Jenner dasselbe nach einigen Monaten noch einmal wiederholte. So läutete Edward Jenner mit seinem Experiment am 1. Juli 1796 das Zeitalter der Impfungen ein.[31] Der englische Ausdruck für Impfungen – vaccination (von lat. vacca, die Kuh) –, aber auch der deutsche Fachbegriff Vakzin deuten heute noch auf diesen Ursprung hin.

Die Pocken machten in jener Zeit vor niemandem Halt. Gluck, Haydn, Mozart, Beethoven oder Goethe trugen ebenso Pockennarben wie die Fürsten ihrer Zeit. Auf Steckbriefen wurde eigens erwähnt, wenn ein Gesuchter »nicht pockennarbig« war.[32] Kinder zählten oftmals erst zur Familie, wenn sie die Pocken überstanden hatten.

Bald wurden Massenimpfungen gegen Pocken angeordnet, und im Jahr 1807 führte Bayern als erstes Land die Pflichtimpfung ein, dem kurz darauf Hessen und andere Länder folgten. Ein allgemeiner Aufschrei gegen den »Allmachtsanspruch des Staates, in die Gesundheit eines Menschen einzugreifen«, war die Folge. Der heftigste Widerstand ging von Ärzten aus. Sie argumentierten, dass die Impfung gefährlich sei, weil auch die Kuhpocken Todesfälle verursachen können und mit der Übertragung des Eiters von der Kuh zudem noch andere Giftstoffe in den Organismus der Geimpften gelangen. Außerdem sei der Schutz nicht zuverlässig. Auch die Kirche schloss sich diesen Argumenten an. 1823 wurde die Impfung durch Papst Leo XII. sogar verboten, was dazu zwang, die gesetzlichen Impfungen gegen den Widerstand der Kirche durchzusetzen. Trotz breiter Impfkampagnen kam es in Deutschland in den Jahren ab 1870 zu einer riesigen Pockenepidemie, die rund 180 000 Todesopfer forderte, etwa viermal so viele wie der eben gewonnene Krieg gegen Frankreich. In der Schweiz starben 20 000 Menschen, in der Donaumonarchie weit mehr als 100 000. Spätestens jetzt stellte sich heraus, dass eine Impfung im Babyalter für einen sicheren Schutz wohl nicht genügt. Deshalb wurde im Februar 1874 eine Zweitimpfung im zwölften Lebensjahr vorgeschrieben. Auch in Norddeutschland, das bislang notorisch impffeindlich gestimmt war. Wer sich weigerte, »seine Schutzbefohlenen impfen zu lassen«, dem drohte eine Geldstrafe von 50 Mark oder drei Tage Arrest.

Im Verlauf des 20. Jahrhunderts flackerten die Pocken immer wieder auf, in Deutschland zuletzt 1957 in Hamburg. 1967 wurde die Pockenimpfung auf Beschluss der Weltgesundheitsorganisation weltweit Pflicht und eine groß angelegte Impfaktion gestartet. Nur zehn Jahre später trat bei einem Menschen in Somalia der weltweit letzte registrierte Pockenfall auf. Am 8. Mai 1980 erklärte die WHO die Pocken in einer feierlichen Sitzung schließlich für ausgerottet.

Bioterror verkehrt herum

Wie relativ sicher und verträglich die modernen Impfstoffe im Vergleich mit dem alten Pockenimpfstoff sind, zeigten die Erfahrungen, die in den USA damit in den Nachwehen der Anschläge vom 11. September 2001 gemacht wurden. Damals ging das Gerücht um, dass Saddam Hussein wahrscheinlich an Pockenviren aus ehemaligen sowjetischen Beständen gelangt sei, die er im Kriegsfall zweifellos für seinen Bioterror gegen die USA einsetzen werde. Präsident Bush stellte mehr als 5 Milliarden Dollar für ein Programm zum Schutz vor Pocken zur Verfügung und ordnete an, dass alle Soldaten und alle Vertreter der Gesundheitsberufe sicherheitshalber geimpft werden müssen. Nach einem geharnischten Protest der Ärzte und Krankenschwestern beeilten sich die Offiziellen, die Impfung als selbstverständlich freiwillig, jedoch trotzdem als eine Art nationale Pflicht darzustellen. Von den rund 500 000 Angehörigen der Gesundheitsberufe kamen von Januar bis Oktober 2003 knapp 39 000 Ärzte und Krankenschwestern dieser Pflicht nach. Binnen zwei Wochen nach der Impfung gingen bei den Behörden 590 Nebenwirkungsmeldungen ein, wovon 100 als ernst eingestuft wurden. Drei Geimpfte starben, zehn schwebten in Lebensgefahr, zwei sind seither schwerstbehindert.[33] Als diese Fakten öffentlich bekannt wurden, verlangte die Gewerkschaft der Krankenschwestern ein Gesetz, dass im Fall einer negativen Impffolge eine Entschädigung zu zahlen wäre. Dazu kam es jedoch nicht. Das Programm wurde noch im selben Jahr eingestellt. Wie es hieß auch deshalb, »weil der schnelle Sieg im Irak die Pockenimpfung nicht mehr so dringlich erscheinen ließ«.

Die Soldaten wurden jedoch der Reihe nach durchgeimpft, auch als sich Saddams Pockenterror längst als Propagandamärchen der USA herausgestellt hatte. Bis 2007 mussten sich mehr als 1,2 Millionen Army-Rekruten dieser riskanten und sinnlosen Prozedur unterziehen. Neben Pocken stand auch noch eine zweite problematische und nebenwirkungsreiche Impfung gegen Anthrax (Milzbrand) auf dem Plan. Die Gefährdung der Gesundheit der eigenen Leute galt offenbar als im Sold inbegriffen.

Dieses Vorgehen gibt ein bezeichnendes Bild der USA, wo medizinisches Denken eine erschreckend große Ähnlichkeit mit taktischen Konzepten des Militärs hat. Nirgendwo sonst wird der Kampf gegen die Keime aggressiver geführt. Nirgendwo sonst werden mehr Antibiotika verabreicht, Fieber oder Schmerzen schon im Ansatz über Medikamente aus dem Supermarkt selbst therapiert. Nirgendwo sonst ist das Nahrungsmittelangebot im Supermarkt steriler, die Impfpflicht restriktiver und die über die Medien verbreitete Paranoia stärker von Politik, Medien und Bevölkerung verinnerlicht. Abgesehen vom Protest der Gesundheitsbediensteten gab es demnach auch kaum Kritik am Vorgehen der Militärs gegenüber ihren eigenen Rekruten. Einige Verweigerer wurden unehrenhaft entlassen.

Gefährdet waren durch die Impfprogramme aber auch Außenstehende, wie das Beispiel einer jungen Frau zeigt, die am 10. Oktober 2006 eine Klinik in Alaska aufsuchte.[34] Die ansonsten gesunde Frau klagte über ziehende Schmerzen in der Scheide, die seit Tagen immer schlimmer wurden. Sie erzählte der diensthabenden Ärztin, dass sie in der letzten Septemberwoche eine Kurzzeit-Sexbeziehung hatte. Ihr Freund benutzte zwar ein Kondom, das sei allerdings einmal geplatzt. Bei der Untersuchung fand die Ärztin zwei entzündete Stellen in der Scheide. Sie nahm eine Gewebeprobe und machte diverse Tests auf Geschlechtskrankheiten und andere Infektionen. Alle waren negativ. Also verordnete sie der Patientin ein Schmerzmittel und schickte sie wieder heim.

Zwei Tage später kam die junge Frau wieder in die Ambulanz. Die entzündeten Stellen hatten sich weiter ausgedehnt und verursachten brennende Schmerzen im gesamten Genitalbereich. Der diensthabende Arzt tippte diesmal auf eine bakterielle Infektion und verschrieb der Patientin Antibiotika. Nach weiteren sieben Tagen klangen die Schmerzen langsam ab und die Frau erholte sich.

Doch ihre Gewebeprobe machte weiter ihren Weg durch die Labore. Eine Untersuchung ergab, dass eine virale Belastung vorlag. Tests auf Herpes- und andere Viren verliefen jedoch negativ. Also wurde das Isolat im Januar 2007 an das Zentrallabor der Gesundheitsbehörde CDC (Centers for Desease Control and Prevention) geschickt. Und hier fand man nun, dass Pockenviren vom Impftyp die Auslöser der Entzündung waren. Sofort wurde dieser Befund an die Behörden in Alaska weitergeleitet. Daraufhin statteten Gesundheitsbeamte der jungen Frau einen Besuch ab und befragten sie noch einmal. Sie gab an, dass sie allein lebt und nie gegen Pocken geimpft worden war. Zu ihrem Ex-Freund habe sie keinen Kontakt mehr. Sie nannte aber als seine Dienststelle eine nahe gelegene US-Militärbasis. Dort konnten die Beamten den Soldaten nicht mehr erreichen, weil er bereits in den Irak abgeflogen war. Allerdings erfuhren sie, dass er am 19. September, also kurz bevor die Liebesaffäre startete, gegen Pocken geimpft worden war.

In einem ähnlichen Fall, der sich im März 2007 ereignete, steckte ein Soldat bei einem Heimaturlaub seinen zweijährigen Sohn mit den Impfpocken an. Das Kind entwickelte am ganzen Körper über und über Ekzeme, bis kein Stück gesunde Haut mehr zu sehen war. Madelyn Kahana, die behandelnde Ärztin auf der Intensivstation, in die das Kind eingeliefert wurde, sagte gegenüber der *New York Times*, der kleine Patient hätte sie an Fotos von Imkern erinnert, die im Gesicht über und über mit Bienen bedeckt sind. »Ich bin jetzt seit 25 Jahren hier auf der Intensivstation und dachte, ich hätte alles erlebt, aber da sind mir fast die Augen rausgefallen.«

Der Junge wurde fast permanent in Narkose gehalten. Nach einigen Tagen kam eine neue Patientin auf sein Zimmer. Und zwar seine Mutter. Auch bei ihr breiteten sich im Gesicht und auf den Händen Pockenausschläge aus, wenn auch wesentlich weniger schlimm als bei ihrem Kind. Da sie deshalb ohnehin in Quarantäne musste, um niemand zu gefährden, wurde sie gleich neben ihr Kind gelegt. Was sie hier allerdings aus nächster Nähe mit ansehen musste, war schlimmste seelische Folter. Die Ärzte kämpften rund um die Uhr um das Leben ihres Kindes. Verzweifelt setzten sie sogar experimentelle Medikamente ein, die bislang noch nie am Menschen getestet worden waren. Schließlich versagten die Nieren des Kindes, sein Bauch füllte sich mit Wasser. Als diese Krise halbwegs überstanden war, begannen die Ärzte damit, die abgestorbene Haut des Kindes mit einer Art Elektrohobel zu entfernen. Schließlich klang die Infektion ab, der Zweijährige überlebte. »Zum Glück für ihn kann er sich an nichts erinnern«, kommentierte das die Ärztin Kahana. »Für seine Mutter gilt das leider nicht.«

Auch in Deutschland wurden in der Anfangsphase des Irakkriegs so wie in den meisten europäischen Ländern Pockenimpfstoffe geordert.[35] Allein die Bundeswehr hat eine Million Dosen gekauft, die nun in irgendwelchen Lagern verrotten. Doch immerhin blieb den Soldaten hierzulande die Anwendung erspart.

Ausrottungsfantasien

Der Wunsch, gefährliche Krankheiten so wie die Pocken auszurotten, ist ein alter Traum der Menschheit. Als Inbegriff einer Seuche galt in früheren Zeiten die Pest, die durch das Bakterium Yersinia pestis verursacht wird. Im 14. Jahrhundert kostete der »Schwarze Tod« allein in Europa 25 Millionen Menschen das Leben. Die Pest hat inzwischen durch hygienische Fortschritte und die Behandlung mit Antibiotika ihren großen Schrecken verloren. Trotzdem konnte sie bis heute nicht völlig ausgerottet werden, sodass immer wieder kleinere Seuchenherde aufflackern.

Die Cholera hat noch an der Grenze zum 20. Jahrhundert verheerend in Deutschland gewütet. Sie wurde gänzlich ohne Medikamente oder Impfkampagnen, sondern über moderne Hygiene, Wasseraufbereitung und Kanalisation vertrieben. Im Gefolge von Elend und Krieg kommt es weltweit aber manchmal noch immer zu lokalen Ausbrüchen.

Polioviren, die Auslöser der Kinderlähmung, werden ganz ähnlich übertragen wie Cholera: über Wasser, das mit Fäkalien kontaminiert wurde. Heute wissen wir, dass sich auch die Polio – ähnlich der Cholera – auf dem Rückzug aus den Industrieländern befand. Gerade dieser Rückzug war es dann allerdings, der die Krankheit überhaupt sichtbar machte. Solange nämlich die Polioviren noch allgegenwärtig waren, machte fast jeder eine Infektion im Babyalter durch. Die Mütter gaben Antikörper an ihren Nachwuchs weiter, wodurch die Krankheit meist mild und unauffällig verlief. Erst durch die Abnahme der Polio-Durchseuchung traten immer häufiger Lücken in der Immunität auf. Immer mehr Babys bekamen von ihren Müttern keine Antikörper mehr mit oder hatten ihre mütterlichen Antikörper beim Kontakt mit den Viren bereits abgebaut. »Späte Infektionen wurden deshalb nicht mehr abgeschwächt und führten in der Folge zu einem wesentlich schwereren Krankheitsverlauf«, erklärt der Schweizer Immunologe Rolf Zinkernagel.[36] Die Polio mit ihren gefürchteten bleibenden Lähmungen ist also das seltene Beispiel einer Krankheit, die erst dann auffiel, als sie bereits am Aussterben war.

Die über Jahrzehnte gebräuchliche Schluckimpfung mit den abgeschwächten lebenden Polioviren war somit eine Wiederherstellung der ursprünglichen Verhältnisse der Durchseuchung der ganzen Bevölkerung. Damit wurden alle Geimpften wieder im Babyalter mit den Viren infiziert und es wurde vermieden, dass später ein zufälliger Wildvirenkontakt auf ein Immunsystem trifft, das mit Polio keinerlei Erfahrung hat. Genau genommen sind die Impfkampagnen deshalb auch nicht das hauptsächliche Werkzeug zur Ausrottung der Polio, sondern eher eine flankierende Schutzmaßnahme der Bevölkerung, die den selbstständigen Rückzug der Polio begleitet.

Die Hauptursache für den weltweiten Rückgang der Polio liegt also in einer besseren Trinkwasseraufbereitung, die einen Kontakt mit poliokontaminiertem Wasser immer unwahrscheinlicher macht. Es gibt jedoch noch immer Länder, in denen Wildviren zirkulieren. Und dagegen kann die Impfung nur insofern etwas ausrichten, als sie gegen diese konkurriert. Babys, die zuerst mit Impfviren in Kontakt kommen, sind in der Folge gegen Wildviren immun. Diese können sich also nicht mehr vervielfältigen. Umgekehrt sind allerdings auch Babys, die zuerst mit Wildviren in Kontakt kommen, gegen die Impfviren immun. Die Schluckimpfung verpufft, weil das Baby seine Immunität längst schon von den Wildviren erhalten hat. In beiden Fällen fungiert das Baby aber über seine Ausscheidungen als richtige Virenschleuder.

Darin liegt wohl auch der Grund, warum es der WHO nicht gelingen will, die Polio auszurotten. Trotz intensiver internationaler Impfkampagnen hielt weder das ursprüngliche Ziel zum Jahr 2000 noch der Nachfolgetermin 2005. Besonders in Indien, Nigeria und Indonesien kam es nach zeitweiligen Erfolgen wieder zu großen Polioausbrüchen. Das wurde zunächst mit irrationalen Widerständen gegen die Impfungen erklärt. So hätten fundamentalistische Moslems das Gerücht gestreut, die Polioimpfung mache unfruchtbar oder verursache Aids. Das mag lokal eine Rolle gespielt haben. Doch es scheint zunehmend wahrscheinlicher, dass bislang einfach zu wenig Wissen über die Eigenheiten der Polioviren bestand. Realistischere Ansätze sprechen deshalb heute eher von einer Tilgung der Polio, womit die Vermeidung der Krankheit bei weiterlaufenden Impfkampagnen gemeint ist. »Die Ausrottung des Erregers ist unter den heutigen Gegebenheiten jedoch nicht möglich«, folgert Anton Mayr, der an der tierärztlichen Fakultät der Universität München den Lehrstuhl für Mikrobiologie und Seuchenlehre innehat.

Dass die Ausrottungskampagnen wesentlich schwererfallen als bei Pocken, hat mehrere Gründe: Bei Pocken gab es kein Tierreservoir, in das sich die Erreger zurückziehen konnten. Die Übertragung erfolgte unmittelbar von Mensch zu Mensch, es gab keine langen Infektionszeiten und keinerlei Probleme, die Erkrankten zu erkennen. Dadurch konnten Pockenkranke rechtzeitig isoliert werden. Bei Polio hingegen geht der Großteil der Infektionen unbemerkt vorbei. Nur etwa jeder zweihundertste Viruskontakt führt zu einer akuten Lähmung, bei der die Viren das Nervensystem befallen und dort Bewegungsneuronen schädigen. Die meisten merken gar nicht, dass sie mit Polio infiziert sind, und halten es für einen normalen Infekt. Die Ansteckung passiert meist über fäkalienverseuchtes Wasser, in dem die Viren wochenlang überleben können. »Zusätzlich«, so Mayr, »können auch Kot essende Fliegen und Schaben die Polio indirekt übertragen.«[37]

Welt ohne Masern

Bei Masern hat die WHO das Zieljahr für die Ausrottung nun auf 2010 gelegt. Hier wären an sich die Voraussetzungen wesentlich besser als bei Polio, weil der charakteristische Verlauf der Erkrankung fast so auffällig ist wie bei Pocken und es nur sehr selten stille Infektionen gibt. Obendrein brauchen die Masernviren eine relativ große Menge von empfänglichen Menschen, um auf Dauer in einem Land »überleben« zu können. Man geht dabei von einer Mindestzahl von 250 000 Personen aus. In weitgehend isolierten Gebieten, beispielsweise auf Island, konnten sich die Masern schon in der Zeit vor den Impfungen nicht halten und waren manchmal über viele Jahrzehnte verschwunden. Wenn dann eine neue Welle losschlug, war das allerdings gleich viel schlimmer als in den Ländern, die an Masern gewöhnt waren. Berühmtestes historisches Beispiel für so eine Inselsituation ist die Masernepidemie auf den Färöer-Inseln, die 1846 von dänischen Reisenden ausgelöst wurde. Damals konnten sich nur die ältesten Einwohner überhaupt an die Krankheit erinnern. Und diese waren auch die Einzigen, die immun waren und verschont blieben. Innerhalb weniger Wochen lag beinahe die gesamte Insel krank im Bett. Mehr als 6000 der 7782 Einwohner wurden von Masern infiziert, rund 200 starben.[38]

Eine Situation wie diese ist auch das Schreckgespenst der aktuellen Kampagne. Denn eine Rückkehr der Masern nach vielen Jahrzehnten, wenn niemand mehr natürliche Antikörper gegen diese Krankheit hat, wäre fatal. Dies könnte sich ähnlich verheerend auswirken wie die Masern- und Pockenseuchenzüge im Schlepptau der Conquistadores, denen die Ureinwohner Südamerikas noch schutzloser ausgeliefert waren als den Feuerwaffen der Spanier.

Einen Impfstoff gegen Masern gibt es seit Ende der Sechzigerjahre. Dies fiel lange Zeit jedoch gar nicht auf, weil die Ärzte anfangs zum Großteil recht skeptisch waren, gegen »diese traditionelle Kinderkrankheit, die bei guter Pflege meist harmlos verlief«, mit einer Impfung vorzugehen. Etwa alle zwei Jahre zogen deshalb die Masern durchs Land. Bis in die Achtzigerjahre machten praktisch alle Kinder bis zum Ende der Grundschulzeit die Masern durch. Erst zu Beginn der Neunzigerjahre kletterte in Deutschland – so wie in den meisten Ländern Europas – die Impfquote auf über 50 Prozent. Und bald waren die Effekte sichtbar: Masern wurde plötzlich zu einer seltenen Krankheit. Auch ungeimpfte Kinder erkrankten nicht mehr. Die Viren zirkulierten nicht mehr regelmäßig wie früher, sondern beschränkten sich auf lokale Ausbrüche, dort wo sich doch noch genug ungeschützte Personen fanden.

Abgesehen von einigen Einschleppungen durch Touristen haben die Impfkampagnen dafür gesorgt, dass heute ganz Nord- und Südamerika masernfrei ist. In Europa war

Finnland das erste Land, in dem die Masern vollständig eliminiert wurden. Bis die Impfkampagnen griffen, verursachten die Viren Millionen Todesfälle – vor allem bei Kindern der Dritten Welt. Doch auch hier gab es – je nach Lebensstandard – Abstufungen. In Ländern mit enormer Kindersterblichkeit wie etwa Guinea-Bissau in Westafrika waren die Masern eine der Haupttodesursachen, im relativ wohlhabenden Senegal verliefen sie hingegen wesentlich milder. Noch seltener waren die Komplikationen in den Industrieländern. Dennoch bedeuten die Masern für nahezu jedes Kind eine ernste Krise. Das Immunsystem wird dabei richtig gefordert und ist noch für einige Wochen angeschlagen und anfällig für Nachfolgeinfekte.

Für manche Kinder konnte diese Krise allerdings auch eine Chance bedeuten. »Ich hatte vor einigen Jahren einen schwer nierenkranken Jungen als Patienten, der an einem Nephrotischen Syndrom litt«, erzählte mir der Münchner Kinderarzt Martin Hirte. Bei dieser Krankheit wird von den Nieren zu viel Eiweiß ausgeschieden, was in der Folge zu schweren Mangelerscheinungen führt. Hirte berichtete von der schwierigen Situation der Familie: Der Junge war ständig in der Klinik, musste Cortison nehmen und hatte eine sehr schlechte Prognose. »Doch dann ist er – heute muss man sagen: Gott sei Dank – an Masern erkrankt«, sagt Hirte. »Wir haben es alle nicht glauben können, aber mit den überstandenen Masern war plötzlich auch die Nierenproblematik ausgeheilt.« Neu ist diese Beobachtung nicht. Bereits in den Vierzigerjahren des 20. Jahrhunderts wurden ähnliche Heilungen des Nephrotischen Syndroms berichtet.[39] Auch bei Neurodermitis gibt es Berichte über Spontanheilungen im Zusammenhang mit Masern.[40+41]

Doch insgesamt sind solche Fälle selten. Ebenso kann es nach Masern auch zu Rückschritten kommen. Zudem sind die Masern heute nicht mehr dieselbe Krankheit wie vor der

Impfära. Es erkranken zwar viel weniger Menschen; jene, die es dann allerdings doch erwischt, erkranken schwerer. Vor allem deshalb, weil viele nicht mehr im »idealen« Vorschulalter erkranken, sondern davor oder danach, wenn das Komplikationsrisiko höher ist.

Dass die Masern immer wieder ausbrechen, liegt zum einen an den Impfverweigerern, die speziell im deutschsprachigen Raum und in Großbritannien recht zahlreich sind. Zum anderen liegt es daran, dass die Wirksamkeit der Impfung lange Zeit überschätzt wurde. Erst relativ spät merkten die Experten, dass bei etwa 10 bis 15 Prozent der Geimpften keinerlei immunologische Reaktion erfolgt und sie nicht geschützt sind.

Trotz hoher Durchimpfungsraten durchzog deshalb von 1989 bis 1991 eine große Masernwelle die ganze Hemisphäre von Südamerika bis Kanada. Die Komplikationsraten waren enorm und nicht mehr mit der Vorimpfära vergleichbar. Masern war eine wesentlich gefährlichere Krankheit geworden: Allein in den USA registrierten die Gesundheitsbehörden unter den 27672 Masernerkrankungen des Jahres 1990 die enorme Zahl von 89 Todesfällen. Die Hälfte der Todesopfer waren jüngere Erwachsene und Babys im ersten Lebensjahr. Insgesamt endete also jeder 311. Krankheitsfall tödlich. In der Vorimpfära war man in den Industrieländern noch von einem Sterberisiko von höchstens 1 zu 10000 ausgegangen. Das Risiko der Masern-Gehirnentzündung lag zwischen 1 zu 1000 und 1 zu 10000.[42]

Die Öffentlichkeit reagierte geschockt, die Behörden mit der Einführung von landesweiten »Impftagen« und noch intensiveren Massenimpfkampagnen.[43] Schließlich wurde die obligate zweite Impfung eingeführt, um die sogenannten Impfversager zu reduzieren. Die Masern hatten nun im Bewusstsein der Öffentlichkeit endgültig einen Ruf als lebensbedrohende Seuche erlangt.

Das höchste Risiko haben Babys im Alter zwischen sechs und 14 Monaten. Sie stellten bei der erwähnten Masernwelle in den USA ein rundes Drittel der Masernopfer. In dieser Altersgruppe waren Masern bislang selten vorgekommen, weil die Babys noch durch die von der Mutter weitergegebenen Antikörper geschützt waren. Da nun aber viele Mütter selbst schon geimpft worden waren und auch die natürliche Boosterung über masernkranke Kinder wegfiel, ging dieser Schutz immer mehr verloren. Geimpfte Mütter hatten deshalb auch dreimal so häufig kranke Babys als Mütter, die selbst noch die Masern durchgemacht hatten. Aktuelle Untersuchungen zeigen, dass im Alter von acht Monaten kaum noch jedes sechste Baby geimpfter Mütter natürliche Abwehrkräfte hat, in der Maserngruppe immerhin noch jedes zweite.[44+45]

Daraus wurde vielfach der simple Schluss gezogen, die Impftermine vorzuverlegen. Dies ist jedoch nicht so einfach. Für den Fall nämlich, dass doch noch mütterliche Antikörper vorhanden sind, stürzen sich diese auf die abgeschwächten Lebendviren der Impfung und machen ihnen rasch den Garaus. Daraus ergibt sich kein immunologisches Gedächtnis, der Effekt der Impfung verpufft. Bei Impfversuchen vom neunten bis zum elften Lebensmonat ergab sich eine Versagerquote von bis zu 20 Prozent.[46+47] Und das, obwohl bei den Impflingen meist keine Antikörper mehr nachweisbar waren.

Die Behörden reagierten mit einem Kompromiss: In den meisten Ländern wurde der empfohlene Termin für die Masernimpfung vom 15. Lebensmonat auf den 12. vorverlegt. Das Dilemma, dass die meisten Babys zwischen dem sechsten Monat und ihrem ersten Geburtstag nunmehr ungeschützt sind, gilt derzeit als nicht lösbarer, bedauerlicher Begleiteffekt einer ansonsten »großartigen Erfolgsstory«. Und dieses Problem wird sich künftig noch verstärken, weil fast alle Frauen, die in den kommenden Jahren Kinder bekommen, bereits selbst geimpft wurden. Damit wird die immunitäre Ausgangslage der Neugeborenen auf ein noch niedrigeres Niveau sinken. Umso bedrohlicher wäre ein Masernausbruch.

»Bei Masern hilft wohl wirklich nur noch die Flucht nach vorne«, meint der Münchner Kinderarzt Martin Hirte, »nämlich ein Impfprogramm für möglichst viele.« Nur dadurch könne es gelingen, die Bevölkerung langfristig vor Masern zu schützen. »Selbst wenn man 95 Prozent der Bevölkerung zweimal impft, kommen um die 10 Prozent jedes Jahrgangs ungeschützt ins Erwachsenenalter und können bei Masernkontakt erkranken«, rechnet Hirte vor.[48] »In Deutschland sind das in jedem Jahrgang 70 000 Erwachsene, die gewissermaßen auf der ›Zeitbombe Masern‹ sitzen.« Im Vergleich dazu hatten vor Einführung der Masernimpfung 99 Prozent der 15-Jährigen die Masern durchgemacht und somit einen lebenslangen Schutz vor einer erneuten Masernerkrankung. Die immunologische Lage ist heute also wesentlich unsicherer als vor der Impfära. Gerade deshalb ist eine hohe Durchimpfungsrate aber unerlässlich. Denn nur sie kann das Aufflackern der Masern – und damit die Ausbreitung in einen Flächenbrand – vermeiden.

Erst wenn Europa weitgehend masernfrei und der sogenannte Herdenschutz einigermaßen verlässlich ist, ergäbe sich laut Hirte wieder eine Chance für individuelles Impfen: »Dann könnten die Eltern zuwarten, bis die Kinder etwa fünf sind und das Th1/Th2-Gleichgewicht ihres Immunsystems weitgehend stabil ist.« In jedem Fall sollten alle Kinder mit zehn Jahren geimpft werden, wenn sie noch keine Masern hatten, »weil die Komplikationsrate ab diesem Alter steil ansteigt«, empfiehlt Hirte.

Die Hoffnung mancher impfkritischer Eltern, dass ihre Kinder die Masern noch »natürlich« durchmachen, ist tatsächlich einigermaßen riskant. Dies zeigte auch der letzte

Masernausbruch in der Schweiz, wo im ersten Halbjahr 2007 rund 500 Menschen an Masern erkrankten. 87 Prozent der Betroffenen waren nicht geimpft. Jeder dritte Masernkranke war älter als fünfzehn, jeder zehnte sogar älter als dreißig Jahre. Die Komplikationsrate war recht hoch. Es kam zu vier gefährlichen Gehirnentzündungen. Jeder zehnte Erkrankte wurde im Krankenhaus behandelt. 7 Prozent erlitten als Zweitinfektion eine Lungenentzündung, ebenso viele eine Mittelohrentzündung. Gestorben ist glücklicherweise niemand. Dennoch zeigt dieses Bild, was Impfverweigerern – oder deren Kindern – droht.

Impfkritische Eltern fühlen sich verunsichert, weil bei der MMR-Impfung (Masern, Mumps, Röteln) gleich drei verschiedene Krankheiten in eine Spritze gepackt wurden. In der Natur wird ein Kind aber niemals an Masern, Mumps und Röteln gleichzeitig erkranken. Tatsächlich zeigen aktuelle Untersuchungen, dass sechs bis elf Tage nach der Dreierimpfung das Risiko von Fieber mit Krampfanfällen um das mehr als Fünffache erhöht ist.[49] Zum einen hat jedoch auch die Solo-Masernimpfung ein ähnliches Risiko, zum anderen ist die Fieberkrampfgefahr bei Wildmasern noch wesentlich höher.

Die Frage, ob die MMR-Impfung das Immunsystem auch negativ beeinflussen kann und eventuell die Neigung zu Allergien erhöht, wird je nach Studie unterschiedlich beantwortet. Auch wenn dieses Risiko – speziell bei früher Impfung – nicht gänzlich ausgeschlossen werden kann, so ist es doch deutlich geringer als beispielsweise bei der Sechsfachimpfung und anderen aluminiumhaltigen Totimpfstoffen. Studien eines dänischen Forscherteams in Westafrika zeigten zudem auch einen positiven Effekt der Masernimpfung für die Stärkung der Immunabwehr: Kinder, die diese Impfung erhielten, hatten in der Folge auch bessere Abwehrkräfte gegen Malaria, Lungenentzündung und andere Infektionen.[50]

Ende der Neunzigerjahre kam die Masern-Mumps-Röteln-Impfung, speziell durch die Arbeiten eines Londoner Forscherteams um den Magen-Darm-Spezialisten Andrew Wakefield, in den Verdacht, sie würde das Risiko entzündlicher Darmerkrankungen sowie von Autismus stark erhöhen. Jahrelang wurde daraufhin auf den Titelseiten der Zeitungen über die Dreifachimpfung diskutiert. Die Impfraten in Großbritannien fielen steil ab. Sogar Premierminister Tony Blair geriet unter Druck, als es hieß, seine impfkritische Frau würde deren jüngsten Spross Leo diese Spritze nicht zumuten wollen. Nach mehreren Jahren heftiger Diskussionen über dieses Thema geriet zunehmend Wakefield selbst ins Visier der Kritik. Immer mehr Widersprüchliches wurde bekannt, und sogar ehemalige Forscherkollegen distanzierten sich von ihm.[51] Eine ganze Reihe von Studien zeigte, dass die MMR-Impfung nichts mit dem steilen Anstieg bei Autismus und entzündlichen Darmerkrankungen zu tun hatte.

Doch man stelle sich vor, diese Risiken hätten sich als real erwiesen und eine deutliche Gefahr durch die Masernimpfung ergeben. Dann wären wir in eine nahezu ausweglose Situation geraten. Auf der einen Seite Autismus, diese dramatische – immer häufiger werdende – Entwicklungsstörung der Kinder, die oftmals nicht gehen lernen, kein einziges Wort sprechen und selten fähig sind, mit ihren Eltern oder anderen Menschen eine emotionelle Beziehung einzugehen. Dazu Morbus Crohn und Colitis Ulcerosa, zwei Autoimmunstörungen, die unzählige Kinder betreffen und ihre Lebensqualität stark einschränken.

Auf der anderen Seite hätte das Schreckensszenario eines Impfstopps gestanden. Die absehbare Folge wäre nämlich die Rückkehr der »neuen Masern« gewesen, mit einer Unzahl an Todesopfern, speziell bei den Babys im ersten Lebensjahr, und einer Vielzahl von lebensgefährlichen Komplikationen bei Jugendlichen und Erwachsenen.

Wir befinden uns also in einer Einbahnstraße, es gibt

bei Masern keinen Weg zurück. Mit dem Weg, den die USA hier bereits in den Siebzigerjahren vorgegeben haben, wurde gleich für die gesamte Weltbevölkerung mit entschieden. Insgesamt ist die Bilanz der globalen Masernimpfkampagne sicher positiv und die Chancen einer Ausrottung der Viren sind intakt. Doch dies muss bei Weitem nicht für jede derartige Initiative gelten. Sie könnten nämlich auch gewaltig nach hinten losgehen.

Umso mehr sollten die Initiatoren weltweiter Ausrottungs- und Impfkampagnen alle nur möglichen Szenarien genauestens durchdenken – und zwar bevor sie loslegen. Wie das Beispiel der Windpocken zeigt, ist jedoch nicht ersichtlich, ob die US-Gesundheitsbehörden oder die von ihr stark beeinflusste WHO hier auch nur das Geringste dazugelernt haben.

Die fixe Vorstellung, dass Keime generell verdächtig, Infekte schlecht und nur ausgerottete Krankheiten gute Krankheiten sind, hat uns dorthin geführt, wo wir heute stehen: inmitten einer Epidemie unheilbarer chronischer Leiden, deren gemeinsame Ursache in einem defekten Immunsystem liegt.

Eine Kinderkrankheit wird erwachsen

Während die Masernimpfung auch von impfkritischen Ärzten weitgehend positiv aufgenommen wird, ändert sich das Stimmungsbild radikal, wenn die Debatte auf Windpocken kommt, die nunmehr letzte der klassischen Kinderkrankheiten. Hier begannen die USA im Jahr 1995 weltweit allein auf weiter Flur mit der Massenimpfung aller Kinder. Begründet wurde das mit der Vermeidung von Krankheit und damit Kinderleid sowie mit wirtschaftlichen Aspekten. Allein die Verringerung der Pflegetage der Eltern würde die Kosten der Windpockenimpfung schon aufwiegen, hieß es in den ökonomischen Berechnungen der Experten. Und damit war bereits Ende der Diskussion.

In Europa wurde dieser Impffeldzug lange Zeit als typisch amerikanische Gesundheitspolitik betrachtet. Alles, was technisch möglich ist, wird unternommen. Und wenn es gilt, ein Virus zu jagen, sattelt der Marshall sofort sein Pferd. Ein nationaler Charakterzug, der einmal mehr die Nähe von medizinischem und militärischem Denken vor Augen führt. Auch vor dem Irakkrieg genügten ein paar Angst machende Verdächtigungen – die sich im Nachhinein zudem als pure Erfindung herausstellten –, um die Öffentlichkeit von der Notwendigkeit einer militärischen Intervention zu überzeugen. Heute sind Hunderttausende von Zivilisten und Soldaten tot, ein ganzes Land im Chaos, Abermilliarden von Dollar verpulvert und keiner weiß, wie die USA aus dem Dilemma jemals wieder rauskommen sollen, ohne völlig das Gesicht zu verlieren. Zuerst losschlagen und dann nachdenken: Vieles spricht dafür, dass diese Taktik auch beim Feldzug gegen die Windpocken angewendet wurde. Denn Viren gehören klarerweise zum »Reich des Bösen«.

In der EU hielten die meisten Länder daran fest, nur besonders gefährdete Kinder zu impfen. Beispielsweise jene, die aufgrund einer Krebstherapie geschwächte Abwehrkräfte hatten. Außerdem sollten jene Kinder geimpft werden, die bis zur Pubertät noch keine Windpocken durchgemacht hatten. Aber es war ohnehin selten, dass die Windpocken jemand übersahen. Ihr Name stammt ja daher, dass sie angeblich mit dem Wind fliegen. Sogar Ansteckungen durch ein gekipptes Fenster von einer Etage zur anderen sind deshalb möglich. Eine generelle Impfung für alle Kinder rund um den ersten Geburtstag erschien den meisten europäischen Experten dennoch als unsinnig, da Windpocken nur selten Komplikationen verursachen und die Kinder nach überstandener Infektion zumeist ein Leben lang immun sind.

Die Erfahrungen der USA bestätigten die europäische Skepsis. Meldungen über unzuverlässigen Impfschutz und Ausbrüche, vor allem an Schulen und Kindergärten, häuften sich. Nur mühsam gelang es den Behörden, die skeptische Bevölkerung vom Wert dieser Impfung zu überzeugen. Schließlich verfügte jedoch ein Bundesstaat nach dem anderen die Impfpflicht, nach dem bekannten Motto »no vaccination – no school«. Wer keine religiösen Einwände geltend machen konnte, musste die Kinder also impfen lassen. Nur über diesen Zwang gelang es, die Impfquote von 27 Prozent im Jahr 1997 auf 88 Prozent im Jahr 2005 zu heben.[52]

Die US-Behörden geben die Wirksamkeit des Impfstoffes mit 80 bis 85 Prozent an. Ein Team um den Münchner Epidemiologen Rüdiger von Kries analysierte alle Ausbrüche des letzten Jahrzehnts und kam dabei auf noch schlechtere Werte.[53] Danach versagt die Windpockenimpfung im Schnitt bei 27,5 Prozent der Geimpften. Mehr als ein Viertel war also trotz Impfung ungeschützt. Sogar in Schulen, in denen 95 bis 100 Prozent der Schüler geimpft waren, brachen deshalb regelmäßig die Windpocken aus.

Immerhin, freuen sich die Gesundheitsbehörden, sei es aber gelungen, die Windpockenfälle gegenüber der Vorimpfära insgesamt um drei Viertel zu reduzieren. Wenn auch um den Preis, dass das verbliebene Viertel der Kinder, die doch erkranken, nun nicht mehr drei bis sechs Jahre, sondern neun bis elf Jahre alt war. Die Windpockenkranken in den USA sind heute also im Schnitt mehr als doppelt so alt wie in den Zeiten vor der Massenimpfung.

Aufgrund der schlechten Wirksamkeit gaben die US-Behörden 2006 die Empfehlung aus, generell alle Kinder doppelt zu impfen. Damit sollten die Impflücken geschlossen werden. Rüdiger von Kries ist skeptisch, dass damit das Problem gelöst werden kann. In der Analyse der Münchner Epidemiologen zeigte sich nämlich, dass der Impfschutz umso stärker abnimmt, je weiter die Impfung zurückliegt. Die Halbwertszeit liegt bei etwa zwei Jahren. Das heißt, nach jeweils zwei Jahren geht die Hälfte der schützenden Antikörper verloren. »Wir glauben nicht«, sagt von Kries, »dass dies bei zweimaligem Impfen wesentlich anders verläuft.«

Alles zusammen haben es die USA also zustande gebracht, drei Viertel der Windpockenfälle durch die Massenimpfung zu vermeiden. Bei jenen, die trotzdem erkranken, hat sich das Alter nun kräftig nach oben verschoben. Wegen des stark schwindenden Impfschutzes kann sich aber gar niemand seiner Immunität vollständig sicher sein. Schon der nächste Wind könnte die einstige Kinderkrankheit zum Fenster hereinwehen und Jugendliche oder mittlerweile sogar Erwachsene erfassen.

Im Vorschulalter sind die Windpocken bei ansonsten gesunden Kindern zwar lästig, aber weitgehend harmlos. Meist ist es sogar schwierig, die Kleinen überhaupt im Bett zu halten, weil das Fieber niedrig, sie auch nicht sonderlich geschwächt oder müde sind. Das Jucken der abheilenden Pusteln ist zwar unangenehm, dafür stehen jedoch juckreizlindernde Tinkturen zur Verfügung.

Für Erwachsene hingegen sind Windpocken fast immer eine sehr ernste Sache. Ihr Komplikations- und Sterberisiko liegt um ein Vielfaches über jenem der Kinder. Die Betroffenen sind meist über und über voll mit Pusteln. Etwa jeder dritte Erwachsene entwickelt eine Lungenentzündung, häufig kommt es zu einer Hirnhautentzündung oder einer Hepatitis.

Obwohl all diese Gefahren bekannt waren, empfahl die Ständige Impfkommission (STIKO) im Jahr 2005 völlig überraschend ebenfalls die Massenimpfung aller Einjährigen. Deutschland war damit das erste Land Europas, das den USA auf ihrer Virenjagd folgte.

Sowohl in der Ärzteschaft als auch bei den Krankenkassen gab es wenig Verständnis für diesen Schritt. Waren die Krankenkassen bislang immer dem Expertenrat der STIKO gefolgt, erging bereits eine Woche später eine offizielle Verlautbarung der Spitzenverbände der Krankenkassen, worin die wissenschaftliche Basis der Entscheidung angezweifelt wurde. Weder die von der STIKO angegebenen Studiendaten noch die Erkenntnisse zu Komplikationsraten seien nachvollziehbar. Die vorhandenen Mittel sollten lieber verstärkt in die Ausrottung der Masern investiert werden, als eine neue Impfstrategie mit fragwürdigem Ausgang loszutreten. In 95 Prozent der Fälle verliefe die Krankheit völlig komplikationsfrei, so ihre Argumentation. Erst durch die Impfung stiege die Gefahr, dass die Windpocken zu einer schweren Krankheit gemacht werden.

Andere Kritiker, wie der Herausgeber des unabhängigen *arznei-telegramms* Wolfgang Becker-Brüser, warfen der STIKO eine allzu große Nähe zur Pharmaindustrie vor. Man habe häufig den Eindruck, so Becker-Brüser, dass hier eher die Rechte der Produzenten als jene der Geimpften gewahrt würden. »Mit diesen immer weiter ausufernden Empfehlungen tun die Behörden dem Impfgedanken sicher keinen Gefallen.«

Der Münchner Kinderarzt Martin Hirte warnte ebenfalls eindringlich vor diesem »unkontrollierten Menschenversuch«. Es sei ein Irrtum, dass jede verhinderte Krankheit automatisch ein Gewinn ist. »Denn möglicherweise haben Infekte wie die Windpocken einen positiven Einfluss auf Krebs oder andere Krankheiten im späteren Leben«, sagte Hirte. »Man sollte das jedenfalls gründlich untersuchen, bevor man hier einen Sachzwang schafft, der nicht mehr umkehrbar ist.«

STIKO-Vorsitzender Heinz-Josef Schmitt verstand die Aufregung über die Entscheidung nicht im Geringsten. »Der wichtigste Grund für die generelle Windpockenempfehlung war, dass jährlich 750 000 Krankheitsfälle vermieden werden können«, erklärte er. »Jedes Kind profitiert individuell von der Windpockenimpfung, weil es nicht krank wird.«

Ebenso wie Schmitt bemühte auch der Wiener Impfexperte Wolfgang Maurer das bekannte Argument, dass jede vermiedene Krankheit schon an sich ein Gewinn ist. »Die Komplikationsrate bei Windpocken liegt bei 1 zu 4000«, sagte Maurer. »Es ist einfach unfair, wenn man den Kindern unnötiges Leid nicht erspart.«

Der Salzburger Allgemeinmediziner Klaus Connert, Homöopathenvertreter in der österreichischen Ärztekammer, findet so eine Argumentation reichlich kurzsichtig. »Ich habe oft den Eindruck, dass sich die Wahrnehmung mancher Experten wirklich nur an den Extremfällen orientiert, die sie in ihren Kliniken beobachten«, kritisiert Connert. »Wenn wir die Windpocken wegimpfen, schaffen wir eine künstliche Wirklichkeit.« Die Krankheit verschiebe sich ins Erwachsenenalter, Geimpfte müssten wahrscheinlich ein Leben lang weiterimpfen. Die Zahl der Gürtelrosefälle könne explodieren, die Allergien weiter ansteigen. »Wir wissen nicht, was konkret passieren wird«, warnt Connert, »aber es ist eine Einbahnstraße, und wir können nur noch schwer umkehren.«

Zudem besteht hier nicht wie bei Masern die Möglichkeit einer Ausrottung. Das ist nicht einmal theoretisch möglich, weil jeder Mensch, der einmal Windpocken hatte, die auslösenden Varizella-Zoster-Viren ein Leben lang in sich trägt. Das gilt auch für die Geimpften. Die Viren können später erneut ausbrechen. Dann allerdings in veränderter Form als Herpes Zoster (Gürtelrose). Die Gürtelrose selbst ist nicht übertragbar, sehr wohl ist es jedoch möglich, dass sich beispielsweise das Enkelkind beim gürtelrosekranken Opa mit Windpocken ansteckt.

Studien zeigen, dass das Risiko eines Ausbruchs der

Gürtelrose stark minimiert wird, wenn ältere Menschen Kontakt mit windpockenkranken Kindern haben. Offenbar halten die virenschleudernden Enkel und Nachbarskinder die Varizellen bei den älteren Menschen in Schach. Wenn nun die Windpocken durch die Impfung seltener werden, erhöht sich demnach die Gefahr der Gürtelrose für die Erwachsenen. »Das ist bislang nur ein theoretisches Risiko«, sagt Impfexperte Maurer. »Falls sich das aber tatsächlich bewahrheiten sollte, so gibt es ja nun auch eine Schutzimpfung gegen Gürtelrose.« Diese Impfung enthält – wegen des schwächeren Immunsystems älterer Menschen – das Windpockenserum in 14-facher Dosierung und ist seit 2006 in Europa zugelassen.

Insgesamt ist das Phänomen Windpocken somit auch ein gutes Beispiel dafür, wie eine allgegenwärtige Kinderkrankheit von der Pharmaindustrie unter die Fittiche genommen und daraus ein gutes Geschäft gemacht wird. Eine Einzeldosis des Windpockenimpfstoffs kommt auf rund 55 Euro. Die Gürtelroseimpfung für Erwachsene, die künftig den Kontakt mit kranken Kindern ersetzen soll, ist noch wesentlich teurer. Hier zeichnen sich also schon jetzt gute Umsätze ab.

Klaus Hartmann, ehemaliger Mitarbeiter des für Impfstoffsicherheit zuständigen Paul-Ehrlich-Instituts und jetziger Impfschadensgutachter, vermutet deshalb eine mögliche Gefälligkeit der STIKO gegenüber den Impfstoffproduzenten, die gerade einen neuen Vierfachimpfstoff auf den Markt brachten, der die Windpockenkomponente mit der bisherigen Impfung gegen Masern, Mumps und Röteln kombiniert. Die wirtschaftliche Bedeutung der Windpockenimpfung übersteige deren gesundheitliche jedenfalls bei Weitem, argumentiert Hartmann. »Wenn ich den Nutzen und die möglichen Risiken abwäge, ist meiner Meinung nach ein solch gigantisches Experiment wie die jetzt geplante Massenimmunisierung nicht gerechtfertigt.«[54]

Es lohnt sich deshalb, noch etwas genauer nachzusehen, wie die STIKO, die ja mehr als zehn Jahre lang keinen Grund sah, die Impfung für alle zu empfehlen, ihren Meinungsumschwung begründete. Den Ausschlag gab demnach eine neue Studie, die zu dem Ergebnis kam, dass in Deutschland jährlich rund 5700 schwere Komplikationen, darunter etwa 22 Todesfälle als Folge der Windpocken, auftreten. Diese Zahlen liegen bei Weitem über dem, was bislang über die Gefährlichkeit der Windpocken bekannt war.

Doch wie kam die Studie zustande? Dafür wurde eine Telefonumfrage unter Ärzten durchgeführt.[55] Von 3500 angerufenen Ärzten erklärten sich 300 für ein Gespräch bereit. Sie wurden gebeten, aus ihrer Kartei einen beliebigen Patienten herauszufiltern, der unter Windpocken litt. »Nun verfügt kaum ein Arzt über ein Computersystem, bei dem er nach schlichtem Zufallsprinzip einen beliebigen Patienten herausfiltern kann, der unter Windpocken litt«, beschreibt Medizinjournalist Michael Houben in einer WDR-Reportage das Kernproblem.[56] »Die Ärzte stehen in solch einem Fall normalerweise vor einer großen Kartei und versuchen sich zu erinnern, welcher Patient wegen Windpocken behandelt wurde. Logisch, dass vor allem schwere Fälle namentlich im Gedächtnis bleiben.« Deren Komplikationsrate wurde von den Statistikern dann auf die gesamte Bevölkerung hochgerechnet. Eine Methodik, die nach den Kriterien der Evidenz-basierten Medizin nicht eben als seriös gilt.

Vielsagend ist ein Blick auf die Studienautoren. Darunter sind Mitarbeiter des Baseler Unternehmens Outcomes International, das auf seiner Homepage Folgendes als »Mission« der Firma angibt: »Wir unterstützen unsere Kunden der Pharma-, Biotech- und Medizingeräteindustrie in der Kommerzialisierung und Markteinführung ihrer Produkte.« Demnach dürfte der Auftraggeber und Financier der Studie ja zufrieden gewesen sein. Es handelte sich um das Unternehmen GlaxoSmithKline, das wenig später, im August 2006, mit Priorix-Tetra als weltexklusive Deutschlandpremiere einen Kombinationsimpfstoff gegen Masern, Mumps, Röteln und Windpocken auf den Markt brachte. In diesem Zusammenhang ebenfalls von Bedeutung sind die engen geschäftlichen Bande vieler STIKO-Mitglieder zu den Impfstoffherstellern (siehe Seite 249; im Kapitel »Ausverkauf der Experten«). Die von unabhängigen Institutionen wie dem *arznei-telegramm* geforderte Offenlegung der finanziellen Beziehungen wurde vonseiten des Robert Koch-Instituts, wo die STIKO beherbergt ist, bislang stets abgelehnt oder ignoriert. Gerade in einem hochsensiblen Bereich wie diesem sollte aber höchste Transparenz die Regel sein. Die derzeitige enge Verflechtung der Experten mit der Industrie entspricht diesem Bild ganz und gar nicht, zumal damit die Gesundheit der Menschen für potenziellen persönlichen Profit aufs Spiel gesetzt wird.

Besonders gefährlich ist die STIKO-Entscheidung zur allgemeinen Windpockenimpfung für Schwangere. Ähnlich wie bei Röteln drohen den Ungeborenen schwere Organschäden und Tod im Mutterleib, wenn eine Frau ohne Immunschutz in der Frühphase der Schwangerschaft mit Windpocken infiziert wird. Nun steigt aber das Erkrankungsalter durch die Impfungen steil nach oben. War vor den Massenimpfungen der Großteil der jungen Frauen bereits immun gegen Windpocken, wären künftig rund ein Viertel ungeschützt. Dieses Problem könnte nur durch eine extrem hohe Durchimpfungsrate mit jeweils zwei Impfdosen vermieden werden. Davon kann jedoch keine Rede sein. Da in Deutschland eine Pflichtimpfung gegen Windpocken politisch nicht durchsetzbar ist, wäre es schon ein Wunder, wenn die Impfquote im nächsten Jahrzehnt auf über 70 Prozent steigt. »Bei so einer Beteiligung zeigen sich nur die negativen, nicht aber die positiven Folgen einer Impfkampagne«, warnt der Tübinger Professor für medizinische Biometrie Klaus Dietz. »Da sollte man es besser sein lassen.«

Was hier passieren kann, zeigte sich bereits bei der Einführung der Masern-Mumps-Röteln-Impfung in Europa. Wenn sich eine Frau während der ersten drei bis vier Monate einer Schwangerschaft mit Röteln infiziert, kann der Fötus schwere Schäden erleiden: Entweder es kommt zu einer Fehlgeburt, Totgeburt oder zur Geburt eines behinderten Kindes. Einer der Gründe für die Einführung der MMR-Impfung war genau jener, die Zahl dieser gefährlichen Röteln-Embryopathien zu reduzieren. Zu Beginn der Impfkampagnen passierte jedoch genau das Gegenteil. In Griechenland kam es beispielsweise im Jahr 1993 zu einer regelrechten Epidemie dieser Schwangerschaftsinfektionen. War seit den Fünfzigerjahren nie von mehr als drei Röteln-Embryopathien pro Jahr berichtet worden, so wurde den Behörden diesmal die Geburt von gleich 25 behinderten Kindern gemeldet, wovon sieben binnen eines halben Jahres starben.[57] Wissenschaftler gingen den Ursachen dieser großen Rötelnepidemie nach und identifizierten als Auslöser die MMR-Impfung. Lag der Schwerpunkt der Röteln zuvor noch bei einem Durchschnittsalter von 8,5 Jahren, so traten im Jahr 1993 bereits 64 Prozent aller Rötelnfälle im Alter von über 15 Jahren auf. Damit hatte sich der Schwerpunkt ins Erwachsenenalter verlagert. Und gerade jene Gruppe, die man durch Einführung der Impfung vor Röteln schützen wollte, nämlich die schwangeren Frauen, gehörten nun zur höchsten Risikogruppe.

Die Durchimpfungsrate lag damals in Griechenland bei ebenjenen 70 Prozent, die Biometriker Dietz als ungünstigsten Bereich bezeichnet: nicht genug, um die Krankheit erfolgreich zu dezimieren, aber doch ausreichend, um die Infektionen seltener zu machen und das Erkrankungsalter in die Höhe zu treiben. Mit einer stärkeren Akzeptanz der MMR-Impfung und Quoten deutlich über 90 Prozent stieg die Impfrate in den folgenden Jahren, und heute sind die Röteln in Griechenland gänzlich verschwunden.

Bei Windpocken ist es biologisch nicht möglich, dass die Viren verschwinden. Es ist jedoch sehr wohl möglich, aus einer überwiegend harmlosen Kinderkrankheit eine wirkliche Gesundheitsgefahr für ein ganzes Land zu machen. Und diese Gelegenheit hat die STIKO ergriffen.

Nervengift für Babys

Neben den guten Verdienstmöglichkeiten bieten die Impfungen der Industrie noch einen zweiten gewaltigen Vorteil. Sie haben in der Öffentlichkeit einen enorm guten Ruf und sind damit wesentlich leichter vermarktbar als andere Produktgruppen. Dieser gute Ruf bringt allerdings auch einen Nachteil mit sich. Er blendet oftmals gerade jene Wissenschaftler und Behörden, deren Aufgabe es wäre, für strenge Qualitätskontrollen und Sicherheitsauflagen zu sorgen. Zumal öffentliche Kritik in diesem Bereich auch reflexartig zu dem Vorwurf führte, die Kritiker seien wohl Impfgegner und gefährdeten damit das Allgemeinwohl.

Wären Impfungen nicht zu einer Art »heiligen Kuh« des Wissenschaftsbetriebs verkommen, wäre es zum Beispiel nie möglich gewesen, jahrzehntelang das berüchtigte Nervengift Quecksilber als Konservierungsmittel in fast allen Impfstoffen zu verwenden. Noch dazu ohne jegliche Notwendigkeit. Bloß weil es immer so war. Und weil es scheinbar niemand für möglich hielt, dass auch Arzneimittel mit so enormen historischen Verdiensten wie Impfstoffe ein Risiko darstellen können.

Von der Entdeckung und Ausplünderung der Hochkulturen Mittel- und Südamerikas brachten die heimkehrenden Conquistadores ein Andenken nach Hause mit, das sich rasch in Europa verbreitete und unzählige Menschen ins Elend stürzte: die Syphilis. Der deutsche Arzt Paracelsus wies darauf hin, dass es sich dabei um eine Geschlechtskrankheit handelt, und sein Kollege Girolamo Fracastoro aus Verona empfahl als Erster eine Quecksilberkur zur Therapie der Syphilis. Quecksilbersalben sollten »die Ansteckungskeime der Syphilis verbrennen und die Krankheitsmaterie im Körper ausdörren, verflüssigen und in Schweiß verwandeln«. Die Therapie war schauderhaft. Nach zehntägigen Einreibungen wurde der Mund der Kranken geschwürig, und übelriechender Speichelfluss setzte ein. Die Patienten litten in den sogenannten »Blatternhäusern« enorme Schmerzen, die aber als gerechte Strafe für ihre geschlechtlichen Umtriebe angesehen wurden. Viele behielten nach der »Therapie« ein unkontrollierbares Zittern zurück. Wirkliche Heilung trat nur sehr selten ein. Zehn Quecksilberkuren binnen weniger Jahre waren keine Seltenheit. Die Betroffenen starben an der Syphilis und deren Bekämpfung zumeist binnen weniger Jahre.

Sogar Fracastoro selbst, der Begründer der Giftkur, warnte anno 1546 eindringlich vor den Gefahren und Grenzen der Quecksilbertherapie. Besonders vor den Versuchen einiger Kollegen, »die noch weit unbedachter sich erkühnen, das Quecksilber innerlich zu verabreichen«.

Seine Warnungen fanden kein Gehör. Bis ins 20. Jahrhundert blieb die Quecksilberkur gegen Syphilis eine – wenn auch gefürchtete, so doch – anerkannte medizinische Methode: äußerlich, innerlich, intramuskulär und subkutan. Erst mit der Entdeckung der Antibiotika wurde in den Vierzigerjahren ein Mittel gefunden, das die Syphilisbakterien unmittelbar angriff und damit die Krankheit mit einem Schlag heilbar machte.

Bereits ein Jahrzehnt davor wurde das bekannt giftige Metall auch als Bestandteil von Impfstoffen verwendet. Im

Jahr 1930 setzte der US-Pharmakonzern Eli Lilly im Diphtherie-Impfstoff erstmals sein neu patentiertes Konservierungsmittel Thimerosal (deutscher Name: Thiomersal) ein. Diese Substanz besteht zu 49,6 Prozent aus organischem Quecksilber.

Zu jener Zeit wurden Impfstoffe meist in größeren Behältern ausgeliefert, aus denen die Ärzte die benötigte Menge in Injektionsspritzen abfüllten. Den Rest stellten sie nach Gebrauch wieder in den Kühlschrank. Quecksilber hält aufgrund seiner Giftigkeit Schimmel oder Bakterien vom Impfstoff fern. Die Zugabe eines Konservierungsmittels war notwendig geworden, nachdem im Jahr 1928 bei einer Impfaktion elf Kinder unmittelbar nach dem Impftermin gestorben waren. Eine ärztliche Untersuchung der Vorfälle fand als wahrscheinlichste Ursache, dass der Impfstoff bereits verdorben war und den Kindern mit dem Impfstoff auch Bakterien injiziert worden waren. Tatsächlich traten die Todesfälle nur bei jenen Kindern auf, die zuletzt drankamen, nachdem mehr als zehn Tage lang derselbe Impfstoffbehälter verwendet worden war.[58] Derartige Vorkommnisse sollten fortan vermieden werden.

Zwar war den Wissenschaftlern von Eli Lilly von Anfang an klar, dass auch das neue Konservierungsmittel im menschlichen Organismus problematisch sein könnte. Wegen der niedrigen Dosierung wurde das Potenzial der Schädigung des Nervensystems allerdings als gering eingestuft. Und somit blieb das quecksilberhaltige Konservierungsmittel über viele Jahrzehnte in den meisten Impfstoffen in Gebrauch. Nur in Lebendimpfstoffen, wie der Polio-Schluckimpfung oder der Masernimpfung, konnte es nicht eingesetzt werden, weil es lebende Impfviren sofort abgetötet hätte.

Es gab natürlich immer wieder warnende Stimmen gegen die Beimengung des Nervengifts in Kinderimpfstoffe. Sie blieben jedoch die längste Zeit ungehört. Zum einen weil es stets hieß, der mögliche negative Effekt sei wohl winzig klein im Vergleich zum großen Nutzen des Impfstoffes. Zum anderen weil es keine behördlich zugelassene Alternative zu diesem Konservierungsmittel gab. Und schließlich spielte wohl auch die »große Tradition« jahrzehntelanger Anwendung eine Rolle.

Erst zur Mitte der Neunzigerjahre fassten die US-Gesundheitsbehörden den Vorsatz, alle in Umlauf befindlichen biologischen Arzneimittel systematisch auf die Beimengung von Quecksilber zu untersuchen. Dabei stellten sie völlig überrascht fest, dass sich das Konservierungsmittel Thiomersal zu einem gewaltigen Problem entwickelt hatte. Da die Kinder Ende der Neunzigerjahre nahezu dreimal so viele Impfungen erhielten wie noch zu Beginn der Achtzigerjahre, überstieg die Quecksilbermenge bereits die festgelegten Grenzwerte der Weltgesundheitsorganisation sowie der US-Behörde EPA (Environmental Protection Agency).

Ein durchschnittlich fünf Kilogramm schweres Baby soll nach dem strengen Limit der EPA nicht mehr als 34 Mikrogramm, nach dem der weniger strengen WHO nicht mehr als 159 Mikrogramm Quecksilber aufnehmen. Ein Säugling, der die als ganz normal empfohlenen Impfungen absolvierte, sammelte binnen 14 Wochen aber ganze 187,5 Mikrogramm Quecksilber in seinem Organismus an. Damit wurden ausgerechnet zu einer Zeit, in der sich das kindliche Nervensystem gerade zu entwickeln beginnt, die Babys mit hohen Dosen eines Nervengifts belastet. Besonders dramatisch war die Überdosierung bei Frühgeborenen mit geringerem Körpergewicht. Eine Arbeit zeigte, dass allein die Hepatitis-B-Impfung schon genügen kann, um die Quecksilberkonzentration im Blut auf das Zehnfache des EPA-Limits zu pushen.[59]

Die US-Behörden zogen nun aus diesen alarmierenden Ergebnissen aber nicht etwa die Konsequenz, das Konservierungsmittel schleunigst zu verbieten und aus allen Babyimpfstoffen zu entfernen. Nein, sie ersuchten in einem Beschluss im Sommer 1999 die Impfstoffhersteller, bei künftigen neuen Produkten doch bitte auf die Beigabe von Thiomersal zu verzichten. Die Arzneimittelbehörden der EU gingen wie üblich den bequemsten Weg, indem sie einfach die Empfehlungen der Kollegen aus Übersee übernahmen. Thiomersal wurde also nie verboten, es wurden lediglich keine neuen thiomersalhaltigen Produkte mehr zugelassen.

Etwa ab Mitte 2001 war es dann möglich, zumindest die empfohlenen Kinderimpfungen ohne Quecksilber durchzuführen. Allerdings auch nur, wenn der Impfarzt zu dieser Alternative griff. Am längsten dauerte es bei den Grippeimpfstoffen, bis das Quecksilber entfernt wurde. Impfstoffe mit lange bestehender Zulassung können aber auch heute noch Thiomersal enthalten. Gerade in Entwicklungsländern, wo meist keine Einwegspritzen, sondern noch Großgebinde im Einsatz sind, wird das Konservierungsmittel auf ausdrückliche Empfehlung der WHO bis heute routinemäßig verwendet.

Autistisch und hyperaktiv

Das problematische Konservierungsmittel stand im letzten Jahrzehnt im Mittelpunkt zahlreicher Kontroversen. Zum einen war es ein potentes Allergikum. »Fast ganz Österreich wurde beispielsweise mit der thiomersalhaltigen Zeckenschutzimpfung gegen Quecksilber allergisch sensibilisiert«, erzählte mir der Wiener Impfexperte Wolfgang Maurer, der seit den Achtzigerjahren in den EU-Gremien vergeblich für die Entfernung dieses Inhaltsstoffs eingetreten war. Durch diese Sensibilisierung bestand bei jeglichem weiteren Kontakt mit Quecksilber die Gefahr einer gefährlichen allergischen Schockreaktion. »Streng genommen«, so Maurer, »hätte man also alle diese Impfungen in der Nähe einer Intensivstation durchführen müssen.«

Im Kern der öffentlichen Diskussion stand aber nicht das Allergierisiko, sondern der Zusammenhang zwischen der Quecksilberbelastung der Babys und der enormen Zunahme von neurologischen Entwicklungsstörungen, allen voran Autismus. Bei dieser Krankheit, die sich meist im frühen Kindesalter bemerkbar macht, leiden die Patienten an schweren neurologischen Defekten in der Wahrnehmung und Informationsverarbeitung. Untersuchungen zeigten, dass – möglicherweise aufgrund von Entzündungsprozessen – wichtige Gehirnareale kaum erschlossen und schlecht mit der Umgebung vernetzt sind. Andere Areale, zu denen die Verbindung intakt bleibt, scheinen dafür manchmal überproportional entwickelt. Daraus ergeben sich bei manchen Autismuspatienten Begabungen, die weit über das normale Maß hinausgehen. In »Rain Man«, einem Hollywood-Film, der 1989 in die Kinos kam, stellte Dustin Hoffman einen derartigen Patienten authentisch dar und wurde dafür mit dem Oscar ausgezeichnet. Als der Kellnerin in einem Restaurant beispielsweise eine Packung Zahnstocher auf den Boden fiel, erkannte »Rain Man« auf einen Blick, wie viele Zahnstocher am Boden lagen. Er konnte mit seinem fotografischen Gedächtnis im Nu das Telefonbuch auswendig aufsagen, hatte aber keine Ahnung von den banalsten Anforderungen des Lebens und reagierte mit Verweigerung oder »Anfällen« auf Veränderung.

»Rain Man« war dennoch eine recht romantisierende Darstellung des Krankheitsbilds. Bei den meisten Autismuspatienten ist der Hirnschaden nämlich so ausgeprägt, dass sie derartige Kunststücke bei Weitem nicht vermögen. Viele lernen nie sprechen oder gehen.

Die Mutter eines autistischen Kindes schilderte mir die

gespenstische Szene, wie sie erstmals bemerkte, dass ihr damals zwanzig Monate altes Kind so gänzlich anders war: »Simon spielte in der Sandkiste, und ich setzte mich auf die Bank und las. Als ich nach einer Weile zu ihm hinsah, verlangte ein anderes Kind brüllend seine Schaufel. Da sah ich, dass Simons Arm voll Blut war. Das Kind hatte ihm eine tiefe Bisswunde zugefügt. Das Allerschlimmste für mich war jedoch, dass Simon das alles gar nicht bemerkte und weiter mit dem Sand spielte, als sei nichts passiert.«

Autistische Kinder leiden häufig an Gefühlsblindheit. Sie sind nicht in der Lage, die Emotionen anderer zu erkennen oder im Geringsten zu erwidern. Selbst entwickeln sie keinerlei Risikoverständnis. »Wenn Simon in eine Richtung geht«, erzählte seine Mutter weiter, »so weiß ich, dass er nicht mehr umdreht. Er hält auch bei der Straße nicht an und läuft zwischen die Autos. Er würde so lange in eine Richtung gehen, bis er müde wird. Dann legt er sich hin und schläft. Ohne uns zu vermissen. Als wüsste er gar nicht, dass es uns gibt.«

Derartige kindliche Fälle von Autismus wurden erstmals im Jahr 1943 von Leo Kanner, Psychiater am Johns Hopkins Krankenhaus in Baltimore beschrieben, also etwa ein Jahrzehnt nachdem Thiomersal als Konservierungsmittel erstmals breite Anwendung fand. Kanner beschrieb Autismus als »ein Verhaltensmuster, das weder ich noch irgendein Kollege jemals zuvor gesehen hatte«.

Seither hat sich diese Krankheit, die wegen ihrer mannigfachen Ausprägungen auch als »autistisches Spektrum« bezeichnet wird, zu einer regelrechten Epidemie entwickelt. Wurde die Krankheit in den Siebzigerjahren noch als sehr selten bezeichnet, so leiden heute bereits drei bis acht von tausend Kindern an einer Störung aus dem autistischen Spektrum. In Deutschland sind davon mehr als 200 000 Menschen betroffen.

Wissenschaftler diskutieren, ob auch das Aufmerksamkeitsdefizit-/Hyperaktivitätssyndrom (ADHS) eine gemeinsame biologische Wurzel haben könnte. Möglicherweise, so die These, sind hier Mikroentzündungen im Gehirn ein Auslöser, die Verschaltungsstörungen aber weniger gravierend. Auch bei ADHS besteht mit einem Verhältnis von etwa 4 zu 1 ein ähnlicher Überhang des männlichen Geschlechts, und es gibt viele diagnostische Überschneidungen und Ähnlichkeiten mit leichteren Verlaufsformen des autistischen Spektrums wie beispielsweise dem Asperger Syndrom.

Bei Hyperaktivität ist die Zahl der Betroffenen noch wesentlich höher als bei Autismus. Etwa 5 Prozent eines Jahrgangs sind davon betroffen. In jeder Schulklasse Deutschlands sitzen heute im Schnitt ein bis zwei »Zappelphilipps«. Noch schlimmer ist die Situation wie üblich in den USA, wo eine repräsentative Erhebung zeigte, dass heute bereits 9 Prozent der Kinder in der Altersgruppe von 8 bis 15 Jahren an ADHS leiden.[60] Ein Drittel dieser Patientengruppe von zusammen 2,4 Millionen Kindern nimmt dauerhaft Medikamente, ein weiteres Drittel »bei Bedarf«.

Psychologen bieten bei ADHS spezielle Verhaltenstherapien an. Bekanntestes Medikament ist Ritalin, das bei Erwachsenen als Antidepressivum eingesetzt wird. Bei hyperaktiven Kindern reguliert es den unkontrollierten Dopaminausstoß im Gehirn und verschafft damit den Kindern oft erst die Möglichkeit, ruhiger zu werden, sich zu konzentrieren und beispielsweise dem Unterricht in der Schule zu folgen. Wie sich diese Medikamente aber langfristig auswirken, ist derzeit völlig unbekannt. Und eine Heilung der Hyperaktivität ist dadurch nicht zu erwarten.

Bei allen Formen des autistischen Spektrums gibt es, ebenso wie bei Allergien und Autoimmunkrankheiten, eine starke genetische Komponente, eine ererbte Empfänglichkeit für diese Leiden. Längst wird aber die Ursache nicht mehr allein in »Autismusgenen« vermutet. Wahrscheinlicher ist, dass eine genetische Empfänglichkeit mit einem »Trigger« von außen zusammenfällt, der die Krankheit auslöst.

Dass das quecksilberhaltige Konservierungsmittel so ein Trigger sein könnte, wurde vielfach vermutet. Untersuchungen zeigen beispielsweise, dass der stärkste Anstieg bei den Autismusfällen in den USA zwischen 1987 und 1992 stattfand, in einer Zeit, in der verstärkt neue Babyimpfungen in die Programme aufgenommen wurden und die durchschnittliche Quecksilberbelastung der Impflinge sich nahezu verdreifachte.[61]

Im offiziellen Nebenwirkungsmeldesystem der USA häuften sich immer mehr Berichte von Ärzten und betroffenen Eltern über einen zeitlich engen Zusammenhang zwischen ersten Symptomen einer Entwicklungsstörung und Impfterminen. Darin hieß es beispielsweise, dass ein Baby, das auf die Impfung mit heftigem schrillem Schreien reagiert hatte, danach den Kopf nicht mehr – so wie zuvor – selbst halten konnte. Andere berichteten, dass die Babys aufhörten zu sprechen und erste Wörter wieder vergaßen.

Die Medien informierten über derartige Vorfälle und Verdachtsmomente, aber die Behörden beruhigten. Doch die Elternverbände waren mittlerweile in den USA – allein aufgrund der Häufigkeit dieser Störungen – zu einer nicht mehr zu überhörenden Gruppe geworden.

Die große Wissenslücke

Immer mehr Studien widmeten sich seither dem Quecksilber. Wissenschaftler richteten etwa über Autismus-Selbsthilfegruppen einen Aufruf an betroffene Eltern, die aufbewahrten Babylocken des ersten Haarschnitts ihrer Kinder für eine toxikologische Untersuchung zur Verfügung zu stellen.

Dabei zeigte sich ein Ergebnis, das auf den ersten Blick wie ein Paradoxon klingt: Gesunde Kinder hatten in den Babylocken einen um das beinahe Achtfache höheren Quecksilbergehalt als autistische Kinder.[62] Je schwerer die Verlaufsform des Autismus, desto weniger Quecksilber fand sich in den Haaren. »Das deutet darauf hin, dass viele autistische Kinder das aufgenommene Quecksilber nicht ausscheiden können«, vermuten die Autoren. Anstatt in Haaren oder Urin bleibt das giftige Schwermetall intern im Organismus gebunden.

Wenn dann allerdings starke metallausleitende Medikamente verabreicht werden, so kommt das Gift zum Vorschein. Eine ganze Menge von Studien zeigen, dass autistische Kinder verglichen mit gesunden eine deutlich erhöhte Schwermetallbelastung haben.[63] Bei der Verabreichung ausleitender Medikamente wurde im Urin autistischer Kinder eine um das Dreifache erhöhte Menge an Quecksilber gemessen als in der gesunden Kontrollgruppe. Geimpfte Kinder hatten – verglichen mit ungeimpften – sogar einen um das Sechsfache höheren Quecksilberanteil im Urin. »Das könnte möglicherweise vom Thiomersal aus den Impfstoffen stammen«, notieren die Autoren.[64]

Die Harvard-Kinderneurologin Martha Herbert lieferte schließlich eine mögliche Erklärung dafür, wie das Quecksilber die Schädigungen auslösen könnte. Sie analysierte die Gehirne von Autisten, die häufig ungewöhnlich groß sind.[65] »Dies«, schreibt sie, »scheint eine Folge von schweren Nervenentzündungen zu sein, die im Gehirngewebe von Autisten ablaufen.« Sie vermutet, dass eine chronische Krankheit oder ein externer Umweltfaktor, wie eben Schwermetalle, Ursachen dieser Entzündung seien.

Von offizieller Seite kamen meist Beruhigungen. Die Autismusepidemie sei vielleicht gar nicht real, sondern nur ein Produkt der höheren Aufmerksamkeit für diese Symptome.

Wo man näher hinsieht, fände man eben auch mehr. Diese These wurde jedoch aufgegeben, als die Gesundheitsbehörde CDC selbst bei Untersuchungen die enorme Zunahme bestätigte: Während in den Siebzigerjahren des vergangenen Jahrhunderts etwa ein bis zwei Fälle pro 10 000 Kindern beobachtet wurden, wurde zu Beginn des neuen Millenniums bereits eines von 166 Kindern mit einer autistischen Störung diagnostiziert. Etwa jeder 60. Junge und jedes 250. Mädchen ist betroffen, insgesamt leiden in den USA heute bereits mehr als eine halbe Million Kinder an der Krankheit.

Die Behörden erkennen nun die Tragweite der gesundheitlichen Bedrohung an. Nach wie vor, heißt es von offizieller Seite, lägen die Ursachen aber im Dunkeln. Quecksilber könne jedoch schon allein deshalb nicht verantwortlich sein, weil es ein weit verbreitetes chemisches Element ist. Jeder Mensch, so die Entlastungsthese, nimmt über die Nahrung ein Vielfaches der Menge auf, wie sie in den Impfungen enthalten seien. Fisch beispielsweise sei eine ganz enorme Quecksilberquelle.

Allerdings gibt es einen bedeutenden chemischen Unterschied zwischen dem Quecksilber in der Nahrung und jenem in Impfstoffen. Thomas Burbacher, Professor für Umwelt- und Arbeitsmedizin der Universität von Washington in Seattle, ging diesem Unterschied erstmals wissenschaftlich nach und erforschte den Einfluss der beiden Arten von Quecksilber auf die neurologische Entwicklung von heranwachsenden Menschenaffen. Im Auftrag der Gesundheitsbehörden sollte er testen, ob sich die spezielle Form organischen Quecksilbers, wie sie im Thiomersal enthalten ist (Ethyl-Quecksilber), im Organismus ähnlich verhält wie das wesentlich gebräuchlichere und gut erforschte Methyl-Quecksilber, mit dem viele Nahrungsmittel belastet sind.

Bislang war genau dies angenommen worden, und so wurden die Grenzwerte für eine Methyl-Belastung auch auf die

Ethyl-Variante umgelegt. Empirisch geprüft hatte das aber noch niemand, trotz jahrzehntelangem Einsatz in Kinderimpfstoffen. Man wusste lediglich, dass das Quecksilber aus den Impfstoffen relativ schnell aus dem Blut verschwindet. Das galt als Beleg für die Harmlosigkeit der Ethyl-Variante.

Thomas Burbacher entdeckte nun bei den Menschenaffen, dass das Ethyl-Quecksilber in Thiomersal tatsächlich rascher aus dem Blut verschwindet. Es war 8,5 Tage nach der Injektion nicht mehr nachweisbar, das verfütterte Methyl-Quecksilber hingegen erst nach 21,5 Tagen.

Doch anstatt, so wie die langsamer abgebaute Methyl-Verbindung, den Weg zum Großteil über Stuhl und Blase ins Freie zu nehmen, fand Burbacher das Ethyl-Quecksilber dann leider im Gehirn der Menschenaffen wieder. Und zwar bis zu 71 Prozent umgewandelt als metallisches Quecksilber. Bei der Methyl-Variante waren hingegen nie mehr als 10 Prozent des im Gehirn gefundenen Quecksilbers anorganisch. Zudem wurde das Konservierungsmittel im Gehirn nun plötzlich um ein Vielfaches langsamer abgebaut als zuvor im Blut. Dadurch, so schreibt Burbacher, ergibt sich auch eine höhere Wahrscheinlichkeit, dass sich Quecksilber im Gehirn ansammelt. Bei den mit Ethyl-Quecksilber geimpften Affen fand sich die doppelte Menge an anorganischem Quecksilber im Gehirn wie bei den mit Methyl-Quecksilber gefütterten.[66]

Dies nun toxikologisch zu werten, versucht Burbacher in seiner Analyse gar nicht. Doch ist damit klar, dass sich die beiden Quecksilbervarianten im Organismus biochemisch völlig unterschiedlich verhalten und anders verstoffwechselt werden. Dass hier immer von einem chemischen Zwilling ausgegangen wurde, erwies sich als schwerer Irrtum. »Leider haben wir diese Studien viel zu spät begonnen«, erklärte Burbacher im Jahr 2005 gegenüber der Presse, »diese Basisinformationen hätten schon vor Jahrzehnten eingeholt werden müssen.«[67]

Das Institute of Medicine, eine der höchsten medizinischen Instanzen der USA, hatte im Jahr 2001 in einem Bericht den Zusammenhang zwischen neurologischen Entwicklungsstörungen und Quecksilber aus Impfstoffen noch als »biologisch plausibel« angesehen.[68] Drei Jahre später wurde dieses Problem hingegen für gelöst erklärt: Es gäbe keinen Zusammenhang, weitere Studien in diese Richtung seien nicht nötig, erklärte das Expertengremium.

»Diese Aussage ist schwer zu verstehen«, schreibt Burbacher in seinem Forschungsbericht, »wissen wir doch noch immer viel zu wenig über den toxischen Effekt von Thiomersal auf ein sich entwickelndes Nervensystem. Immerhin handelt es sich dabei um eine Substanz, die Millionen von Neugeborenen injiziert wurde und noch immer injiziert wird.« Und Burbacher beendet seine Arbeit mit der Feststellung: »Methyl-Quecksilber ist jedenfalls keine brauchbare Referenz, um das Risiko von Thiomersal zu bewerten. Wir brauchen dringend zuverlässige Informationen über dessen genaues neurotoxisches Potenzial, damit wir Aussagen über die Effekte der geimpften Neugeborenen und Babys machen können. Diese Informationen sind entscheidend, wenn wir auf die öffentlich geäußerten Sorgen über die Sicherheit der Kinderimpfstoffe antworten wollen.«

Mahnende Stimmen wie jene von Burbacher blieben in der Minderheit. Öffentlich hieß es dazu monoton, dass die Gefahr übertrieben wurde, der Zusammenhang mit Autismus endgültig widerlegt sei.

Belegt wird das meist mit epidemiologischen Studien. Am häufigsten genannt wird eine Arbeit aus Dänemark,[69] jenem Land, das Quecksilber in Impfstoffen bereits 1992 verboten hat. Dennoch, so die Hauptaussage der Studie, sei die Autismusrate auch nach der Abschaffung von Thiomersal weiter gestiegen. Damit sei eindeutig bewiesen, dass Impfungen nicht als Schadensursache infrage kommen.

Die dänische Arbeit hat aber eine Reihe methodischer Schwächen und wurde deswegen auch heftig kritisiert. Eine Arbeitsgruppe des Instituts für Umweltmedizin und Krankenhaushygiene der Universitätsklinik Freiburg listet beispielsweise in einer Studienkritik gleich sechs gravierende Fehler auf.[70] »Deswegen ist es geboten«, so der Freiburger Studienleiter Joachim Mutter, »weitere Untersuchungen zu diesem Thema mit fundierter Methodik und unbeeinflusst von wirtschaftlichen, professionellen oder politischen Interessen durchzuführen.«

Andere Entlastungsargumente beziehen sich auf jene niedrigen Quecksilberwerte, die auch Burbacher im Blut der geimpften Affen gefunden hat. Eine der am prominentesten publizierten Studien dazu stammt vom Immunologen Michael Pichichero von der Universität in Rochester, New York.[71] Er impfte vierzig Babys mit thiomersalhaltigen Impfstoffen und 21 ohne. Nur bei einem einzigen der Impflinge in der Kontrollgruppe fand er einen Quecksilberwert, der mit den Prüfgeräten überhaupt quantifizierbar war, alle anderen lagen unter der Wahrnehmungsgrenze. Das zeigt, dass die Quecksilberkontaminierung über die Nahrung – zumindest bei den Babys - doch wesentlich geringer ist als vielfach behauptet.

Bei den Babys aus der Thiomersalgruppe schlugen hingegen alle Messgeräte an und ermittelten eine Halbwertszeit von sieben Tagen, bis die Hälfte des Quecksilbers aus dem Blut abgebaut war. Pichichero interpretierte diese Ergebnisse als beruhigenden Hinweis für die Sicherheit von Thiomersal: »Die Blutwerte blieben in einem sicheren Bereich, und es scheint, dass das Ethyl-Quecksilber über den Stuhl rasch aus dem Blut eliminiert wird«, schloss er seine Arbeit.

Was sich von diesem rasch abgebauten Quecksilber allerdings im Hirn festsetzte, konnte Pichichero gar nicht beurteilen. Dazu hätte es nämlich einer Methode wie bei Burbachers drastischem Tierversuch bedurft, bei dem die Affen am Ende geopfert und obduziert wurden.

Schwamm drüber

Wir sehen also ein erschreckendes Muster bei der Qualitätssicherung von Impfstoffen: Über Jahrzehnte sah niemand so genau hin, was überhaupt drin war. Als dann im Zuge einer Routinekontrolle endlich die enorme Anhäufung von Quecksilber im Organismus der geimpften Babys als Thema an die Öffentlichkeit kam, reagierten die Behörden enorm industriefreundlich: mit jahrelangen Übergangsfristen. Jetzt erst wurde Geld bereitgestellt, sich des Themas wissenschaftlich anzunehmen und zu erforschen, was man da eigentlich genau gespritzt hatte und wie sich dieses giftige Schwermetall daraufhin im Organismus verhielt.

Burbachers dramatische Ergebnisse aus dem Tierversuch mit den Affen stammen vom April 2005, erschienen also erst, als die Impfstoffe bereits großteils frei von Thiomersal waren. Natürlich nur jene in den Industrieländern. Denn für Entwicklungsländer empfiehlt die WHO ja nach wie vor Quecksilber zur Konservierung.

Die taktische Lage für die Gesundheitsbehörden war auch nicht einfach. Auf der einen Seite häuften sich die Sammelklagen der Autismusverbände gegen die Impfstoffhersteller, und es war schon abzusehen, dass es hier um ähnlich gigantische Summen wie bei den großen Tabakindustrieprozessen gehen würde. Auf der anderen Seite stand die klare Drohung der Pharmaindustrie, sich gänzlich aus der Impfstoffproduktion zurückzuziehen, wenn sie hier von den Gesetzgebern keinen Schutz bekäme. In diesem Spannungsfeld stand auch die Wissenschaft. Es war in dieser Situation zur Jahrtausendwende nicht möglich, eine Studie zur Quecksilberproblematik zu veröffentlichen, ohne damit in einen hochkomplizierten Wirbel aus Gesundheitspolitik und Strafrecht gezogen zu werden.

Ein bezeichnendes Sittenbild dieser Lage gibt ein 286 Seiten umfassendes Gesprächsprotokoll einer Veranstaltung von Impfexperten, Regierungs-, WHO- und Pharmaindustrievertretern, bei der im Juni 2000 zwei Tage lang über einen möglichen Zusammenhang von Thiomersal und neurologischen Entwicklungsstörungen diskutiert wurde.[72] Der Anlass für das eilig einberufene Meeting war eine bislang noch unveröffentlichte Studie der Gesundheitsbehörde CDC, geleitet vom Epidemiologen Tom Verstraeten. Alle Teilnehmer waren zur Verschwiegenheit verpflichtet. Dass das Protokoll überhaupt an die Öffentlichkeit gelangte, war das Verdienst einer Autismus-Elterninitiative, die es auf Basis des »Freedom of Information Act« gerichtlich ausheben ließ.[73]

Tom Verstraeten, der Studienautor, erklärte in seinem Vortrag, dass er in der Arbeit die Quecksilberbelastung von mehr als 100 000 Kindern erhoben und in Beziehung zu deren gesundheitlichen Störungen gesetzt habe. Abgesehen von der Polio-Schluckimpfung war damals – sowohl in den USA als auch in Europa – in jedem Baby-Impfstoff Quecksilber enthalten. Verstraeten erklärte nun den geschockten Anwesenden, dass es einen linearen signifikanten Zusammenhang zwischen der Thiomersalbelastung und den Entwicklungsstörungen gab. Für jedes Mikrogramm Thiomersal, das die Babys abbekommen hatten, stieg das Krankheitsrisiko um 0,7 Prozent. Am deutlichsten war der Trend für Sprachverzögerung, gefolgt von Hyperaktivität und Autismus.

Die Ergebnisse wurden lebhaft diskutiert. Speziell die Bedeutung, die eine derartige Veröffentlichung für den Ausgang der Strafprozesse hätte. »Die medizinisch-legalen Konsequenzen dieser Studie sind entsetzlich«, erklärte etwa der Entwicklungsbiologe und Kinderarzt Robert Brent von der

Jefferson University. »Damit sind wir in einer schlechten Position, um Gerichtsverfahren abzuwehren, wenn welche initiiert werden. Ich bin wirklich besorgt.«

Viele Überlegungen kamen, wie das Ergebnis am besten dargestellt werden sollte, um den Schaden zu minimieren. Philip Rhodes, im Studienteam für die Statistik zuständig, erklärte, wie es möglich wäre, Einfluss auf die Ergebnisse auszuüben. Indem beispielsweise Frühgeborene aus der Auswertung ausgeschlossen würden oder Kinder, die weniger Impfungen bekamen. Sowohl er selbst als auch Verstraeten und andere seien aber bereits Monate über der Auswertung der Daten gesessen. »Du kannst sie stoßen, ich kann sie ziehen. Aber hier hat schon eine ganze Menge Bewegung stattgefunden, sodass wir von einer enormen Signifikanz zu einem grenzwertigen Resultat kamen.« Viel mehr sei in diesem Stoß-mich-zieh-dich-Datenkarussel aber nicht mehr drin.

Scheinbar war aber doch noch etwas drin. Es dauerte zwar noch mehr als drei Jahre, bis die Studie im angesehenen Journal *Pediatrics* das Licht der Fachwelt erblickte, doch nun gab es endgültig keine signifikanten Zusammenhänge mehr.[74] Bloß ein paar kleine regionale Irritationen bei »nervösen Ticks« und »Sprachverzögerung«, die mit Nachfolgestudien abgeklärt werden sollten. Bei Autismus und Aufmerksamkeitsdefizitsyndrom war die Entwarnung jedenfalls absolut.

Ach ja, in der nächsten Ausgabe des Journals musste noch eine etwas peinliche Ergänzung zur Studie angefügt werden. Der Studienautor Tom Verstraeten, der als Mitarbeiter der US-Gesundheitsbehörde bezeichnet worden war, hatte nämlich vergessen bekanntzugeben, dass er nun schon seit mehr als einem Jahr für den Pharmakonzern und Impfstoffhersteller GlaxoSmithKline arbeitete.

Wirklich gute Nachrichten kommen nun aber langsam aus der Praxis. Der Verzicht auf Quecksilber scheint tatsächlich einen starken Einfluss auf die Neumeldung von Entwicklungsstörungen zu zeigen. Beim offiziellen Nebenwirkungsmeldesystem der USA kam es bereits im Jahr 2003 zu einem Rückgang der Meldungen über autismusähnliche Zwischenfälle von 37 Prozent im Vergleich zum Vorjahr, ein Jahr später war der Rückgang mit 54 Prozent noch deutlicher.[75]

Auch in Kalifornien, beim anerkannt besten staatlichen Meldesystem für autistische Krankheiten, zeigen sich erste messbare Erfolge. Während es bis zum Jahr 2002 von Quartalsbericht zu Quartalsbericht immer neue Rekordmeldungen für Krankheitsfälle gegeben hatte, geht seit 2003 der Trend konsequent in die Gegenrichtung. Dies offiziell als Erfolg der Rücknahme von Thiomersal zu benennen fällt den Behörden allerdings noch zusehends schwer. »Vielleicht ist das, was die Zahlen hochtrieb – Umwelteinflüsse oder was immer –, nicht länger präsent«, spekulierte Robert Hendren, der Direktor des kalifornischen Forschungsprogramms für neuronale Entwicklungsstörungen gegenüber der *Los Angeles Times*.[76] »Aber das ist alles Spekulation.«

Wie groß der Anteil des Quecksilbers tatsächlich ist und wie viel zulasten anderer Einflüsse geht, wird man vor 2010 wohl nicht mit Gewissheit sagen können.

Aluminium – das schmutzige kleine Geheimnis

Quecksilber hatte als Bestandteil von Impfungen zumindest den Vorteil, dass man wusste, wie es wirkt: Es sollte aufgrund seiner Giftigkeit den Impfstoff konservieren und möglichen Besiedlern wie Pilzen oder Bakterien von vornherein den Appetit verderben.

Bei einem anderen metallischen Inhaltsstoff, der immerhin in zwei Dritteln aller derzeit verwendeten Impfungen enthalten ist, kann hingegen kaum jemand sagen, wie er genau wirkt. Man weiß nur, dass der ganze Impfstoff nicht funktioniert, wenn kein Aluminium drin wäre. Charles Janeway Jr., Immunologe der Yale University in New Haven, bezeichnete Aluminium deswegen als »dirty little secret«, als schmutziges kleines Geheimnis der Immunologen.[77]

Die Verwendung von Aluminium als Hilfsstoff oder Adjuvans (von lat. *adjuvare*, unterstützen) in Impfstoffen hat eine ebenso lange Tradition wie jene von Quecksilber. Bereits 1931 publizierte Alexander Thomas Glenny seine Entdeckung eines an Aluminium gebundenen Diphtherie-Impfstoffs. Trotz dieser enorm langen Anwendungserfahrung ist das Verständnis der Wirkmechanismen der Aluminiumsalze bis heute noch weitgehend ungeklärt. Erst 2006 erschien beispielsweise eine Übersichtsarbeit des schottischen Immunologen James M. Brewer mit dem programmatischen Titel: »(Wie) Funktionieren Aluminium-Adjuvantien?«[78] Darin drückt er seine Verwunderung darüber aus, dass trotz einer mehr als 70-jährigen Anwendungsgeschichte so wenig Wissen über die physikalisch-chemischen Interaktionen zwischen Aluminium und dem Impfstoff-Antigen besteht und auch die genaue biologische Wirkungsweise der Aluminiumsalze im Organismus bislang kaum studiert wurde.

Sicher ist bloß, dass Aluminium die spezifische Immunantwort gegen die Antigene des Impfstoffs verstärkt. Das funktioniert über mehrere Mechanismen. Zum einen wird durch die Bindung des Antigens an den Hilfsstoff eine verlangsamte Freisetzung und damit ein Depoteffekt erzielt. Dadurch kommen mehr Zellen des Immunsystems mit dem Wirkstoff in Kontakt, und es erfolgt eine bessere Immunantwort mit einer breiteren Streuung auf Makrophagen, dendritische Zellen und Lymphozyten.

Eine der wichtigsten Anforderungen an einen Hilfsstoff ist, dass es die Immunantwort auf die Wirkstoffe in der Impfung fördert, aber gleichzeitig keine eigene Immunreaktion gegen sich selbst hervorruft. Adjuvantien sollen sich dann nach getaner Arbeit im Organismus wieder abbauen und ohne negative Folgen ausscheiden lassen. So weit die Theorie.

Bei den bislang fast ausnahmslos verwendeten Adjuvantien handelt es sich um anorganische Salze, die schwer löslich sind und damit das an sie gebundene Antigen nur langsam freigeben. Zugelassen sind hier im Wesentlichen Aluminiumsalze in Form von Aluminiumphosphat und Aluminiumhydroxid.

Der Vorteil von Aluminiumsalzen ist, dass sie als Immunreaktion eine starke Antikörperbildung hervorrufen. Das heißt, sie aktivieren eher eine Th2-Reaktion des Immunsystems. Die zelluläre Abwehr (Th1-Reaktion) stimulieren sie hingegen nur gering.

Lebendimpfstoffe mit abgeschwächten Viren wie beispielsweise bei der Masern- oder Windpockenimpfung benötigen keine Adjuvantien, weil sie noch genug von ihrer ursprünglichen Struktur bewahren, um von der angeborenen Immunabwehr als Eindringlinge ernst genommen zu werden. Sie fungieren also als ihr eigenes Adjuvans. Auch ganze abgetötete Bakterien benötigen meist keinen Hilfsstoff, um eine geeignete Immunantwort auszulösen. Sehr wohl hingegen Bakterienteile oder bestimmte Oberflächenproteine. Hier sind die Antigene anscheinend für das Immunsystem nicht »bedrohlich« genug, um auf sie zu reagieren. Erst die durch die Aluminiumsalze hervorgerufene Entzündung an der Einstichstelle sorgt für die Alarmierung des Abwehrsystems. Da die anorganischen Salze vom Immunsystem aber als Nicht-Lebewesen ignoriert werden, werden die an derselben Stelle vorgefundenen Antigene für die Verursacher des Desasters gehalten und von den dendritischen Zellen gefasst und zu den Lymphknoten geführt. Das Aluminium jubelt also, salopp formuliert, den Polizisten der Immunabwehr einen falschen Verdächtigen unter, den es als Brandstifter im Gewebe denunziert.

Dass dieser Trick nicht immer optimal funktioniert, ist bekannt. Denn das derart manipulierte Immunsystem reagiert manchmal völlig unberechenbar auf diese Provokation und nicht so wie von den Impfexperten gewünscht. Aluminium gilt aufgrund seiner Wirkweise als potenzieller Auslöser sowohl von Allergien als auch von Autoimmunkrankheiten. Zudem ist es eine der Hauptursachen für unerwünschte Impfnebenwirkungen, weil die Entzündung, die es im Gewebe verursacht – und auch verursachen soll, um seine Wirkung zu erzielen –, oft schlecht abheilt. Die Aluminiumsalze lösen sich manchmal schlecht auf und bleiben eine dauernde lokale Irritation, die bei den Geimpften lange andauernde Schmerzen an der Einstichstelle auslösen kann.

Insofern wünschen sich die meisten Impfexperten lieber heute als morgen eine geeignete Alternative für das Aluminium. Doch das ist nicht so einfach. Erst wenige andere Adjuvantien sind zugelassen. Sie haben ebenso ihre Nachteile und sind in der praktischen Anwendung noch wenig geprüft.

Auch hier besteht also eine Parallele zur Verwendung von Quecksilber. Niemand ist wirklich glücklich damit. Doch vor die Alternative gestellt, die Impfstoffhersteller vor strenge Ultimaten zu stellen und aluminiumhaltige Impfstoffe zu verbieten, wird zugewartet. Denn, so die Behörden, allzu groß ist das Gefahrenpotenzial der Metallverbindung ja ohnehin nicht. Und um diesen Gesamteindruck nicht zu gefährden, sieht man besser nicht hin und organisiert auch keine Studien, die die Wirkmechanismen der Aluminiumsalze aufklären könnten. Die Impfstoffhersteller ihrerseits haben dazu schon gar keine Veranlassung, weil sie dadurch nur ihre eigenen Produkte in Verruf bringen würden. Erst der Hersteller eines neuartigen, unproblematischen Hilfsstoffs hätte einen Anlass, direkte Vergleichsstudien mit Aluminium zu finanzieren, um sein neues Produkt auf den Markt zu bringen. Und darauf, scheint es, ruht die Hoffnung der Qualitätskontrolle. Ein wirkliches Armutszeugnis.

Vor Kurzem hatte ich mit Yehuda Shoenfeld Kontakt, dem Vorstand des Zentrums für Autoimmunkrankheiten an der Universität von Tel Aviv. Er hat bereits viele Übersichtsarbeiten über die vermutlichen Auslöser dieser Krankheiten publiziert und organisierte 2006 einen Kongress im italienischen Sorrent, bei dem erstmals auch Impfungen als potenzielles Risiko im Mittelpunkt standen und diskutiert wurden. Selbst stellte er die diversen Möglichkeiten dar, wie Impfungen hier eine Autoaggression anstoßen könnten.[79+80] Im Zentrum steht ein Mechanismus, der als »molekulare Mimikry« bezeichnet wird (siehe auch S. 125 im Kapitel »Das Immunsystem neu starten«). Moleküle auf der Oberfläche von Krankheitserregern können körpereigenen Molekülen ähneln oder mit ihnen sogar identisch sein. Zum einen könnte dies eine Taktik von bestimmten Keimen sein, um sich im Organismus zu tarnen. Genauso kann es aber auch bloß Zufall sein. Problematisch wird es, wenn das Immunsystem daraufhin die eigenen Zellen attackiert, weil es sie für Krankheitserreger hält. Und hier kommt wieder der Überlistungstrick mit Aluminium ins Spiel. Denn mit der Präsentation irgendwelcher toten Proteinbestandteile, die von einer nicht real vorhandenen Bakterienoberfläche stammen, wächst natürlich die Gefahr, dass das Immunsystem sich irrt.

Konkret im Mittelpunkt stand Aluminium bei einer aktuellen Studie eines kanadischen Forscherteams der Universität Vancouver. Sie wollten die Auswirkungen von Hilfsstoffen in Impfungen im Mausversuch testen.[81] Vordergründig ging es in der Arbeit darum, zu untersuchen, wie die vielfältigen Krankheiten entstanden sein könnten, die unter dem Begriff »Golfkriegssyndrom« bei Tausenden Soldaten rund um den ersten Golfkrieg (1990–91) beobachtet wurden. Schon früh wurde ja der Verdacht geäußert, dass hier weder Uran-ummantelte Geschosse noch Infektionen, noch Nervengas der Iraker verantwortlich waren, sondern das extreme Impfprogramm, dem die Soldaten vor ihrer Abreise an den Golf unterzogen worden waren.

Einer der Beweise für diese These war die Tatsache, dass das Golfkriegssyndrom in gleichem Umfang auch bei jenen Soldaten auftrat, die später gar nicht ins Kriegsgebiet geflogen wurden, sondern zu Hause geblieben waren. Französische Soldaten, die kein derartiges Impfprogramm durchgemacht hatten, zeigten kaum Symptome des Golfkriegssyndroms, speziell nicht jene schweren Nervenschäden, die zum Verlust der Muskelfunktion führen (Lou Gehrings Syndrom bzw. ALS).

Die kanadischen Wissenschaftler nahmen nun den Gehalt an Aluminium, der in einer einzigen dieser Militärimpfungen enthalten war, rechneten das vom Gewicht der Soldaten auf jenes von Versuchsmäusen herunter und injizierten einem Teil der Tiere diese Menge. Dann wurden die Mäuse einem intensiven Programm unterworfen, in dessen Verlauf regelmäßig ihre Muskelstärke ermittelt sowie Lern- und psychische Tests durchgeführt wurden.

Die mit der Aluminiumlösung geimpften Mäuse unterschieden sich in der Auswertung ganz extrem von den Mäusen, die nur eine neutrale Wasserlösung gespritzt bekamen. Ihre Muskelkraft und Ausdauer lag nur noch bei der Hälfte jener Werte, die die ungeimpften Mäuse erreichten. Sie waren signifikant ängstlicher und hatten schlechtere Werte bei den Gedächtnistests.

Bei der Analyse der Zellschäden in Gehirn und Rückenmark zeigte sich bei den »Aluminiummäusen« ein regelrechtes Desaster. In Gehirnstrukturen, die in der Bewegungskoordination und Muskelkontrolle eine Rolle spielen, waren bis zu 35 Prozent der Neuronen abgestorben. Sowohl im Gehirn als auch im Rückenmark befanden sich zahlreiche Nervenzellen in Auflösung.

Die Autoren schreiben dazu: »Aluminiumhydroxid löste sowohl Verhaltens- als auch Bewegungsdefizite aus und die erhöhte Präsenz von apoptotischen Neuronen (Anm.: Nervenzellen im Stadium des bevorstehenden Zelltodes) in verschiedenen Regionen des zentralen Nervensystems mit signifikantem Verlust von motorischen Nervenzellen im Mark der Lendenwirbelsäule.«

Dazu weisen die kanadischen Wissenschaftler noch auf Dutzende Studien hin, die bei Tieren und Menschen das schädliche Potenzial von Aluminiumsalzen bereits gezeigt haben. Nicht nur im Zusammenhang mit der konkreten Nervenschädigung, sondern auch bei der Aktivierung von Autoimmunreaktionen und Allergien.

Schließlich folgt ein Schlussabsatz, der die Bedeutung dieser Thematik für die Gesundheit der Kinder darlegt: »Die fortgesetzte Verwendung von Aluminiumhilfsstoffen in verschiedensten Impfungen (z. B. Hepatitis A und B, Diphtherie, Tetanus, Keuchhusten usw.) für die breite Öffentlichkeit könnte noch viel weitreichendere Folgen für die Gesundheit haben. Bevor die Sicherheit der Impfstoffe nicht in umfassenden kontrollierten Langzeitstudien mit speziellem Fokus auf deren Einfluss auf das Nervensystem im Detail gezeigt wird, könnten viele der geimpften Personen gefährdet werden. Ob der Schutz vor gefürchteten Krankheiten schwerer wiegt als das Risiko, das von der Giftigkeit der Impfungen selbst ausgeht, ist eine Frage, die sofortige dringende Aufmerksamkeit verlangt.«

Am Ende der Arbeit ist es üblich, dass die Autoren die

Finanziers ihrer Studie und ihre eigenen Firmenbeziehungen offenlegen. Dort geben die kanadischen Autoren an, dass sie bisher keinerlei Honorare oder Zuwendungen von Impfstoffherstellern oder anderen Pharmafirmen erhalten haben. Ihre vorliegende Arbeit wurde von zwei unabhängigen kanadischen Forschungsgesellschaften finanziert.

Ich notiere diese Offenlegung hier deshalb, weil das für eine Impfstoffstudie eine beinahe exotische Aussage ist.

Der Stellvertretereffekt

Der Versuch, bestimmte Keime auszurotten und damit Krankheit zu vermeiden, ist ein gut gemeinter Vorsatz. Mit jeder vermiedenen Krankheit wird die Welt ein Stück gesünder, lautet die dahinterstehende These. Krankheit wird demnach ausschließlich als unmenschliche Bedrohung betrachtet, als eine Art biologischer Niederlage, die uns schicksalhaft überfällt und sinnlos wütet wie eine Naturkatastrophe. Hier Medikamente in die Schlacht zu werfen, wäre pure Notwehr, das Immunsystem über Impfungen aufzurüsten, eine Art Hagelversicherung. Und beides dient selbstverständlich und ausschließlich der Gesundheit.

Diese Weltsicht betrachtet Krankheit als isoliertes Phänomen, das über unbeteiligte Menschen herfällt wie ein rutschender Dachziegel, der sich unter den Passanten auf der Straße wahllos ein Opfer sucht. Was könnte nun falsch daran sein, gesprungene Ziegel aus Sicherheitsgründen zu entfernen und beschädigte Dächer vorsorglich zu reparieren? Gar nichts. Doch für jeden kaputten Ziegel braucht es einen neuen, damit es nicht ins Haus regnet. Während der Dachdecker in der Realität dabei den passenden Ziegel auswählt und die Luke dicht macht, ist die Mikrobiologie ein System, das sich völlig autark regeneriert, nach eigenständigen Regeln, die wir zumeist nicht steuern können und in die uns der Einblick fehlt.

Bei einer Putzdesinfektion dauert es beispielsweise nur 90 Minuten, bis drei Viertel der Keime wieder aktiv sind. Und nach zwei Stunden ist das zuvor gesäuberte Areal wieder komplett besiedelt. Dasselbe passiert nach einer intensiven Reinigung der Haut – oder nach einer Antibiotikatherapie auf den inneren Schleimhäuten des Atem- und Verdauungstraktes. Kein Fleckchen auf unserer Landkarte bleibt unbewohnt. Wenn wir Glück haben, bildet sich in der Neubesiedlung wieder ein verträgliches, gesundes Gleichgewicht heraus. Ebenso ist es aber möglich, dass schädliche Keime die Oberhand gewinnen und die Situation nach dem Eingriff in die mikrobielle Flora wesentlich schlimmer ist als zuvor. Deshalb ist es generell riskant und auch fahrlässig, ein bestehendes gutes Gleichgewicht ohne Not zu gefährden. Und das muss auch bedacht werden, wenn zur Vorsorge gegen theoretische Gefahren aufgerufen wird. Denn umsonst gibt es nichts. Jeder Eingriff in unser Immunsystem hat Folgen. Und wenn ein potenzieller Krankheitserreger eliminiert ist, so muss das nicht unbedingt heißen, dass damit die Krankheit ebenso eliminiert ist.

Als in den Achtzigerjahren über die Zweckmäßigkeit der Masernimpfung diskutiert wurde, lautete eines der häufigsten und einleuchtendsten Argumente, dass damit die Fälle von Gehirnentzündungen bei Kindern reduziert werden könnten, die als eine der gefährlichsten Komplikationen bei Masern gelten. Ein Wissenschaftlerteam aus Finnland, dem Impfmusterland Europas, prüfte diesen Zusammenhang. Nahezu 100 Prozent der Bevölkerung Finnlands haben alle empfohlenen Impfungen erhalten. Seit 1983 die Masern-Mumps-Röteln-Impfung eingeführt wurde, reduzierten sich rasch die Krankheitsfälle. Die Wirkung der Impfung war so gut, dass binnen weniger Jahre in Finnland keine Masernwildviren mehr zirkulierten. Bereits 1989 zeigte eine Studie der Universität Helsinki jedoch, dass dieser Erfolg eigenartigerweise nicht zu einer Reduktion der Gesamtzahl der durch Gehirnentzündungen verursachten Todesfälle oder schweren Komplikationen bei den Kindern führte.[82]

Die Wissenschaftler wollten dieses Phänomen näher untersuchen, und so sammelten sie in einer Nachfolgestudie alle Fälle kindlicher Gehirnentzündungen, die binnen zwei Jahren im Großraum Helsinki auftraten. Insgesamt analysierten sie schließlich 175 akute Krankheitsfälle bei Kindern und ermittelten die verantwortlichen Erreger. »Bei den Auslösern der Enzephalitis ist es zu einem eindeutigen Wechsel gekommen«, schreiben die Autoren. »Von Masern-, Mumps- oder Rötelnviren ausgelöste Krankheiten sind nahezu eliminiert worden. Dafür sind andere Auslöser wie Windpocken-, Entero- oder RS-Viren nun wesentlich häufiger und treten vermehrt im ersten Lebensjahr auf.« Auch Keime wie Chlamydien oder Herpesviren, von denen bislang kein Zusammenhang mit kindlichen Gehirnentzündungen bekannt war, wurden bei manchen Patienten gefunden. Die Wissenschaftler kommen zu folgendem Schluss: »Aufgrund der Impfprogramme hat sich das Spektrum der Gehirnentzündungen bei Kindern verändert. Die Anzahl der jährlichen Fälle ist jedoch weitgehend gleich geblieben, weil gleichzeitig die von anderen Mikroben ausgelösten Gehirnentzündungen häufiger geworden sind.[83]

Die Rolle der Masernviren ist demnach offenbar von anderen Keimen übernommen worden, die stellvertretend die Krankheit auslösen. Das lässt den Schluss zu, dass es recht wenig darauf ankommt, welche Viren im Umlauf sind. Von größerer Bedeutung ist offenbar die Empfänglichkeit bestimmter Kinder für eine Gehirnentzündung. Wenn diese Abwehrschwäche auftritt, wird sie von jenen Keimen genützt, die eben gerade in der Nähe sind. Und da zu jedem Zeitpunkt

Viren oder Bakterien im Umlauf sind, kann der Schutz gegen einen einzelnen Keim die Krankheit nicht verhindern.

Bei der Pneumokokken-Impfung passierte etwas ganz Ähnliches. Diese extrem teure Impfung wurde vom US-Konzern Wyeth entwickelt und im Jahr 2000 zuerst in den USA, später auch in Europa unter dem Produktnamen Prevenar auf den Markt gebracht. Diese Impfung wirkt gegen sieben Bakterienstämme und ist für Babys und kleine Kinder zugelassen. Für ältere Kinder und Erwachsene wird eine andere Pneumokokken-Impfung empfohlen, die vor 23 Bakterienstämmen schützen soll. Insgesamt gibt es fast 100 Stämme, und jeder Mensch beherbergt zumindest zeitweilig Pneumokokken.

Normalerweise leben diese Bakterien unauffällig in unserem Hals-Nasen-Raum als Teil der Mikroflora. Sie werden hier vom Immunsystem nicht als Krankheitserreger angesehen und deshalb auch nicht attackiert. Erst wenn sie sich in Regionen aufhalten, in denen sie nichts verloren haben, reagiert das Immunsystem mit Fieber und Entzündungen. Geimpft wird aber bei Gesunden. Und hier wird das Immunsystem gegen bislang unauffällige Bakterien der eigenen Mikroflora scharf gemacht. Welche Auswirkungen dieser provozierte interne Konflikt hat, ist weitgehend unerforscht.

Wichtiger für die Hersteller der Impfung sind die Verkaufsargumente. Und da Pneumokokken eine der hauptsächlichen Auslöser für Mittelohrentzündungen sind, war die Hoffnung natürlich groß, dass die Impfung den Kindern Schutz bietet und diese schmerzhafte Krankheit vermieden wird. Doch so wie bei den Masern-Gehirnentzündungen traten bei den geimpften Kindern nun andere Keime als Verursacher der Mittelohrentzündungen auf. Während die Infektionen durch Pneumokokkenstämme stark zurückging, fanden sich in der Impfgruppe um 33 Prozent mehr Bakterien anderer Arten als Auslöser.[84]

Weil sich dieser Effekt relativ rasch herausstellte, war es für die Herstellerfirma nicht möglich, ihr Produkt als »Impfung gegen Mittelohrentzündung« zu vermarkten. Da nahezu jedes Kind daran erkrankt, wäre das natürlich ein gutes Verkaufsargument gewesen. Also beschränkte sich die Werbung auf seltenere Krankheiten. Etwa sechs bis zehn von 100 000 Kindern erkranken in den ersten Lebensmonaten an Blutvergiftung, Lungenentzündung oder Hirnhautentzündung, die ebenfalls durch Pneumokokken ausgelöst werden können. Diese seltenen Krankheiten verlaufen oft lebensgefährlich, und hier zeigte die Impfung in den ersten Studien beeindruckende Erfolge. Damit wurde die Impfung in vielen Ländern, so auch in Deutschland, offiziell empfohlen und von den Krankenkassen entweder gänzlich oder zum Teil bezahlt.

Mittlerweile schlug allerdings auch hier der Stellvertretereffekt zu. Eine aktuelle Studie aus Spanien ergab, dass die Impfung mit Prevenar zwar mit einer Sicherheit von 88 Prozent die Erkrankung durch die sieben darin enthaltenen Pneumokokkentypen verhindert.[85] Gleichzeitig stieg die Wahrscheinlichkeit, dass andere Keime diese gefährlichen Krankheiten auslösen, jedoch um das mehr als Sechsfache an. »Daraus folgt, dass die Gesamtwirksamkeit der Impfung gegen invasive Pneumokokkenerkrankungen in hohem Maße reduziert wird«, schließen die Autoren ihre Arbeit.

Eine Reihe von weiteren Studien bestätigen diesen Trend. Die Impfung wird von Jahr zu Jahr unwirksamer, und die Experten fürchten, dass es nur noch wenige Jahre dauert, bis die Zahl der Erkrankungen wieder auf ein Niveau wie vor der Einführung der Pneumokokken-Impfung steigt. Dazu fanden sich zuletzt besorgniserregende Laborbefunde, die sogar eine steigende Komplikationsrate befürchten lassen.[86] Immer öfter finden sich unter den Stellvertreterkeimen nämlich Bakterien vom Stamm Staphylokokkus aureus. Sie gelten als besonders gefährlich, weil viele dieser Bakterien bereits multiresistent gegen Antibiotika und deshalb nur schwer zu bekämpfen sind (MRSA).

MRSA galten lange Zeit als reine Krankenhauskeime. Wer das Pech hatte, sich diese Bakterien beispielsweise bei einer Operation einzufangen, wurde die Infektion oft jahrelang nicht mehr los. Sie können in der Folge die Knochen befallen oder Lungenentzündungen auslösen. Besonders gefürchtet sind Wunden, die nicht mehr zuheilen, weil kein Antibiotikum gegen MRSA wirkt. Betroffene müssen in eigenen Isolierzimmern liegen, damit die Infektion nicht noch mehr um sich greift. In Deutschland hat sich der Anteil dieser Infektionen von 2 Prozent im Jahr 1992 auf heute 15 Prozent dramatisch gesteigert. Jährlich, so die Deutsche Gesellschaft für Krankenhaushygiene, sterben rund 50 000 Patienten an resistenten Keimen.

Immer häufiger werden MRSA nun aber auch außerhalb der Krankenhäuser gefunden. Die Gesundheitsbehörden in den USA haben eine eigene Taskforce gegründet, um die Entwicklung zu untersuchen. Bei der letzten Auswertung im Oktober 2007 ergab sich ein sehr beunruhigendes Bild: Mehr als die Hälfte der Ansteckungen passiert bereits im privaten Umfeld. Besonders gefährdet sind Menschen über 65 Jahre. Sie haben ein viermal so hohes Infektionsrisiko wie die Jüngeren. Pro Jahr kommt es zu beinahe 100 000 schweren Erkrankungen. Jede fünfte davon endet tödlich. MRSA-Infektionen haben damit bereits das Ausmaß einer Epidemie erreicht und richten so viel Schaden an wie invasive Pneumokokken-, Streptokokken- und Meningokokken-Erkrankungen zusammen.[87]

Welchen Anteil die Impfungen bei dieser dramatischen Erregerverschiebung haben, ist nicht bekannt. Gewiss ist hingegen die Rolle der Antibiotika-Überverschreibung. Es zeigte sich zudem, wie sehr diese beiden Faktoren zusammenhängen. Bei einer sorgfältigen Analyse des Eiters von Kindern mit ständig wiederkehrenden Mittelohrentzündungen fanden sich nämlich nun auch Pneumokokken, die gegen insgesamt 18 verschiedene Antibiotika unempfindlich waren.[88] Dabei handelte es sich um Pneumokokken vom Typ 19A, einen Stamm, der nicht in der Impfung enthalten ist und sich durch das Wegimpfen seiner Konkurrenten nun besonders intensiv vermehren konnte. Die Impfexperten versuchen dem zu begegnen, indem sie die derzeit gegen sieben Pneumokokkenstämme wirksame Impfung zu einer verbesserten Version auf 13 Stämme aufstocken. Darin soll dann auch der Schutz gegen Typ 19A enthalten sein. Doch wird diese Impfung nicht vor 2010 auf den Markt kommen. Sicher ist, dass es sich dabei nicht um die letzte Aufstockung handeln wird. Denn es gibt mehr als neunzig Pneumokokkentypen, und Infektiologen befürchten, dass der Einsatz der neuen Impfung stets von Neuem eine Verschiebung der Bakterien hin zu den nicht erfassten Typen bringt.

Der Wettlauf geht also noch lange weiter. Und wie es scheint, kann er nicht gewonnen werden. Denn während die Keimjäger mit Impfungen und neuen Antibiotika ständig weiter aufrüsten müssen, weichen die Bakterien aus, werden resistent und verursachen neue Krankheiten, die nicht mehr beherrschbar sind.

Wie das System funktioniert

»Gesund ist nur, wer noch nicht eingehend untersucht worden ist.«

Horst Seehofer, CSU-Politiker

Dieses Kapitel zeichnet ein Bild des aktuellen Gesundheitssystems, in dem wir als Patienten nicht so sehr im Zentrum stehen, wie uns das von vielen Seiten vorgegaukelt wird. Nur wer über die Gesamtzusammenhänge besser Bescheid weiß, kann das Handeln der einzelnen Beteiligten beurteilen und die richtigen Fragen stellen. Wichtig für das Gesamtverständnis sind:

- ein Überblick über das aktuelle Gesundheitswesen (→ S. 211),
- der Mangel an seriösen Plattformen für objektive und unabhängige Kritik (→ S. 216, 282) und wie eine solche aussehen sollte (Cochrane Collaboration, → S. 287),
- der Boom von Vorsorge und Früherkennung in der Medizin (→ S. 219), der Siegeszug der Risikofaktoren (→ S. 220) und die potenziellen Gefahren der Früherkennung an den Beispielen Prostatakrebs (PSA-Test, → S. 222), dem zweithäufigsten Krebs bei Kindern (Neuroblastom-Screening, → S. 226) und Brustkrebs (Mammografie, → S. 229),
- das Zustandekommen staatlicher Gesundheitsprogramme (→ S. 223) sowie die Nähe vieler Experten zur Industrie (→ S. 249),
- die Rolle der Medien und Meinungsmacher (→ S. 235, 257, 270),
- Beratung und Fortbildung von Ärzten (→ S. 291),
- das Zustandekommen wissenschaftlicher Studien, und worauf dabei wirklich zu achten wäre (→ S. 259, S. 266),
- die Motivation der Behörden (→ S. 294), die Meldepflicht bei Auffälligkeiten (→ S. 303), zögerliche Politiker und der bestehende Reformbedarf (→ S. 308).

Welt ohne Krankheit

Im ersten Kapitel haben wir gesehen, wie Viren, Bakterien, Würmer und andere Mikroorganismen mit unserem Organismus kooperieren. Wir haben erfahren, wie sehr das Immunsystem in seiner Entwicklung und seinem Lernfortschritt vom Kontakt mit diesen »alten Freunden« abhängig ist und wie Infektionskrankheiten das ihre dazu beitragen, das System zu formen, zu fordern und in seinem Gleichgewicht zu festigen. Auf dass wir neben unserem geistigen Ich auch ein molekulares Ich als verlässlichen Lebenspartner gewinnen, das bis ins hohe Alter von seinen frühkindlichen Erfahrungen profitiert, fremd von eigen gut unterscheiden kann, auf Infekte rasch und angemessen reagiert und bei den nächtlichen Servicearbeiten die Krebszellen schon im Ansatz unschädlich macht. Kleine, zumeist harmlose Krankheiten zum richtigen Zeitpunkt ersparen also die chronischen und schweren Krankheiten, die trotz der enormen Fortschritte der Medizin weitgehend unheilbar sind.

Im zweiten Kapitel wurde gezeigt, wie die Schulmedizin permanent versucht, Krankheiten zu vermeiden und dem Immunsystem den Kontakt mit Keimen zu ersparen. Dafür gibt es auch gute Gründe, denn Infektionen können immer einen schweren Verlauf nehmen. Insbesondere bei Personen mit geschwächtem Immunsystem. Oft sind es aber nicht die Keime, die an einer Krankheit »schuld« sind, sondern eine bestehende Abwehrschwäche, die eine Krankheit begünstigt. Und da wir zu jedem Zeitpunkt mit einer Unzahl von Keimen besiedelt sind, finden sich darunter immer welche, die dann die Entzündung entfachen. Es ist deshalb oft wenig erfolgversprechend, wenn auf ganz bestimmte Bakterien oder Viren Jagd gemacht wird. So wie es wohl wenig nützt, zur Vermeidung von Brandstiftung Feuerzeuge der Marke Zippo zu verbieten, bloß weil die letzten beiden gefassten Brandstifter ebensolche Zippos dabeihatten.

Die allzu aggressive Vermeidung von Krankheit kann zudem selbst zur Ursache neuer Krankheiten werden, die oftmals viel komplizierter sind als die alten. Und somit erweist sich der Versuch, eine Welt ohne Krankheit zu erschaffen, als Bumerang, mit dem die eben verscheuchten Gefahren in veränderter Gestalt zurückkehren.

In diesem Kapitel widmen wir uns nun den Begleitumständen, die ein derartiges Denken fördern. Den Strukturen des Gesundheitssystems, in dem alle Beteiligten an ihrer Beschäftigung mit Krankheit verdienen. Und vor allem auch den Tricks der Krankheitsverkäufer, die stets vorgeben, Krankheitsheiler zu sein.

Speziell dann, wenn es um Krankheiten geht, die noch gar nicht existieren. Diese Krankheiten lassen sich am gewinnbringendsten therapieren. So wie überhaupt die Idee der Vorsorge und Prävention eigentlich der Stein der Weisen für die Pharmaindustrie war. Denn gerade mit diesem Ansatz konnte es gelingen, die Gesunden zu therapieren: damit sie nicht krank würden.

Die Idee, Risikofaktoren und Laborwerte zu behandeln anstatt Menschen, war der entscheidende Kunstgriff des Alchimisten, um aus allem Gold zu machen. Es bräuchte nur noch clever gesetzte Grenzwerte, und die Vermeidung von Krankheiten würde Dutzende kleine Ersatz- und Vorläuferkrankheiten hervorbringen. Sodass die Vermeidung von Krankheit erst recht eine Epidemie auslöst.

Das marode Gesundheitswesen

In der Medizin erleben wir derzeit gerade einen revolutionären Wandel: Die Bürger werden nicht mehr als Individuen mit unterschiedlichen Bedürfnissen und Beschwerden gesehen, sondern generell als Zielgruppen umworben. Und Krankheiten oder Risiken werden so definiert, dass sie perfekt zur jeweiligen Zielgruppe passen. Eine Therapie, ein neues Medikament, eine zusätzliche Impfung oder eine Vorsorgeuntersuchung lassen sich erst dann verkaufen, wenn zuvor das Bewusstsein für die Bedrohung in dieser Zielgruppe etabliert ist. Dafür braucht es Werbefachleute, die eine auf die psychologischen Bedürfnisse und Sorgen der Zielgruppe punktgenau abgestimmte Kampagne starten. Dafür werden Professoren angeheuert, Pressekonferenzen organisiert, Argumente getrommelt. Und als bestes Steuerungsmittel erweist sich immer die Angst.

Menschen, die ein aktives Leben führen, Vertrauen in die Selbstheilungskräfte und ihre Konstitution haben und auch sonst selbstbewusst im Leben stehen, sind deshalb eine denkbar schwierige Klientel. Ihre Bereitschaft, sich als chronische Patienten anwerben zu lassen, die ein Abo auf Dauerbehandlung unterzeichnen, ist stark unterentwickelt. Wenn sie ständig mit dem Knüppel der Angstmache traktiert werden, so reagieren sie darauf nicht ängstlich, sondern genervt. Und so entfernen sich immer mehr Menschen in der Wahl ihrer Gesundheitsberater wieder einen Schritt von der Schulmedizin.

Man muss sich schon sehr ins Detail vergraben, um in der heutigen Medizin grundlegende positive Botschaften auszumachen. Sogar die Standardmeldung, dass wir jedes Jahr älter werden, ist im nächsten Satz mit der Warnung gepflastert, dass wir ein Gutteil unserer alten Tage pflegebedürftig, senil und immobil verbringen werden. Und die Diskussion spinnt sich sogleich um die Fragen, wer uns im Alter pflegt, wann endlich der medizinische Durchbruch bei Alzheimer kommt und ob uns die Krankenkasse auch mit achtzig noch eine Hüftgelenksoperation bezahlt.

Und während die Politiker dieser »Generation Methusalem«, die in den nächsten Jahrzehnten heranwächst und allein aufgrund ihrer Masse die Wahlen entscheiden wird, keinen Wunsch abschlagen möchten, krachen die Budgets an allen Ecken und Enden ein.

Wir sind in den letzten Jahrzehnten zu einer auf Medizin fixierten Gesellschaft geworden. Mit 4,2 Millionen Beschäftigten ist der Gesundheitsbereich heute der mit Abstand größte Arbeitgeber Deutschlands. Jeder neunte Beschäftigte ist in diesem Sektor tätig.[1] Entweder unmittelbar als Arzt, Krankenpfleger und Apotheker oder in der Peripherie als Pharmareferent, Krankenkassenbediensteter, Wissenschaftler oder Werbetexter in den vielen auf Gesundheit spezialisierten PR-Büros. Seit 1970 hat sich die Zahl der im Gesundheitswesen beschäftigten Personen verdreifacht. Ein beträchtlicher Teil der Bevölkerung ist damit beschäftigt, Kranke zu betreuen, Krankheit zu verwalten, Krankheiten zu erforschen. Jeder achte Euro, der in Deutschland erwirtschaftet wird, geht in die Finanzierung dieses Mammutbetriebs. Es ist wahrlich kein Wunder, dass es so schwerfällt, die Ausgaben zu reduzieren. Denn so anonym die Gesundheitsindustrie auch wirken mag, jeder einzelne Euro landet konkret auf den Konten irgendeines Players in diesem System. Und deshalb würde jeder Euro auch konkret irgendjemandem fehlen, wenn er eingespart würde. Und die meisten dieser Menschen sind Mitglieder in mächtigen Verbänden, die sich konsequent querlegen, wenn Einschnitte, so sinnvoll sie auch sein mögen, auf Kosten ihrer Klientel gehen.

Eine einzige dauerhafte Frohbotschaft entspringt hingegen der Pharma- und Wissenschafts-PR und ihren Forschungsberichten zu neuen Entdeckungen, vielversprechenden Wirkstoffen und immer genauerer Diagnostik. Je teurer, desto besser. Jedes neue Produkt, hat man den Eindruck, kostet das Doppelte des Vorgängerpräparats. Und wenn ein Medikament auch nur die kleinste Vorrangstellung genießt oder gar in die Nähe eines Monopols kommt, so kennt der Appetit der Pharmafirmen keine Grenzen mehr. Wenn die Kassen über unverschämte Preisgestaltung klagen, kommt sofort das Argument mit dem enormen Entwicklungsaufwand. Ein einziges neues Arzneimittel, so die Industrie, koste rund 900 Millionen Euro. Von der Entdeckung bis zur Markteinführung dauere es zwölf Jahre. Nur einer von 10 000 Wirkstoffen schaffe es dann tatsächlich zur Marktreife.

Marcia Angell, über zwei Jahrzehnte Chefredakteurin des prestigeträchtigsten Fachjournals *New England Journal of Medicine*, bezweifelt, dass diese Angaben real sind, und kommt in ihrer Analyse nur auf einen Bruchteil dieser Kosten.[2] Tatsächlich wäre dieser Aufwand auch gar nicht zu leisten, da die großen Pharmaunternehmen im Schnitt gerade 14,5 Prozent ihrer Gesamtausgaben in die Forschung stecken. Die Werbeetats liegen mit 32 bis 34 Prozent hingegen mehr als doppelt so hoch.

Wirklich neue Arzneimittel sind selten. Gerademal jedes zehnte Produkt, das als angebliche Innovation auf den Markt kommt, wird von der Zulassungsbehörde als tatsächliche Verbesserung gegenüber den Vorgängerprodukten anerkannt. Und diese wenigen Arzneimittel verkaufen sich auch von selbst. Schwieriger ist es, das ewig Gleiche zu höheren Preisen auf den Markt zu drücken – gegen die nahezu identischen Produkte der Mitbewerber. Dafür braucht es perfektes Marketing.

Die Konzerne stehen unter einem gewaltigen Konkurrenzdruck und wurden auch zunehmend Opfer ihres eigenen Erfolgs. Aktionäre, Fondsmanager und Investoren sind über die letzten Jahrzehnte mit zweistelligen Wachstumsraten und gewaltigen Gewinnen verwöhnt worden. Kein anderer Industriezweig brachte ähnlich konstante Profite bei einem weltweiten jährlichen Umsatz von zuletzt mehr als 600 Milliarden US-Dollar. Die Fortführung dieses warmen Geldregens wird deshalb als erste Forderung an das Management weitergegeben. Sobald hier Dürre droht, wackeln die Chefsessel.

Unter den zehn weltgrößten Konzernen sind fünf US-amerikanische Unternehmen, die auf ihrem noch immer als Eldorado der Branche geltenden Heimatmarkt nahezu doppelt so hohe Preise verlangen dürfen wie in der EU. Dabei genießen sie die Unterstützung der Regierung in Washington, die sich seit Jahren als Anwalt der Pharmaindustrie begreift. »Es scheint, als hätte die Pharmaindustrie die Regierung gekauft, damit sie in ihrem Sinne handelt«, beschreibt Marcia Angell dieses Phänomen. Über internationale Handelsgespräche versuchen die USA permanent, eine Abschwächung der europäischen Preisregulierungen für Medikamente zu erreichen. Entsprechend groß ist auch der Druck auf die in Europa ansässigen Filialen, ihren Teil zum Gewinn beizutragen. Und das sorgt für ständig ansteigende Arzneimittelpreise.

Noch dramatischer als im niedergelassenen Bereich entwickeln sich die Ausgaben in den Kliniken, speziell bei Krebsmedikamenten. Hier haben sich die Behandlungskosten binnen fünf Jahren mehr als verdoppelt. Verantwortlich für diese Steigerung sind einige wenige neue Produkte, die in den letzten Jahren auf den Markt gekommen sind. Diese sogenannten monoklonalen Antikörper besitzen die Fähigkeit, gezielt an Tumorzellen anzudocken und deren Wachstum zu hemmen. Im Normalfall ersetzen sie keine Therapie, sondern werden zusätzlich – beispielsweise zur Chemotherapie – angewendet.

Die verlangten Preise sind enorm: Bei Herceptin, das als erstes Präparat dieser Wirkstoffgruppe im Jahr 2002 für die Behandlung von metastasiertem Brustkrebs zugelassen wurde, kostet ein Jahreszyklus mehr als 30 000 Euro. Mabthera, ein Medikament zur Behandlung des fortgeschrittenen Non-Hodgkin-Lymphoms, kommt auf rund 14 500 Euro. Die neuen Darmkrebsmedikamente kosten zwischen 26 000 und 60 000 Euro pro Patient.

Monoklonale Antikörper verschlingen heute bereits ein Sechstel des gesamten Arzneimittelbudgets der Krankenhäuser. Und ständig kommen neue Produkte und neue Anwendungen hinzu. Wenn die Kassen versuchen auf die Bremse zu steigen, gehen umgehend die Mediziner auf die Barrikaden. »Ob diese Preise gerechtfertigt oder überhöht sind, darüber habe ich mir nie den Kopf zerbrochen«, erklärte mir beispielsweise der prominente Wiener Onkologe Christoph Zielinski.[3] Das seien eben sehr komplizierte und aufwendig hergestellte Proteine. Und wenn sich die Ausgaben durch diese und andere neue Medikamente verdoppeln, »na dann verdoppeln sie sich eben«. Er sei Arzt und kümmere sich um die Patienten. Punkt.

Für die Hersteller derartiger Medikamente ist diese Schützenhilfe freilich optimal. Der Schweizer Herceptin-Produzent Roche wies 2005 beispielsweise einen Gewinn von 7,5 Milliarden Franken aus (ca. 4,8 Milliarden Euro). 2006 stieg der Gewinn auf 9,2 Milliarden Franken (ca. 5,7 Milliarden Euro) – so hoch wie nie zuvor. Und für 2007 kündigte Roche ein rundes Jubiläum an: die zwanzigste Dividendenerhöhung für Aktionäre in ununterbrochener Folge. Diese Gewinnentwicklung zeigt, dass die Preisgestaltung viel weniger auf realen Produktions- und Forschungskosten als vielmehr auf der Zahlungsbereitschaft der Gesellschaft beruht, also auf dem uralten Geschäft mit der Angst vor lebensbedrohlichen Krankheiten und der Hoffnung auf

Heilung. Man könnte überspitzt auch sagen: auf eine Art Erpressung. Denn nirgendwo lässt es sich besser Geld verdienen als in der Nähe des Todes.

Medizin – von der Geburt bis zur Bahre

Es ist kein Wunder, wenn die Menschen diesen Taktiken vollständig auf den Leim gehen. Kein Wunder, wenn der Medizintanker immer tiefer sinkt und die Kosten bald nicht mehr zu bewältigen sind. Es ist kein Wunder, wenn sich die Leute fürchten, bei all den Hiobsbotschaften, all dem Krebsalarm und der Grippepanik. Denn niemand gibt Entwarnung. Dafür ist in unserem System niemand zuständig. Überall ist nur Drohung und Forderung und Appell. Für Beruhigung wird nicht bezahlt. Entwarnung ist nicht populär.

Es gibt niemand, der Geschäftemacherei anprangert, niemand, der falsche Versprechungen aufdeckt, keine Institution, die auch nur annähernd die Finanzmittel hätte, der Propagandawalze der Industrie etwas entgegenzusetzen. Es gibt – abgesehen von einigen kleineren Organisationen wie der Unabhängigen Patientenberatung[4] – kaum unabhängige seriöse Ratgeber, kaum Konsumentenschützer der Gesundheitsindustrie, und schon gar kein lautes, öffentlich wahrgenommenes Sprachrohr der Pharmakritik. Weil solche Institutionen selbst Studien durchführen müssten, um an unverfälschte Daten zu kommen. Sie müssten die Versprechungen der verschiedenen Präparate und Techniken auf den Boden der Tatsachen bringen. In derselben Sprache sprechen – und sattelfeste Beweise vorlegen.

Und wenn es doch einmal Krankenkassen, EBM-Fachleute oder Gesundheitsökonomen versuchen und bestimmte Arzneimittel, Diagnosemethoden oder Tests in der Öffentlichkeit kritisch bewerten, so klingt das auch gleich verdächtig. »Die wollen sicher bloß bei den Gesundheitsausgaben sparen«, heißt es dann, die Krankenbetten wegrationalisieren, eine Kostenobergrenze pro gerettetem Lebensjahr einführen und ein Gesundheitssystem schaffen, »so böse und schlecht wie in Großbritannien«. Solche Ansätze sind leicht in Verruf zu bringen.

In Wahrheit bräuchte es längst ein solches objektives Sprachrohr. Eine öffentliche Institution, die Konsumenten überhaupt die Möglichkeit gibt, die vielen Versprechungen zu prüfen und gegeneinander abzuwägen. Jemand, der es wagt, auch die negativen Seiten der Vorsorgeprogramme zu erwähnen: Was die Konsequenzen sein können, wenn er den Prostatawert ermitteln lässt. Was ihr passieren kann, wenn sie jährlich zur Mammografie geht. Warum soll hier nicht jemand reinen Wein einschenken und sagen: Es gibt keinen intellektuellen Zwang zur gesundheitlichen Selbstvorsorge. Wer zu Hause bleibt, ist nicht völlig blöd. Entscheide selbst: Das sind die Gründe, die dafür sprechen, und dies sind die Gründe dagegen.

Wenn man hingegen die Regulation des Gesundheitssystems nahezu widerstandslos der Pharmaindustrie und ihren Instrumenten überlässt, braucht sich niemand zu wundern, dass bald die ganze Gesellschaft nach deren Spielregeln funktioniert und möglichst jeder Bürger in Abhängigkeit gehalten wird. Das beginnt schon vor der Wiege im Mutterleib, wenn mit Tests unsere Lebenstauglichkeit geprüft wird. Und es endet an der Bahre, wo wir in unserem letzten Lebensjahr noch einmal so viel Behandlungskosten verursachen wie in allen Jahren zuvor, sodass wir in der Folge streng genommen nicht auf dem Friedhof, sondern auf einer Sondermülldeponie bestattet werden müssten.

Zwischen diesen beiden Polen werden wir tunlichst in Abhängigkeit gehalten. Deshalb ist es mittlerweile fast sittenwidrig, einfach so krank zu sein. Zu Hause im Bett zu bleiben und auf die Selbstheilungskräfte des Organismus zu vertrauen. Dieser Wildwuchs bringt schließlich niemandem etwas. Krankheit muss sofort geheilt – oder zumindest kontrolliert werden. Die Think Tanks der Industrie arbeiten daran, auch noch die letzten Lebensphasen mit medizinischen Bedürfnissen zu füllen. Und bei den Gesunden funktioniert das am besten über Risikovorsorge.

Im Versicherungswesen war Angst schon immer das beste Verkaufsargument, und auch die Medizin geht mehr und mehr in diese Richtung. Angst vor Krebs, vor Geschlechtskrankheiten, vor Zecken. Wenn die Werbekampagnen möglichst dramatisch verpackt und die richtigen Anleihen bei Stephen King und Alfred Hitchcock genommen werden, traut sich im Frühsommer niemand mehr, ungeschützt über eine Wiese zu gehen.

Der nächstbeste Angelhaken sind die Risikofaktoren. Laborwerte zu behandeln, anstatt die Patienten als selbstständige Persönlichkeiten wahrzunehmen, ist eine der hässlichsten Seiten der modernen Medizin. Patientengespräche im Untersuchungszimmer, die länger als sechs Minuten dauern, werden schon als Totalverlust abgebucht. Wenn die großen medizinischen Fachgesellschaften auf ihren Konsensus-Meetings die Grenzwerte für Blutdruck oder Cholesterin neu festlegen, schaffen sie damit mit einem Federstrich Millionen von frisch behandlungsbedürftigen Pharmakunden, die von heute auf morgen zur Risikogruppe gehören. Hier werden Dauerabos abgeschlossen, von denen jeder Zeitschriftenvertreter nur träumen kann: Wenn jede Pille 1 Euro kostet und morgens, mittags und abends zu nehmen ist – bis ans Lebensende. Wer Glück hat, stirbt dann nicht am Herzinfarkt, sondern an Krebs.

Das Horoskop aus dem Labor

Die meisten Krankheiten entstehen nicht »über Nacht«. Oft gibt es bekannte Risikofaktoren und erste körperliche Alarmzeichen, die als Unglücksboten bereits relativ früh darauf hinweisen, dass im Organismus etwas aus dem Ruder läuft. Aus diesem Wissen entstanden die Konzepte der Vorsorge und der Früherkennung. Beide Prinzipien werden im allgemeinen Sprachgebrauch oft durcheinandergeworfen. So gehört es beispielsweise zur Krebsvorsorge, Sport zu treiben oder mit dem Rauchen aufzuhören. Eine Mammografie oder das Abtasten der Prostata dienen hingegen der Früherkennung eventueller Tumore – auch wenn diese Untersuchungen im Rahmen der Gesundheitsvorsorge angeboten werden.

Prävention wurde im Laufe der letzten Jahrzehnte zum bestimmenden Leitgedanken in der Medizin. Krankheiten, die nicht entstehen, müssen auch nicht behandelt werden. Und theoretisch kann auch niemand daran sterben. Ein Prinzip, das logisch klingt, leicht vermittelbar ist und auf den ersten Blick auch ökonomischen Gewinn verspricht. Ein Prinzip, das auch vonseiten der Ärzteschaft starke Unterstützung findet. Sind Mediziner doch täglich mit der schwierigen Aufgabe befasst, Krankheiten behandeln zu müssen, die sich bereits in einem weit fortgeschrittenen oder chronischen Stadium befinden. Und auch vonseiten der Pharmaindustrie gibt es keinerlei Einwände. Denn vorbeugende Medikamente stehen genügend zur Verfügung. Wesentlich mehr jedenfalls als heilende.

Und somit befinden wir uns heute inmitten eines wahren Booms an Vorsorge und Früherkennung. Das beginnt schon, bevor wir überhaupt das Licht der Welt erblicken. Ultraschallgeräte erlauben heute einen Blick in den Mutterleib, der beinahe schon Fernsehbildqualität liefert. Dadurch ist es möglich, alle Organe dreidimensional abzutasten, zu vermessen und mit den Durchschnittswerten zu vergleichen. Wenn es zu Abweichungen kommt, ist die Angst und die Unruhe groß. Immer häufiger kommt es im Laufe der neun Monate zu einer wirklichen Krise. Die Zeit der guten Hoffnung ist längst zu einer Zeit des bangen Abwartens verkommen. Jeder neue Test könnte das Ende sein. Denn eine wirkliche Hilfe kann in den meisten Fällen nicht mitgeboten werden. Außer eben dem Rat, möglichst in einer Spezialklinik zu entbinden, wo dann weitere Eingriffe möglich sind. Wenn die Befunde eine schwere Behinderung des Ungeborenen anzeigen, wird die Schwangerschaft meist abgebrochen. Früherkennung und Vorsorge sind hier also mit sehr bescheidenen therapeutischen Möglichkeiten verbunden.

Ganz anders steht es um die Vorsorge über Impfungen, die in den letzten Jahren einen wirklichen Höhenflug erlebt und künftig eine Reihe weiterer Produkte auf den Markt spülen wird. Ähnlich dicht ist das Angebot bei der Behandlung von Risikofaktoren. Von Blutdruck über das Cholesterin bis zum Zucker. Wer sich die Testbatterien ansieht, die bei einem »großen Blutbild« im Labor erhoben werden, wird sich wundern, dass man es bei einer derartigen Anzahl von Werten überhaupt noch schaffen kann, im grünen Bereich zu landen.

In der Medizin herrscht heute ein regelrechter Almauftrieb der Risiken. Aus einem Tropfen Blut wird die Zukunft gelesen. Und viele Mediziner gebärden sich als moderne Kassandra, indem sie Blutwerte, Virennachweise oder Gentests lesen und daraus ein düsteres Bild deuten. Und überall riecht es nach Krankenhaus. Wenn Hepatitis-C-Viren gefunden werden, prophezeien Experten, dass in zwanzig Jahren Leberkrebs auftritt. Harmlose Polypen im Darm oder Kalkeinlagerungen in der Brust werden als Krebsvorstufe interpretiert. Jede kleinste Wucherung kann, wenn sie einmal entdeckt ist, das Stoppschild für ein Leben als gesunder Mensch bedeuten. Auch wenn bekannt ist, dass sich viele Geschwüre von selbst wieder zurückbilden. Auch wenn ein hoher Anteil dieser früh entdeckten Tumore zu Lebzeiten nie akut geworden wäre, wenn man nicht so intensiv danach gesucht hätte.

»Es ist offenbar ein kaum denkbarer Gedanke, dass Nicht-Wissen sinnvoll sein kann«, warnt Jürgen Windeler, Leiter des Bereichs Evidenz-basierte Medizin (EBM) beim Medizinischen Dienst der Deutschen Spitzenkrankenkassen in Essen.[5] Doch man hat wissen wollen, und jetzt hat man den Schlamassel. Nun beginnt die Patientenlaufbahn. Denn wer könnte es verantworten, jetzt nicht mit dem vollen Arsenal der medizinischen Möglichkeiten zu antworten.

Und ein Unglücksfall zieht gleich seine Kreise in der Familie. Wenn Verwandte an Prostata-, Brust- oder Darmkrebs erkranken, sprudeln die Wahrscheinlichkeitsphilosophen ein Alptraumszenario aus Mutationen und Genschäden hervor, das jedes Familienmitglied an das baldige eigene Ende denken lässt. Und manche Chirurgen greifen tatsächlich zum Skalpell, weil in der Verwandtschaft Fälle von Darmkrebs aufgetreten sind, und lassen sich als Vorsorgemediziner feiern, wenn sie sicherheitshalber ein gesundes Organ herausschneiden.

Patienten machen dabei nur mit, wenn sie zuvor kräftig eingeschüchtert wurden. Nur wer sich am Abgrund wähnt, stimmt derartigen Interventionen zu. Das Risiko ist gänzlich einseitig. Denn wie wollte man nachweisen, dass der Ernstfall nie eingetreten wäre? Später, wenn der einst gesunde Mann ohne das Damoklesschwert seiner Prostata lebt – dafür aber auch ohne Sex und mit der Gefahr steter Inkontinenz? Auf Vorhaltungen wird sein Urologe entgegnen, dass damit nun wenigstens der Krebstod abgewendet ist. Niemand kann ihm das Gegenteil beweisen.

Die Frage ist auch, welchen Preis wir zahlen wollen, um bloß kein Risiko einzugehen. »Wir könnten sicherlich noch mehr Leben retten«, erklärte der kalifornische Medizinstatistiker Bradley Efron, »wenn sich im Alter von fünfzig Jahren generell alle Männer die Prostata und alle Frauen ihre Brüste entfernen ließen.«[6] Doch wollen wir das?

Deshalb kann es durchaus Vorteile haben, nicht zu gut versichert zu sein. Das hält die meisten Ärzte davon ab, das medizinisch mögliche Maximum anzustreben. Es kann durchaus heilsam sein, nicht zu viel Hoffnung in die Medizin zu setzen. Und es kann Leben und Lebensqualität retten, nicht alles »zur Sicherheit« austesten zu lassen. Denn wer nur lange genug nach Risiken sucht, findet auch welche. Bei Dutzenden Testwerten sind immer welche im roten Bereich. Es wäre beinahe ein Wunder, wenn sich alle Messzahlen unseres Stoffwechsels genau in jenen schmalen Idealzonen aufhalten würden, die von Expertenkonferenzen als solche definiert wurden.

Ist Vorbeugen wirklich besser als Heilen?

Manche Menschen gehen wochenlang nicht zum Arzt, wenn sie Schmerzen verspüren. In der Hoffnung, dass sich das Problem irgendwann von selbst löst. Oder sie probieren alle Hausmittel durch – bis es fast zu spät ist. Als genauso riskant kann sich aber auch das Gegenteil erweisen: Die Taktik, gar kein Risiko einzugehen, fordert gerade im modernen Medizinbetrieb das Unheil regelrecht heraus. Hier ein gesundes Mittelmaß zu finden ist eine Herausforderung, die jeder Mensch selbst lösen muss. Auf Basis möglichst objektiver und ehrlicher Information.

Hier aber liegt bereits das Hauptproblem. Denn aus bestimmten Gründen besteht eine beträchtliche Scheu, im

Bereich der Prävention, mit offenen Karten zu spielen. Das betrifft vorbeugende Medikamente ebenso wie manche Impfungen. Speziell aber die jährliche Gesundenuntersuchung, die ab einem bestimmten Alter als Ideal eines eigenverantwortlichen Lebensstils beworben wird.

Wie so ein staatliches Gesundheitsprogramm zustande kommt, habe ich am Rande miterlebt, als in Österreich die große Reform der Vorsorgeuntersuchung durchgeführt wurde, die nun seit 2005 gilt. Über dreißig Jahre hatte es hier keine wissenschaftliche Evaluierung gegeben, was dieses teure und aufwendige Programm überhaupt nützt. Von Jahr zu Jahr wurden die Tests umfangreicher, jede ärztliche Fachgesellschaft reklamierte ihre Spezialitäten hinein: vom Belastungs-EKG bis zum Gamma-GT, von der Mammografie bis zum Lungenfunktionstest. Doch von welchen Tests die Menschen im Speziellen profitierten und welche Untersuchungen nutzlos oder gar kontraproduktiv waren, das wusste niemand.

Meine Aufgabe – als Mitarbeiter eines auf Medizin spezialisierten Journalistenbüros – war es, aus der Fachsprache ins allgemein Verständliche zu übersetzen und diese Reform publizistisch zu begleiten. Von den ersten Entwürfen, die von ausgewiesenen Experten der Evidenz-basierten Medizin erstellt wurden, bis zur mühselig abgesegneten Endversion, die mit der ursprünglichen Version kaum noch etwas zu tun hatte. Dazwischen lagen viele Monate währende Verhandlungen, Interventionen und nervenaufreibender Kuhhandel, in der die ärztlichen Interessenvertreter mit den Vertretern der Krankenkassen und der Gesundheitspolitik um die Beibehaltung und Erweiterung ihrer Dienste kämpften. Die Gesundheitsministerin wollte die »Vorsorge Neu« als Kernstück ihrer Gesundheitsreform präsentieren und hatte natürlich keinerlei Interesse an Störfeuer vonseiten der Ärztekammer. Und so blieben eine Reihe von Tests im Programm, die niemand nützen außer jenen, die sie durchführen, auswerten und abrechnen.

Abgewehrt wurde immerhin der Versuch der Urologen, den PSA-Test als Routineuntersuchung in das Programm einzuführen. Dieser Test misst ein bestimmtes Eiweiß im Blut, das bei Prostatakrebs normalerweise verstärkt vorkommt. Allerdings ist der Test recht ungenau und kann auch bei Entzündungen, gutartiger Prostatavergrößerung oder ohne speziellen Grund erhöht sein. Der Test gilt als Paradebeispiel dafür, dass Vorsorge auch Risiken birgt.

Wir demonstrierten das in der Informationsunterlage zur Reform[7] durch die Übernahme einer offiziellen Infobroschüre aus Großbritannien, die Männern vor der Durchführung eines PSA-Tests gegeben wird. Sie zeigt – auf Basis gesicherter Daten und grafisch gut aufbereitet –, welche Konsequenzen der Test hat.

- Wenn 1000 Männer eine Blutprobe für diese Untersuchung abgeben, so zeigen 136 Tests erhöhte PSA-Werte.
- Bei diesen 136 Männern besteht der Verdacht auf Prostatakrebs. Also wird zur näheren Abklärung in Rücken- oder Seitenlage ein etwa fingerdickes Ultraschallgerät in den Darm eingeführt, auf das ein Biopsiegerät aufgesetzt ist. Daraus schießt eine dünne Stanznadel und entnimmt aus verschiedenen Bereichen der Prostata unter Bildkontrolle etwa zehn Gewebsproben.
- Bei 33 der 136 Männer bestätigt sich der Verdacht eines Prostatakarzinoms. Allerdings mit unklarer Prognose, da niemand sicher prophezeien kann, wie rasch der Krebs voranschreitet und ob er zeitlebens überhaupt zum Problem geworden wäre. Gerade beim Prostatakrebs ist nämlich ein unauffälliger Verlauf eher die Regel als die Ausnahme. Bei der Mehrzahl der Männer, die im hohen Alter eines natürlichen Todes sterben, würde man bei einer Autopsie auch einen Prostatakrebs finden.

- Bei 103 der 136 Männer zeigt die Biopsie kein Karzinom. Bei 8 dieser Männer ist das Biopsieergebnis jedoch falsch und ein bestehender Krebs wurde übersehen.
- Bei den restlichen 95 Männern zeigt sich kein Prostatakarzinom, das heißt, der PSA-Test hatte einen Fehlalarm ausgelöst und die Biopsie war unnötig.
- Ein falsches Ergebnis zeigte der PSA-Test auch bei 15 Männern aus der Ursprungsgruppe der 1000 Männer. Hier allerdings in der Gegenrichtung: Die PSA-Werte waren im Normalbereich, obwohl in Wahrheit bereits der Krebs wuchs.
- Für jene Männer, bei denen in der Biopsie ein Prostatakarzinom festgestellt wurde, ergeben sich mehrere Optionen. Am häufigsten durchgeführt wird die chirurgische Entfernung. Das hat bei 20 bis 80 Prozent der Operierten eine Störung der sexuellen Potenz zur Folge. 4 bis 21 Prozent der Operierten zeigen Probleme mit der Urinkontinenz. Und einer von hundert überlebt, statistisch gesehen, die Operation nicht.

Dieser »rasche und unkomplizierte Bluttest« kann also einen ganzen Rattenschwanz an Maßnahmen zur Folge haben, die alles andere als angenehm sind. Er wird deshalb weltweit in keinem einzigen staatlichen Vorsorgeprogramm routinemäßig durchgeführt. Dennoch wird er von Ärztegesellschaften und Selbsthilfegruppen stark beworben. Manchmal auch von den Krankenkassen, wie ich selbst bei einer Vorsorgeuntersuchung feststellen konnte. Bei der Schlussbesprechung teilte mir die Ärztin lächelnd mit, dass mein PSA-Test gute Werte gebracht hatte. Ich reagierte wütend, weil ich von niemand bezüglich dieses Tests gefragt oder aufgeklärt worden war. Und sie entgegnete schwer beleidigt, dass das eben eine Gratissonderleistung meiner Versicherung sei.

Der PSA-Test wird den Männern als zusätzlicher Gesundheitsservice angeboten, und es existiert ein umfangreiches »wildes Screening«, das den meisten Beteiligten nützt. Den Herstellern der Tests, jenen, die ihn auswerten, jenen, die die Biopsie machen, später die Prostata entfernen oder chemisch kastrieren und dann noch eventuell Bestrahlung oder Chemotherapie durchführen. Ob die Getesteten selbst davon gesundheitlich profitieren, steht in den Sternen. Genauso wahrscheinlich ist auch das Gegenteil: dass gesunde, beschwerdefreie Männer, die ihren Tumor unbemerkt und unbehandelt mit ins Grab genommen hätten, nun von einem Tag auf den anderen zu Krebspatienten werden, denen die Nebenwirkungen der Therapie fortan die Lebensqualität versaut. Jedenfalls hat dieses »wilde Screening« das seine dazu beigetragen, dass sich die Fälle von Prostatakrebs seit 1980 nahezu verdreifacht haben und er nun in Deutschland bereits die häufigste Krebserkrankung bei Männern darstellt.

Riskante Früherkennung

Wenn mir die Ärztin bei meiner Vorsorgeuntersuchung beispielsweise mitgeteilt hätte, dass meine PSA-Werte deutlich erhöht sind, wäre ich vor einem ordentlichen Dilemma gestanden. Dann noch vom Zug abzuspringen, die Biopsie und alle weiteren Konsequenzen zu verweigern würde einiges an Nervenkraft kosten und wäre Stress pur. Wenn die Konsequenzen des Tests allerdings vor der Untersuchung klar und verständlich dargelegt würden, könnte jeder für sich persönlich bestimmen, welchen Weg er einschlagen möchte. Die Engländer nennen dies »informed consent«, eine informierte Einwilligung, die als Folge einer umfassenden und ehrlichen Aufklärung gegeben – aber auch genauso unterlassen – werden kann. Denn jedes Früherkennungsprogramm hat auch ein Schadenspotenzial.

Wissenschaftlich bewiesen wurde dies vor wenigen Jahren, als im Rahmen einer großen Studie routinemäßig alle Neugeborenen in sechs deutschen Bundesländern mit einem Urintest in der Windel auf sogenannte Neuroblastome untersucht wurden.[8] Dieser zweithäufigste Krebs im Kindesalter sollte damit frühzeitig entdeckt und mit Operation und Chemotherapie behandelt werden. Die restlichen Bundesländer fungierten als Kontrollgruppe. Hier wurden die Neuroblastome nur dann therapiert, wenn sie ohne diesen speziellen Suchtest entdeckt wurden. Jahrelang war dieses Screening von Krebsexperten gefordert worden, die mit absolut schlüssigen Argumenten nachwiesen, dass damit jährlich Dutzende von Babys gerettet werden könnten.

Bevor die Studie begann, lag die Häufigkeit eines Neuroblastoms im Schnitt der letzten Jahre bei 1,1 pro 100 000 Einwohner. In der Screeninggruppe wurden die Ärzte nun massenhaft fündig. Die Rate der entdeckten Krebse erhöhte sich um das Neunfache. Dies wirkte sich jedoch nicht positiv aus. Denn trotz der Früherkennung starben in der Untersuchungsgruppe sogar etwas mehr Kinder an dieser Krankheit. »Wie riskant das Screening ist«, schreiben die Autoren in ihrem Studienbericht, »zeigt sich an drei Todesfällen in der Screeninggruppe, wo lokale Neuroblastome behandelt wurden und die Kinder an den Folgen der Behandlung starben.«

Die Krebsexperten hatten in ihrer Hochrechnung völlig unterschätzt, dass ihre Therapie auch beträchtliche Risiken für die Babys bringt. Dazu kommt, dass Neuroblastome einen Hang zur Spontanheilung haben, es also in vielen Fällen kontraproduktiv war, den Krebs durch Operation und Chemotherapie zu behandeln. Dementsprechend fällt auch das Resümee des Stuttgarter Studienleiters Freimut H. Schilling aus: »Unsere Ergebnisse zeigen, dass viele Kinder, deren Neuroblastome beim Screening gefunden werden, eine unnötige Behandlung des Tumors erfahren, der sich andernfalls von selbst zurückgebildet hätte.«

Dieser gut durchgeführten Langzeitstudie ist es also zu verdanken, dass heute breiter Konsens darüber besteht, dass ein Massenscreening auf kindliche Neuroblastome mehr schadet als nützt. Hätte man sich – ohne Studie – allein auf die heftigen Empfehlungen der Experten für das Screening verlassen, erklärt der Essener EBM-Fachmann Jürgen Windeler, »hätte man nie erfahren, dass das Screening zwar zu einer deutlichen Steigerung der Zahl der entdeckten Fälle, nicht aber zu einer Senkung der Sterberate führt«.[9]

»Alle Screening-Programme schaden«, lautet denn auch die vorsorgliche Warnung des Gesundheitsexperten J.A. Muir Gray von der Universität Oxford.[10] Gray gilt als anerkannter Pionier der Evidenz-basierten Medizin (EBM), also einer Medizin, die sich – anstatt auf Glauben und Mutmaßungen – auf wissenschaftlich gültige Beweise stützt. »Manche Programme können auch nützen«, erklärt Gray. »Der Schaden tritt sofort auf, für den Nutzen braucht es länger, bis er sichtbar wird.« Daher sei es die erste Wirkung jedes Programms, auch wenn es ein nützliches ist, dass es die Gesundheit der Zielgruppe zunächst verschlechtert, weil Krankheitsfälle in einem früheren Stadium gefunden werden und unklare Befunde medizinisch abgeklärt werden müssen.

Es ist deshalb notwendig, jedes Screeningprogramm mit unabhängigen, gut gemachten Studien zu begleiten und auf seine tatsächliche Wirksamkeit zu prüfen. Nur auf diese Weise können Eingriffe an Gesunden gerechtfertigt und nachvollziehbar zu ihrem Wohl angewandt werden. Da eine ganze Reihe von Menschen von einem Screeningprogramm finanziell profitiert, wäre es fatal, sich allein auf die Empfehlung von Fachexperten oder Interessengruppen zu verlassen. Radiologen werden einer Reihen-Röntgen-Untersuchung selten abgeneigt sein. Und wenn die Vorsorgeuntersuchung die Praxen der Gynäkologen oder der Urologen füllt, werden sie den Teufel tun, sie abzuschaffen. Im Gegenteil. Sie werden das Screening über den grünen Klee loben und ihre Klientel so früh wie möglich und so oft wie möglich untersuchen wollen.

Wer zu Hause bleibt, hat auch Recht

Früherkennungsmaßnahmen sind leicht zu bewerben. Entweder mit Angstparolen oder mit dem Appell an das eigene Verantwortungsgefühl. Jede Frau, jeder Mann soll den Vorwurf spüren, man handle verantwortungslos gegenüber der eigenen Familie und der eigenen Zukunft, wenn diese jährlichen Termine nicht wahrgenommen werden. Damit niemand eine Ausrede hat, kommt die »Einberufung« per Post. Bereits seit einigen Jahren erhalten Frauen über fünfzig in Deutschland regelmäßig eine freundliche Aufforderung, den Mammografietermin wahrzunehmen.

Ob das, was hier in der Praxis geleistet wird, auch tatsächlich Sinn macht, ob das Screening die allgemeine Gesundheit der Bevölkerung auch tatsächlich verbessert, das ist für alle unmittelbar Beteiligten nicht erkennbar. Weder für die Personen, die die Dienste in Anspruch nehmen, noch für die Ärzte, die sie anbieten. Und es ist ein Charakteristikum der Krebsfrüherkennung, dass gerade jene Patienten, bei denen etwas gefunden wird und die eine Krebsbehandlung über sich ergehen lassen müssen, zu den stärksten Befürwortern des Screenings gehören. Denn ohne Früherkennung, so ihre feste Meinung, würden sie heute mit hoher Wahrscheinlichkeit nicht mehr leben. Und jene, die mit unauffälligem Befund wieder die Arztpraxis verlassen, fühlen sich rundum erleichtert.

Eine in den USA durchgeführte Erhebung zeigte, dass gegenüber der Krebsfrüherkennung ein regelrechter Enthusiasmus herrscht.[11] Neun von zehn Personen denken, dass Routineuntersuchungen nach Krebs »fast immer gut« sind. Auf die Frage, was sie wählen würden: eine Ganzkörper-Computertomografie zur Aufspürung aller möglichen Krebs- und Krankheitsherde oder eine geschenkte 1000-Dollar-Note, antworteten drei von vier Befragten, sie würden auf den Tausender pfeifen, wenn sie sich dafür in die CT-Röhre legen dürfen. Der Blick ins Innere des Körpers dauert nur zehn Minuten. Das CT liefert eine dreidimensionale Aufnahme, die Prozedur ist völlig schmerzlos. Dafür gibt es allerdings auch keinerlei Beweise, dass der Ganzkörpercheck irgendwelche Gesundheitsvorteile bringt, geschweige denn dass er überhaupt sicher ist.

Dieser Enthusiasmus gegenüber dem Krebsscreening erscheint umso seltsamer, als 38 Prozent der befragten Personen angaben, dass sie persönlich bereits negative Erfahrungen mit den Vorsorgeprogrammen gemacht hatten. Sie waren also entweder bei der Mammografie, beim Prostatabluttest, beim Zervixabstrich oder beim Darmkrebsstuhltest mit einem fälschlicherweise positiven Befund konfrontiert. Ihnen wurde gesagt, dass Krebsverdacht bestünde und weitere Untersuchungen nötig wären. Jeder zweite Teilnehmer beschrieb dieses Erlebnis mit dem Gefühl der »totalen Angst«, als »eines der fürchterlichsten Dinge, die mir je in meinem Leben passiert sind«.

Doch es entspricht wohl der Natur des Menschen, dass wir – erst einmal ordentlich eingeschüchtert – sogar dankbar dafür sind, dass uns Angst gemacht wurde. Und die meisten wollen nun noch mehr von den »unbequemen Wahrheiten«, weil sie mutig sind und den Stier bei den Hörnern packen wollen. Frauen noch wesentlich mehr als Männer.

Wie aber würden sich diese Mutigen entscheiden, wenn

sie offen und ehrlich informiert würden? Etwa darüber, dass sich nach der letzten Übersichtsarbeit der unabhängigen Cochrane-Gruppe zur Mammografie die Fakten folgendermaßen darstellen:[12]

Die Sterblichkeit an Brustkrebs ist durch das Screening bei Frauen in der Altersgruppe zwischen 50 und 69 Jahren um 15 Prozent zurückgegangen, die Gesamtsterberate blieb allerdings gleich. Möglicherweise ist dies – genau wie beim Neugeborenen-Screening – durch die Nebenwirkungen der Krebstherapie zu erklären. Die Früherkennung förderte nämlich auch eine Unzahl von Krebsfällen zutage, die sonst im ganzen Leben nicht zum Problem geworden wären.

Ingrid Mühlhauser, Professorin der Fachwissenschaft Gesundheit an der Universität Hamburg, rechnet diese Ergebnisse auf die rund zehn Millionen zum Screening eingeladenen Frauen in Deutschland hoch:[13]

- rund 500 Frauen profitieren und haben eine Lebensverlängerung,
- rund 5000 Frauen jährlich erhalten ungerechtfertigt eine Brustkrebsbehandlung,
- rund 200 000 Frauen müssen jährlich mit mindestens einem weiter abklärungsbedürftigen Befund rechnen.

»Selbst für wirksame Interventionen ist der Nutzen gering und der mögliche Schaden für das Individuum fast immer größer als der Nutzen«, folgert Mühlhauser. Sie fordert deshalb, die Frauen endlich, so wie dies in den EU-Leitlinien zum Mammografie-Screening vorgesehen ist, umfassend und täuschungsfrei über diese »Nebenwirkungen der Früherkennung« zu informieren. Wer aufgrund dieser Informationen zu Hause bleibt und nicht zur Mammografie geht, dürfe davon keine finanziellen Nachteile erleiden, fordert Mühlhauser.

Tatsächlich sind Strafaktionen gegen Vorsorgemuffel aber

bereits gesetzlich in Kraft getreten. Seit Jahresbeginn 2008 gelten bestimmte Zuzahlungsbeschränkungen für chronisch Kranke nur noch dann, wenn die Patienten nachweisen können, dass sie sich therapiegerecht verhalten haben. Und dazu zählt auch die Teilnahme an Untersuchungen zur Vorsorge und Früherkennung.

Auf welcher wissenschaftlichen Basis diese Entscheidungen getroffen werden, ist höchst nebulös. Und von der mittels Früherkennung angestrebten Reduktion der Brustkrebssterblichkeit um 30 Prozent ist bislang auch keine Rede. Wird wohl auch nie sein, wenn sich die Erfahrungen auch bei uns bestätigen, die Norwegen mit dem Mammografie-Screening gemacht hat. Die Studie wurde von Per-Henrik Zahl und seinen Kollegen vom Norwegischen Institut für öffentliche Gesundheit in Oslo durchgeführt. Die Medizinstatistiker untersuchten, wie sich die Einführung der Reihenuntersuchungen in Norwegen auf die Zahl der Brustkrebserkrankungen ausgewirkt hat. Norwegen eignet sich sehr gut für einen Vergleich, weil das organisierte Screening im Jahr 1996 zunächst nur in fünf Bundesländern eingeführt wurde, die zusammen 40 Prozent der norwegischen Bevölkerung ausmachen. Der Unterschied war beträchtlich. Denn in den fünf Screeningländern stieg die Häufigkeit von Brustkrebs um 54 Prozent an.

Dass eine Früherkennungsmaßnahme die Zahl der entdeckten Krebsfälle erhöht, liegt in der Natur der Sache. Dies sollte allerdings dadurch kompensiert werden, dass dann in den späteren Jahren deutlich weniger Fälle von Brustkrebs gefunden werden. Schließlich, so die Grundthese der Früherkennung, sind diese Fälle ja schon zuvor, im leichter heilbaren Frühstadium, entdeckt worden und müssen deshalb später fehlen. So weit die Theorie, die sich in diesem Fall aber als reichlich grau entpuppte. Denn Per-Henrik Zahl fand keinen Rückgang der Krebszahlen im höheren Alter, der den enormen Anstieg von 54 Prozent auch nur annähernd ausgeglichen hätte.

Um zu sehen, ob es sich bei diesem Ergebnis um eine norwegische Besonderheit handelte, besorgten sich die Wissenschaftler auch noch die Zahlen aus Schweden, wo das Screening bereits zehn Jahre früher, zur Mitte der Achtzigerjahre, eingeführt wurde. Drei Viertel aller Frauen in der Zielgruppe der 50- bis 69-Jährigen nahmen dort das Angebot an. Zuvor lag in Schweden der jährliche Anstieg der Brustkrebsrate bei 0,8 Prozent. Mit der Einführung des Screenings ergab sich auch beim skandinavischen Nachbarn ein plötzlicher radikaler Anstieg der Krebsrate um 45 Prozent. Auch hier fanden die Wissenschaftler keinen nachfolgenden Rückgang in der Gruppe der 70- bis 74-jährigen Frauen. Erst in der Gruppe der 75- bis 80-Jährigen ergab sich eine bescheidene Verringerung der Krebshäufigkeit um 12 Prozent. Damit konnte der extreme Anstieg in den jüngeren Jahren aber nicht im Mindesten ausgeglichen werden.

Das Resümee der Autoren fällt denn auch reichlich düster aus: »Ohne Screening wäre ein Drittel aller Fälle von invasivem Brustkrebs zu Lebzeiten der Frauen nie entdeckt worden.« Jede dritte Brustkrebspatientin in Norwegen und Schweden hätte sich diesen Schicksalsschlag also erspart, wenn sie den Aufforderungen der Behörden zur Mammografie nicht gefolgt wäre.

Und das, schreiben die Autoren, bezieht sich nur auf die Entdeckung von »echtem« Krebs. Die Röntgenuntersuchungen finden nämlich besonders leicht sogenannte Krebsvorstufen, die sich möglicherweise irgendwann einmal zu invasivem Krebs weiterentwickeln. Würde das auch noch berücksichtigt, läge die Steigerungsrate sogar bei 80 Prozent.

»Overdiagnosis« lautet der englische Fachausdruck für das von Per-Henrik Zahl und Kollegen nachgewiesene Phänomen. Es zeigt den wahrscheinlich gravierendsten Nachteil der Früherkennung auf: dass Krebsherde gefunden werden, die sich, so wie am Beispiel der Neuroblastome, spontan wieder zurückgebildet hätten oder so langsam wachsen, dass der Tumor vielleicht im Alter von 115 Jahren zum Problem würde, nur lebt fast niemand so lange. Bislang war dieses Phänomen vor allem beim Prostatakarzinom der Männer bekannt. Vier von zehn Männern im Alter von über fünfzig Jahren haben Prostatakrebs. Nur ein Bruchteil davon würde zu Lebzeiten ein Problem. Außer natürlich, man findet diese Tumore durch intensive Früherkennung.

Dass es beim Brustkrebs der Frauen genauso sein könnte, ist eine neue, alarmierende Entdeckung. Dementsprechend endet die Arbeit der Norweger auch mit einem Appell an alle verantwortlichen Organisatoren der Mammografieprogramme: »Es ist unbedingt notwendig, den Frauen wahrheitsgemäß von der Häufigkeit dieses Phänomens zu berichten. Denn nur so können sie eine eigenständige, informierte Entscheidung treffen.«[14] In Deutschland ist man davon leider noch meilenweit entfernt.

Grund zur Freude gab es hingegen kürzlich in den USA, als das nationale Krebsinstitut die neuen Statistiken zum Brustkrebs vorlegte. Erstmals zeigten die Neuerkrankungen einen markanten Rückgang. Die Hoffnung mancher Experten, dass sich nun endlich der Wert der Mammografie zeige, währte allerdings nur kurz. Denn in den genaueren Analysen fand sich eine andere, wesentlich wahrscheinlichere Ursache. Nämlich die drastische Einschränkung der Hormonersatztherapie.

Speziell in den USA, aber auch in Europa war die Mehrzahl der Frauen in den Wechseljahren und danach zur »Förderung ihrer Gesundheit und ihres Wohlbefindens« von den Gynäkologen vorsorglich mit Hormonpräparaten behandelt worden. Dieser Boom brach zu Beginn des neuen Jahrhunderts drastisch ein, als zwei große, unabhängig finanzierte Studien zeigten, dass die derart behandelten Frauen durch die Hormonpillen kaum Vorteile, dafür aber jede Menge schwere Risiken haben, darunter auch einen massiven Anstieg der Brustkrebsrate. Allein von 2002 bis 2003 stürzten in der Folge die Verschreibungen der Hormonpillen um 34 Prozent ab. Und genau in dieser Zeitspanne geschah nun auch die Trendwende bei Brustkrebs mit dem stärksten Rückgang bei den hormonabhängigen Tumoren um 13 Prozent.[15]

Schon eigenartig, wenn die Ursache für den größten Triumph der letzten Jahre bei der Bekämpfung von Brustkrebs nicht in der Einführung, sondern in der Abschaffung einer Vorsorgemaßnahme liegt.

Impfgegner und -befürworter

An sich sollte es selbstverständlich sein, dass Themen, die jeden einzelnen Menschen eines Landes betreffen, öffentlich diskutiert werden. Dass alle Pro- und Kontra-Argumente angeführt und gegeneinander abgewogen werden. Dass es also zu einem offenen Meinungsaustausch kommt, der es den Menschen ermöglicht, am Ende eigenständig eine informierte Entscheidung zu treffen.

Doch so wenig wie bei der Krebsvorsorge herrscht auch beim Thema Impfen kaum Transparenz. Eine Handvoll Impfexperten treffen bei einer internen Sitzung einen Beschluss, dessen Zustandekommen ebenso im Unklaren bleibt wie die Beweggründe der einzelnen Teilnehmer selbst. Die Empfehlung wird in den Impfplan aufgenommen, kurz begründet und fertig.

Draußen in der Arztpraxis wird dann höchstens noch darüber diskutiert, ob Windpocken oder Rotaviren gefährlich für das Kind sein können. Und nachdem es bei jeder Krankheit – sogar bei Schnupfen – zu Komplikationen kommen kann, ist es für die Impfbefürworter unter den Kinderärzten ein Leichtes, die Eltern einzuschüchtern. Wer will schon, dass die eigenen Kinder leiden?

Dass beispielsweise der Impfschutz bei Windpocken unsicher ist und mit fortschreitender Zeit abnimmt, dass Erwachsene dadurch in Gefahr geraten, eine wirklich lebensgefährliche Krise durchzumachen, dass erwiesenermaßen das Gürtelroserisiko stark ansteigt und Schwangere sowie deren Babys gefährdet werden, all das bleibt ungesagt und weitgehend unbekannt.

In den zahlreichen TV-Talkshows wird über alles Mögliche gequasselt. Aber haben Sie schon einmal eine seriöse Diskussion mit kontroversem Meinungsaustausch auf hohem Niveau gesehen, in der über Impfungen diskutiert würde? Mir ist so etwas noch nie untergekommen.

Dafür eine ganze Menge Beiträge, in denen der Zeigefinger derart penetrant erhoben wird, wie dies bei fast keinem anderen Wissenschaftsthema möglich wäre. Beim Thema Impfen gleicht Information häufig einer Art Beschwörung, nur ja nicht vom rechten Weg abzukommen. Und viele Journalisten sehen sich in der moralischen Pflicht, nur ja niemand zu verwirren, indem man möglicherweise auch mal ein paar kritischere Argumente vorbringt.

Wenn dann doch einmal eine Studiodiskussion zum Thema Impfungen stattfindet, arten die Gespräche meist binnen Kurzem zur Schlammschlacht aus, in der so tiefe Gräben zwischen den Gegnern und Befürwortern aufgerissen werden, dass keinerlei Annäherung mehr möglich ist. Wie soll auch halbwegs sachlich diskutiert werden, wenn die einen Impfungen als organisierte Volksvergiftung darstellen und die Gegenseite alle nicht impfenden Eltern als Kindesmisshandler und potenzielle Mörder denunziert. Auf dieser Basis ist kein Meinungsaustausch möglich, sondern nur ein verbaler Watschentanz, bei dem am Ende jede Partei den Eindruck verinnerlicht, dass die Gegenseite aus lauter Verbrechern besteht.

Diese extreme Polarisierung ist so alt wie das Impfen selbst. Schon zu Zeiten von Edward Jenner vor zweihundert Jahren befetzten sich die feindlichen Lager mit Vorliebe unterhalb der Gürtellinie. Ein Argument der Gegenseite auch mal anzunehmen kam immer gleich in den Ruf einer Kapitulation. Gekämpft wird und wurde vor allem für die Galerie. Alles ist weiß oder schwarz. Grautöne werden ausgeblendet.

Mit dem Impfen sind häufig gesundheitspolitische Ziele für die gesamte Bevölkerung verbunden. Beispielsweise die Schaffung einer Herdenimmunität oder die Ausrottung bestimmter Viren. Öffentliche Impfkritik würde diese Ziele gefährden. Deshalb wird sie auch so vehement bekämpft. Ärzte, die sich offen als Impfkritiker deklarieren, haben im Beruf mit gewaltigen Nachteilen zu rechnen. In Österreich wurde kürzlich einem Arzt von der Ärztekammer der Prozess gemacht, weil er impfkritische Kongresse organisierte und seine kritische Haltung zu Impfungen öffentlich äußerte. Er bekam ein einjähriges Berufsverbot mit der Drohung, dies »bei Wiederbetätigung« in ein lebenslängliches Verbot umzuwandeln. Ein anderer kritischer Mediziner, Professor an einer bayrischen Universität und Experte für Immunologie, antwortete auf meine Frage, ob er für Patienten als Gutachter in einem Impfschadensprozess auftreten würde: »Ich habe nicht die Absicht, meine Karriere mutwillig zu zerstören.«

Dass Impfkritik heute allgemein so wenig wahrgenommen wird, liegt zu einem guten Teil aber auch an deren oft recht zweifelhafter Qualität. Da schwirren Vortragende durchs Land, die generell die Existenz von Viren leugnen, Impfungen als Völkermord brandmarken und Masernausbrüche auf nicht gelöste Konflikte im Kindergarten zurückführen. Spitzenvertreter dieser Gattung sind der Soziologe

Karl Krafeld und der Biologe Stefan Lanka, der die Existenz der meisten Viren abstreitet, außer von jenem, das er angeblich selbst entdeckt hat.

Oder der wenig einsichtsfähige Krebspriester Ryke Geerd Hamer, dessen Jünger die Botschaft der »Germanischen Neuen Medizin« übers ganze Land verbreiten, auch wenn sie im Kern nicht wesentlich mehr zu bieten haben als die Weisheit, dass eben jede körperliche Krankheit auch eine seelische Komponente hat. Dies ist aber schon spätestens seit dem Wirken von Paracelsus Gemeingut.

Nun sitzt Meister Hamer wie die alten Kaffeesatzleser über seinen Schädel-Computertomografien und liest aus den weiß-grauen Tönen des Röntgenbildes die Konflikte der Vergangenheit und gleich in einem Aufwasch auch die Zukunft des Patienten heraus.

Ich habe Hamer vor rund 15 Jahren beim »Fall Olivia« kennengelernt, jenem krebskranken Mädchen, dessen Flucht vor der Schulmedizin damals weltweit Schlagzeilen machte. Der Skandalarzt führte den riesigen Tumor der elfjährigen Olivia kurzerhand auf einen »Verhungerungskonflikt« zurück. Entstanden durch den Wiedereinstieg der Mutter in ihren Job als Lehrerin und die Notwendigkeit des Mädchens, nun öfters bei der Oma zu Mittag zu essen, »wo ihr das Essen aber nicht schmeckte«. So etwas erzählte er im Brustton der Überzeugung, ohne die geringste Scheu, sich lächerlich zu machen. Für derartige Ruckzuck-Psychologie konnte sich Hamer begeistern und sich – völlig von sich selbst hingerissen – darüber auslassen. Als ich ihm daraufhin ein paar kritische Zwischenfragen stellte, drohte er mir gleich gerichtliche Konsequenzen an, wenn davon etwas in der Zeitung stehen würde. Offene Selbstreflexion war seine Sache mit Sicherheit nicht.

Nach dem eigenwilligen Umgang mit Krebs ist Impfen das nächste große Thema, dem sich Hamers »Neue Medizin«

widmet. An sogenannten Impfstammtischen finden sich im ganzen Land Anhänger zusammen und diskutieren bei Kaffee und Kuchen die schrägsten Thesen.

Seriöse Impfkritik, die von bestimmten Personen öffentlich wahrgenommen und repräsentiert wird, ist praktisch nicht vorhanden. Zum einen, weil es keine Behörde und auch keine wissenschaftliche Institution gibt, die es als ihre Aufgabe ansieht, zu Fragen der Qualitätssicherung oder der generellen Zweckmäßigkeit bestimmter Impfungen öffentlich Stellung zu beziehen. Zum anderen, weil die Medien nur sehr selten die Absicht zeigen, dieses Thema neutral und halbwegs objektiv darzustellen. Meist sind die Berichte schon in der Darstellung tendenziös, und man merkt die Absicht der Gestalter, hier eine persönliche Botschaft zu transportieren. Impfkritiker werden meist nur als Feigenblatt eingeladen, um »die andere Seite« zumindest einmal kurz zu Wort kommen zu lassen. Oft auch nur, um dem »Bösen« ein Gesicht zu geben. Dabei gäbe es genügend Mediziner, die sich intensiv mit der wissenschaftlichen Literatur zu Impfungen auseinandergesetzt und dennoch eine kritische Distanz zu den Impfstoffherstellern bewahrt haben. Diese Personen werden von den Medien aber nur selten kontaktiert.

Das heißt jedoch nicht, dass Impfkritik im Denken der Menschen keine Rolle spielt. Die Bevölkerung in den deutschsprachigen Ländern gilt sogar als überdurchschnittlich kritisch – verglichen beispielsweise mit den Ländern Skandinaviens oder den USA. Die Einführung einer allgemeinen Impfpflicht, wie sie de facto in den USA besteht (»no vaccination – no school«), wäre hier politisch nicht durchzusetzen und würde auch am Widerstand großer Teile der Ärzteschaft scheitern, die schon jetzt großen Wert auf individuelle Impfentscheide legen und nicht alles umsetzen, was die STIKO vorgibt.

Bei einer kürzlich durchgeführten EMNID-Umfrage in etwa 200 deutschen Arztpraxen gaben 25 Prozent der Befragten an, dass sie sich nicht an die Empfehlungen der STIKO halten, sondern selbst entscheiden, ob sie ihre Patienten überhaupt impfen – und wenn ja, wogegen. Auch in der Bevölkerung gibt es eine gar nicht so kleine Minderheit, die Impfungen skeptisch gegenübersteht. In einer Telefonumfrage zur Grippeimpfung unter mehr als 2000 Teilnehmern gaben immerhin 15 Prozent der Befragten an, dass sie sich wegen ihrer »generell negativen Einstellung zu Impfungen« nicht gegen Grippe impfen lassen. Je höher der Bildungsgrad der Befragten, desto kritischer ihre Haltung.

Möglicherweise wird diese skeptische Haltung auch von der intellektuellen Kapazität mancher Impfexperten genährt. Als Medizinjournalist, der regelmäßigen Kontakt mit Wissenschaftlern aus allen möglichen Fächern hat, kann ich mich des Eindrucks nicht erwehren, dass der Bereich Impfungen nicht unbedingt ein Magnet für große Geister ist. Was hier teilweise an Meinungen abgelassen wird, hat oft mehr mit Propaganda als mit Medizin zu tun.

Als besonderes Exempel ist mir beispielsweise ein Standesvertreter der Kinderärzte aus Norddeutschland in Erinnerung, der mir die Wichtigkeit der Diphtherieimpfung mit einem besonders krassen Beispiel nahebrachte. Zunächst erzählte er von der Diphtherieepidemie im Ostblock, wie er die Gemeinschaft Unabhängiger Staaten in der Nachfolge der Sowjetunion nannte. Mitte der Neunzigerjahre war es – ausgehend von Soldaten, die aus dem Afghanistankrieg zurückkehrten – zu Ausbrüchen von Diphtherie gekommen, die sich in Ländern wie der Ukraine, Moldawien, aber auch Russland selbst rasch verbreitete. Er erwähnte nicht, dass beispielsweise in der Ukraine 80 Prozent der diphtheriekranken Kinder planmäßig gegen Diphtherie geimpft waren. Auch nicht, dass es sogar eine WHO-Untersuchung gab, ob die verwendeten Impfstoffe möglicherweise schadhaft waren. Das alles verschwieg er. »Gerade für uns Deutsche ist der Diphtherieimpfschutz besonders wichtig«, erklärte er mir stattdessen. »Denn stellen Sie sich bloß einmal vor, wir bekämen eines Tages wieder Schwierigkeiten mit den Russen. Dann marschieren unsere jungen Soldaten ungeschützt gegen den Feind.«

Ein ähnliches Beispiel intellektueller Redlichkeit lieferte ein Wiener Impfexperte. Ich meldete mich bei ihm, um für das Nachrichtenmagazin *profil* ein Interview zur Zeckenschutzimpfung (FSME) zu machen, die damals in Österreich und Deutschland heftig umstritten war. Wegen einer Änderung in der Herstellung war der Impfstoff besonders reaktionsfreudig geworden. Speziell Kinder und Erwachsene, die zum ersten Mal geimpft wurden, reagierten mit hohem Fieber. Unzählige Kinder erlitten Fieberkrämpfe. Johannes Löwer, der Leiter des Paul-Ehrlich-Instituts, erklärte mir damals, dass er in der Folge für Kinder lieber gar keinen Impfstoff anbieten würde, als wieder so ein Risiko einzugehen. »Wir lassen uns doch von diesem schlechten Impfstoff nicht die Impffreudigkeit der Bevölkerung sabotieren.«

Der besagte Impfstoff war ein österreichisches Produkt, und der Wiener Professor hatte die Aufgabe gehabt, seine Verträglichkeit mit einer Studie zu testen. Das Ergebnis war für den Impfstoff katastrophal: 24 Prozent der Kinder hatten auf die Impfung mit hohem Fieber reagiert. Kurz bevor ich mit ihm sprach, hatte er nun von der Herstellerfirma die Nachricht erhalten, dass seine Studie nicht veröffentlicht werden dürfe. Da sich der Marktwert eines Wissenschaftlers und seine Karrierechancen aber stark nach der Anzahl seiner Veröffentlichungen orientieren, war er stinksauer über dieses Verbot. Er machte seinem Unmut ordentlich Luft, und ich zitierte ihn entsprechend.

Als der Artikel erschien, bekam ich bereits morgens um

sieben Uhr einen Anruf des Professors, der völlig aus dem Häuschen war. Wie ich dazu käme, so eine Lüge zu schreiben. Sein Zitat sei erstunken und erlogen. Ich fragte ihn, ob ich ihm die besagte Stelle auf dem Tonband vorspielen solle, um seinem Gedächtnis etwas nachzuhelfen. Da wurde er kleinlaut und schwenkte in seiner Argumentation um 180 Grad um. Ja, er wisse schon, dass er damals empört war und seinem Unmut kräftig Luft gemacht hatte. Nun habe er aber eben einen Anruf aus dem Chefbüro der Impfstofffirma erhalten. »Sie drohen damit, mich nie wieder mit einer Studie zu beauftragen, wenn ich das wirklich gesagt habe.« Und er begann mir seine schwierige finanzielle Situation zu erklären und dass er es sich nicht leisten könne, auf diese Aufträge zu verzichten. Sonst wäre er – und sein ganzes Institut – ruiniert. Er bettelte derart, dass ich ihm schließlich gestattete, in einem Leserbrief darzustellen, dass er den beleidigenden Satz nicht gesagt hatte.

Ich selber rief daraufhin aber bei der Impfstofffirma an und fragte, ob ich diese ominöse Studie haben könnte. Das wurde mir verweigert. Ich fragte, wozu sie überhaupt Studien machten, wenn diese dann nicht veröffentlicht würden. Da sagte die Forschungsleiterin der Firma einen Satz, den ich nie vergessen werde: »Wir machen Studien ja nicht zu dem Zweck, dass wir sie publizieren, sondern damit unsere Impfstoffe zugelassen werden.«

Derartige Beispiele sind im Laufe der vielen Jahre, in denen ich nun schon als Wissenschaftsjournalist mit dem Thema Impfen zu tun habe, immer wieder vorgefallen. Und sie machen deutlich, dass es besonders nötig wäre, den Scheinwerfer der Öffentlichkeit auf dieses Fachgebiet zu richten. Denn ohne kritische Berichterstattung und strenge Qualitätskontrolle tendiert jeder Bereich zur Verlotterung.

Alle sind infiziert

Gesundheit ist heute eines der großen Themen, die den Medien am meisten Auflage und Quote bringen. Und es ist ein Tummelplatz der schrägsten Thesen. Nur selten wird eine Stellungnahme bis auf ihre wirkliche Quelle nachgeprüft. Und oft genug verfolgt ein interviewter medizinischer Experte neben dem Wohl der Patienten auch noch ein weniger laut hinausposauntes, ganz persönliches Ziel: nämlich das Wohl seiner Geldbörse.

Es wäre wohl für viele erstaunlich, wenn in der Medizin mittels Zaubertrick etwas eingeführt würde, was im Sport schon lange üblich ist: dass ein Hermann Maier oder ein Michael Schumacher die Logos ihrer Sponsoren offen am Renndress und sogar am Freizeitanzug tragen. Wir würden die dringlichen Mitteilungen und die ernsthaften Warnungen mit anderen Augen sehen, wenn links neben der Krawatte der Pfizer- oder Novartis-Schriftzug prangte. Und nach der Stellungnahme auch gleich noch die Höhe der Beratungs- oder sonstigen Honorare genannt würde, die der honorige Professor von der jeweiligen Firma bislang erhalten hat.

So aber sind wir alle empfänglich. Nehmen vielleicht nur den treuherzigen Ausdruck eines Philanthropen wahr, eines echten Menschenfreundes. Und fallen glatt drauf rein. Schon Ivan Illich, der manchmal etwas zynische Philosoph und Theologe, wusste: »Die Menschen geben ihr Leben dafür, so viel medizinische Behandlung wie möglich zu bekommen.«[16] Und somit treffen uns die Warnungen. Lassen uns die Risiken nicht kalt. Wollen wir etwas tun, weil wir verängstigt sind. Und schaudern, was uns da alles an den Kragen will.

Hepatitis B beispielsweise. Etwa ein Drittel der Weltbevölkerung besitzt Antikörper gegen diese Viren, hat also bereits eine Infektion mit ihnen durchgemacht und überstanden. Das geschieht meist unbemerkt. Bei jedem zehnten Kontakt, heißt es, wird das Immunsystem die Viren jedoch nicht vollständig los. Daraus kann eine chronische Infektion der Leber entstehen. Zum einen seien diese Personen daraufhin lebende Virenschleudern, zum anderen bestünde nun für sie selbst ein enormes Risiko. Denn in manchen Fällen könnte aus der permanenten Infektion Leberkrebs entstehen. Nicht sofort, aber in zwanzig bis fünfzig Jahren, heißt es. Und da es keine Studie gibt, die das Gegenteil beweisen könnte, handelt es sich dabei um eine recht gefahrlose Schätzung, die weder bestätigt noch widerlegt werden kann.

Viele der Virusträger wissen jedoch gar nichts von diesem Damoklesschwert, das da über ihrer Zukunft hängt, da sie an keinerlei Symptomen leiden. »Das Risikobewusstsein der Bevölkerung ist noch nicht stark genug ausgeprägt«, warnen deshalb Ärztevertreter und Interessenverbände in Pressekonferenzen. Und dieses Risiko sei enorm, erklärt beispielsweise der CDU-Europaabgeordnete Thomas Ulmer. »Denn bis zu 90 Prozent aller Infizierten entwickeln eine chronische Infektion.«[17] – Gut, dass der Ausdruck »bis zu« die hanebüchensten Aussagen möglich macht.

Doch in dieser Tonart geht es weiter. Die Viren lauern überall. »Schon die gemeinsame Benutzung von Handtüchern kann zu einer Ansteckung mit dem gefährlichen Virus führen«, weiß der Wiener Arzt Franz Ambrosch, und er kennt noch mehr unangenehme Details über das Virus: »Es ist so robust, dass es längere Zeit außerhalb des Körpers überleben kann und theoretisch jeder Tür- und Haltegriff zur Infektionsgefahr werden kann.«

In Bus und U-Bahn keinen Haltegriff mehr zu benutzen wäre für eifrige Autofahrer ja noch denkbar. Aber die Türgriffe? Spätestens jetzt stehen wir wirklich vor einem Problem. Wir sind umzingelt. Doch keine Angst, die Rettung naht.

Im Hauptberuf ist Ambrosch nämlich ärztlicher Leiter des Impfzentrums Nord in Wien, und er hält auch mit der Lösung für die geschilderte Problematik nicht hinter dem Berg: »Den einzig wirksamen und dauerhaften Schutz gegen Hepatitis B bietet die Impfung.«[18] Mit der Lebensrettung, so Ambrosch, könne in jedem Lebensalter begonnen werden.

Ähnlich brisant ist die Situation angeblich bei der Infektion mit Chlamydia trachomatis, der häufigsten bakteriellen Ursache für Infektionen der Bindehaut sowie des Urogenitalbereichs. Der von der EU eingerichtete Informationsdienst zur Überwachung und Kontrolle von Infektionskrankheiten Eurosurveillance spricht jedenfalls von einer harten Herausforderung für die öffentliche Gesundheit.[19] Während zur Mitte der Neunzigerjahre nur sieben Personen von 100 000 in der Gesamtbevölkerung mit diesen Bakterien infiziert waren, lag die Rate zehn Jahre später schon bei 86 pro 100 000. Obwohl die Wissenschaftler kritisch anmerken, dass eben jetzt auch häufiger nach Chlamydien gesucht wird und zudem bessere Testmethoden im Labor zur Verfügung stehen.

Auffällig ist die Geschlechterverteilung. Junge Frauen sind fünfmal häufiger infiziert als gleichaltrige Männer. Dies wiederum, so die – wie wir sehen – überaus kritischen Wissenschaftler, könnte auch daran liegen, dass die jungen Frauen wegen Pap-Abstrich, Verhütung oder Schwangerschaft eben wesentlich häufiger untersucht und getestet werden. Junge Männer, die kaum zum Arzt gehen, kann man leider schwer auf Chlamydien testen. Dennoch hält dieser Einwand die Experten nicht davon ab, speziell für die Altersgruppe der sexuell aktiven jungen Frauen zwischen 15 und 29 Jahren eine Reihenuntersuchung mit routinemäßigem Chlamydientest vorzuschlagen.[20]

Dieser Vorschlag hat zweifellos darin seine Begründung, dass es besser ist, jene zu therapieren, die man erwischt, als gar niemand. Immerhin wären die Chlamydien über eine

Antibiotikatherapie ja einfach zu beseitigen. Und den Sexualpartnern der jungen Frauen, die wohl als ständige neue Infektionsquelle infrage kommen, könnte man ja ausrichten lassen, dass sie auch mal zum Arzt kommen sollen. Mitkommen können sie ja leider nicht zum Gynäkologen. Vielleicht könnte man den Frauen aber der Einfachheit halber gleich eine doppelt so dicke Packung Antibiotika verschreiben.

Die Zielgruppe ist jedenfalls enorm: In Deutschland sind nach Schätzungen mehr als 10 Prozent der sexuell aktiven Frauen mit Chlamydien infiziert. Bei der großen Mehrzahl davon treten jedoch keinerlei Krankheitssymptome auf.

Recht ähnlich ist die Lage bei den Humanen Papillomaviren (HPV). Auch sie werden großteils sexuell übertragen. Auch sie sind großteils unauffällig und verursachen keine Beschwerden. Zu jedem Zeitpunkt sind zwischen 20 und 50 Prozent der Frauen damit infiziert, am häufigsten in der Altersgruppe zwischen 20 und 24 Jahren.[21] Auch hier verschwinden die meisten Infektionen von selbst wieder. Wichtigste Risikofaktoren für eine chronische Infektion sind häufig wechselnde Sexualpartner, niedriges soziales Milieu und Rauchen.

So wie die Chlamydien verursachen auch Papillomaviren Zellveränderungen. Das kann zu Entzündungen und kleinen Verletzungen an der Oberfläche des Gewebes führen. HP-Viren befallen Zellen der inneren und äußeren Haut und können dort einen Wachstumsprozess auslösen, der im Genitalbereich beispielsweise zu Feigwarzen oder im Extrem auch zu Gebärmutterhalskrebs führen kann. Je nach Untersuchung finden sich bei etwa vier von fünf Frauen mit Zervixkarzinom auch Papillomaviren.

Daraus schlossen die Mediziner, dass es wohl die Viren sein werden, die über die Zellschädigung Krebs auslösen. Seit Oktober 2006 ist in Deutschland eine HPV-Impfung erhältlich, 2007 kam die zweite. Und rund um diese Markteinführungen wurde ein enormes mediales Trommelfeuer um die »erste Impfung gegen Krebs« entfacht. Die Impfung würde 70 Prozent der Zervixkarzinome vermeiden, lautete das Versprechen. »Schütze deine Tochter!«, war einer der eingänglichsten Slogans, und es kam logischerweise zu einer enormen Nachfrage. Denn wer würde seine Töchter nicht vor Krebs schützen wollen.

Bei näherer Befassung mit der Thematik klingt dieses Versprechen allerdings recht gewagt. Insgesamt werden nämlich mehr als einhundert HP-Virentypen unterschieden. Gardasil, die erste Impfung auf dem Markt, wirkt gegen vier davon (HPV-Typen 6, 11, 16, 18), Cervarix, die zweite, gar nur gegen zwei (HPV-Typen 16 und 18). Man nimmt aber an, dass von diesen Virentypen am ehesten Gefahr ausgeht. Allerdings ist das nicht sicher, da die Viren geografisch stark unterschiedlich verteilt sind und das, was für die USA gilt, nicht gleichermaßen für alle anderen Erdteile gelten muss.

Eine Untersuchung von Frauen, die von Afrika nach Italien eingewandert waren,[22] ergab beispielsweise, dass unter den zwölf am häufigsten vorkommenden Virenarten nur eine einzige war, vor denen die Impfungen schützen. Dafür fanden sich aber gleich zwei Hochrisikovarianten für Krebs, die nicht erfasst wurden.

Eine ähnliche Vielfalt zeigte sich auch bei einer Analyse der HP-Viren, mit denen italienische Frauen infiziert waren. Bei Frauen ohne Gewebsveränderungen am Gebärmutterhals war jede fünfte Virus-positiv. Bei Frauen mit auffälligen Befunden oder solchen mit bestehendem Zervixkarzinom war das Verhältnis genau umgekehrt. Hier fanden sich nur bei einer von fünf Frauen keine HP-Viren. Doch diese waren in unglaublicher Vielfalt vertreten. Das Team des italienischen Krebsinstituts identifizierte 31 verschiedene Virentypen, von denen die Hälfte zu den bekannten Risikotypen zählte. Viele Frauen hatten Mehrfachinfektionen mit verschiedenen Stämmen. Die Variante HPV-16, vor der beide Impfungen schützen, fand sich nur bei etwas mehr als der Hälfte der Krebspatientinnen.[23]

Die Wissenschaftler befürchten nun, dass auch hier der Stellvertretereffekt auftreten könnte, und sobald HPV-16, der mit Abstand riskanteste Virentyp, durch die Impfung vertrieben wurde, eben andere Viren den »freien Platz auf der Zervix« einnehmen. Damit ergäbe sich, ähnlich wie bei den Pneumokokken, bloß eine Verschiebung der Keime, aber nicht die erhoffte Vermeidung der Krankheit.

Zudem sind die Impfungen nicht in der Lage, Viren, die bereits da sind, zu vertreiben. Anscheinend betrachtet das Immunsystem die Viren nicht mehr als Feinde, sobald es sich an sie gewöhnt hat. Also zogen die Impfexperten den Schluss, dass die Abwehrkräfte vor dem Erstkontakt scharfgemacht werden müssen.

Weil die meisten Viren beim Sex übertragen werden, ist es deshalb notwendig, die Jugendlichen zu impfen, bevor sie in die Pubertät kommen. Der Einfachheit halber wenden sich die Impfstoffhersteller zunächst wieder einmal an die Mädchen, die Ausweitung auf Jungen ist jedoch in Vorbereitung. Gouverneur Rick Perry verordnete für Texas als ersten Bundesstaat der USA bereits die Impfpflicht für elfjährige Mädchen. In Deutschland ebenso wie in Italien wird von den Behörden das zwölfte Lebensjahr als ideales Impfalter angegeben.

Es ist jedenfalls ein enormes Versprechen für die Zukunft, das die Impfstoffwerber hier abgeben. Ob es einlösbar ist, wird sich zeigen. Beim Zervixkarzinom im relativ gut behandelbaren Frühstadium liegt der Krankheitsschwerpunkt bei 35 Jahren. Bei Spätstadien, in denen der überwiegende Teil der Todesfälle auftritt, hingegen bei rund sechzig Jahren. Wenn eine 12-Jährige geimpft wird, müsste der Impfstoff also mehr als zwanzig Jahre lang wirken, um das Frühstadium abzuwehren. Dafür, dass dies gelingen kann, gibt es bislang keinerlei Beweise. Die größte Langzeitstudie zu diesem Thema ist derzeit erst drei Jahre alt, und auch sie brachte bereits enttäuschende Resultate. Die Reduktion der Krebsrate blieb weit hinter den Erwartungen zurück. George Sawaya und Karen Smith-McCune, zwei Experten der Universität von San Francisco, äußerten sich anlässlich der Ergebnisse im *New England Journal of Medicine* äußerst skeptisch über die ehrgeizigen Vorgaben. Besonders für den Fall, dass die 15 krebserregenden HPV-Typen, die nicht von der Impfung erfasst werden, im Laufe der nächsten Jahre die biologische Nische füllen, welche die vier weggeimpften HPV-Typen hinterlassen.[24]

Ausverkauf der Experten

Je näher man bei diesem Thema also in die Materie einsteigt, desto waghalsiger erscheint das Versprechen, dass die Impfung einen nachhaltigen Effekt hat. Im Gegensatz zur billigen Antibiotikatherapie gegen Chlamydien sahnt die Pharmaindustrie bei der vorsorglichen Bekämpfung der Viren ordentlich ab. Wenn alle Mädchen zwischen 12 und 17 Jahren geimpft werden, würde das laut Berechnung des Bundesverbandes der Betriebskrankenkassen rund 1,1 Milliarden Euro kosten.[25] Dieser enorme Betrag kommt deshalb zustande, weil die Hersteller der beiden zugelassenen Präparate den Preis so hoch angesetzt haben, dass die Grundimmunisierung fast 500 Euro kostet. Während nun die Gesundheitsbehörden Australiens drohten, bei diesem unverschämten Preis die Impfung gar nicht ins Programm zu nehmen, zuckten die Experten der deutschen STIKO nicht mit der Wimper und empfahlen die Impfung bereits kurz nach der Zulassung des ersten Impfstoffs Gardasil im März

2007. Und zwar ohne Auflagen. »Die Empfehlung für die Impfung, würde man es im Englischen formulieren, das war ein No-Brainer«, erklärte mir der damalige STIKO-Vorsitzende Heinz-Josef Schmitt. »Da braucht man kein Gehirn dafür. Das muss man aufgrund der Datenlage einfach empfehlen.« Als Folge derartigen Verhandlungsgeschickes kostet eine Einzeldosis von Gardasil in Australien jetzt 96 Euro, in Deutschlands Apotheken hingegen 159 Euro.[26]

Zahlreiche Medizinerkollegen teilen Schmitts Einschätzung der eindeutigen Datenlage keineswegs. Als »schwachsinnig« bezeichnete sie im persönlichen Gespräch etwa ein STIKO-Kollege Schmitts, der bei diesem Thema allerdings lieber anonym bleiben möchte. Die HPV-Impfung hätte frühestens in zwanzig Jahren einen Einfluss auf die Krebssterblichkeit, erklärte er, und es sei keineswegs sicher, »ob das überhaupt wirkt«. Der Boom dieser Impfung gehe eher darauf zurück, »dass die Politiker geradezu danach gieren, sich beim Thema Frauengesundheit zu profilieren«.

Auch Rolf Rosenbrock, Professor für Gesundheitspolitik an der TU Berlin, tut sich schwer, an der HPV-Impfung gute Seiten zu entdecken. Besonders stört ihn die Jubelmeldung der Pharmaindustrie, die Finanzierung der Impfung aus Steuergeldern sei ein »Durchbruch in der Krebsprävention«. »Davon«, so Rosenbrock, »kann schon allein deshalb keine Rede sein, weil das Zervixkarzinom ein relativ kleiner Krebs ist, der lediglich 1,76 Prozent der Krebssterblichkeit bei Frauen erklärt.«

Wesentlich effektiver, so der anonyme STIKO-Experte, wären Investitionen, um die in Deutschland höchst bescheidene Qualität der jährlich empfohlenen Reihenuntersuchung mit Gebärmutterabstrich (Pap-Test) zu verbessern. »So aber wird dieses Geld in die Kassen der Impfstofffirmen umgeleitet. Und daran sterben Frauen!«

Insgesamt galt das Pap-Screening als absolutes Vorzeigemodell sinnvoller Vorsorge. Seit der Einführung des Gebärmutterabstrichs in den Siebzigerjahren ist dieser Krebs um zwei Drittel seltener geworden. Doch optimal ist das Programm deshalb noch keineswegs. Vor allem nicht im europäischen Vergleich. Obwohl sich mehr als die Hälfte aller Frauen regelmäßig zum Gynäkologen begibt, um den empfohlenen Abstrich vornehmen zu lassen, liegt die Sterberate am Zervixkarzinom deutlich höher als beispielsweise in Schweden oder Großbritannien. Dort war vor einigen Jahren kräftig in die Ausbildung der Ärzte und Laborfachkräfte zur besseren Erhebung und Interpretation der Befunde investiert worden. Nur wenn der Abstrich richtig gemacht wurde, kann er im Labor nämlich einen aussagekräftigen Befund ergeben. Seit dieser Bildungsoffensive, verbunden mit einer ständigen Qualitätskontrolle, sank die Krebsrate stark und liegt nun um 30 bis 40 Prozent unter den Werten in Deutschland.

Bei uns ist von Reform jedoch keine Rede. Klaus Hartmann, führender deutscher Experte für Impfschadensfälle und langjähriger Mitarbeiter des Paul-Ehrlich-Instituts, warnt, dass die HPV-Impfung nach zwanzig Jahren der abfallenden Sterblichkeit sogar einen Gegentrend einleiten könnte: »Viele werden sich auf die Impfung verlassen und nicht mehr zur Vorsorge gehen. Deshalb ist es sogar möglich, dass wir über diesen Effekt ein Ansteigen der Krebsrate bekommen.«

Heinz-Josef Schmitt sieht derartige Argumente vorwiegend als gynäkologische Standespolitik: »Solche Argumente nutzen mit Sicherheit den Frauenärzten, die lieber einen Krebs behandeln, als ihn zu verhindern«, erklärte er mir und hatte damit flugs den einzigen Grund identifiziert, der seiner Meinung nach gegen die Impfung spricht: »Eigeninteressen!«

Anders als bei der Pneumokokken-Impfung, wo Schmitt

sechs Jahre lang für die STIKO-Empfehlung kämpfte (»Das war kein No-Brainer«, lacht Schmitt grimmig, »das war ein richtiger Brainer!«), ging also bei der »Krebsimpfung« gleich die erste Abstimmung durch. Vielleicht lag es daran, dass Schmitt diesmal selbst mitdiskutieren und abstimmen durfte. Bei den Pneumokokken hatte er noch vor der Tür warten müssen, da er als Leiter der von der Herstellerfirma finanzierten Zulassungsstudie als befangen galt.

Sehr gut sieht die Optik für Schmitt allerdings auch bei der HPV-Entscheidung nicht aus. Denn wenige Monate vor der diesbezüglichen STIKO-Sitzung nahm Schmitt einen mit 10 000 Euro dotierten Preis »für sein besonderes Engagement zur Förderung des Impfgedankens« entgegen. Gestiftet wurde diese Summe vom französisch-amerikanischen Hersteller der HPV-Impfung Sanofi Pasteur MSD. Der konnte sich das aber problemlos leisten. Denn allein 2007, im ersten Jahr der Kostenübernahme, erzielte der Konzern mit dem Verkauf seines Produktes Gardasil in Deutschland bereits einen Umsatz von rund 300 Millionen Euro.

Die Nähe zur Industrie

Kritische Beobachter des Medizingeschehens wie der Berliner Arzt und Pharmazeut Wolfgang Becker-Brüser, Herausgeber des *arznei-telegramms*, schlagen bei derartigen Vorkommnissen die Hände über dem Kopf zusammen. »Wie kann man als öffentlich bestellter Gutachter Geld von einer Pharmafirma annehmen, die Produkte herstellt, über die ich zu befinden habe«, ist er fassungslos. »Ein Lehrer nimmt heute kein geschenktes Buch mehr an, weil das als Bestechung gedeutet werden könnte. Und so ein Mensch nimmt 10 000 Euro und sieht das nicht als Problem. Das gibt es doch gar nicht!«

Dieses Preisgeld war jedoch nur das, was öffentlich bekannt wurde. Nebenher hatte Schmitt noch wesentlich mehr mit Industriekooperationen verdient. Dass Schmitt in seiner jahrelangen Tätigkeit als STIKO-Vorsitzender regelmäßig für die Industrie arbeitete, verheimlichte er auch gar nicht. Er fungierte mehrere Male als Leiter von klinischen Prüfungen, einer finanziell hoch dotierten Position, veröffentlichte Studie um Studie im Auftrag der Industrie und präsentierte darin meist prächtig funktionierende Impfstoffe. Gemeinsam mit seinem Mainzer Kollegen Fred Zepp, ebenfalls ein STIKO-Mitglied, stand Schmitt der Stiftung Präventive Pädiatrie vor, die jahrelang von Impfstoffherstellern finanziell unterstützt wurde. Auf der Webseite des Konzerns GlaxoSmithKline (GSK) wird dem Leser www.gesundes-kind.de empfohlen, die »produkt- und herstellerunabhängige Pro-Impfen-Webseite des STIKO-Vorsitzenden Professor Schmitt«. Eine stolze Vorgabe für eine Webseite, die in Wahrheit vollständig von dieser Pharmafirma finanziert wurde.

Schmitt ist auch der Initiator des »Gipfeltreffens der Unabhängigen Europäischen Impfexperten« mit dem Kürzel SIEVE (Summit of Independent European Vaccination Experts). Diese pompös klingende Organisation trifft sich seit ihrer Gründung 2001 etwa zweimal jährlich zu mehrtägigen Konferenzen, zu denen jeweils ein Dutzend führender europäischer Infektiologen eingeladen werden. Die Ergebnisse derart elitärer wissenschaftlicher Diskussion werden anschließend in Fachjournalen publiziert.

Beim Konferenzthema Windpocken kam heraus, dass die Impfung, so rasch das eben finanziell möglich und machbar wäre, in allen europäischen Ländern eingeführt werden sollte.[27] Beim Meeting zur Frage, ob auch Kleinkinder und Babys gegen Grippe geimpft werden sollten, ergab die Expertise: »Ja, selbstverständlich!« Und zwar ab einem Alter von sechs Monaten.[28] Und zuletzt widmeten sich die Experten der Frage, wie die Durchimpfungsrate der Kinder und Erwachsenen erhöht werden könnte.[29] Sie kamen in der Kurzfassung ihres Forschungsberichts zu folgendem genialen Resultat: »Um Impfungen zu verabreichen, sollte jede Gelegenheit genutzt werden.«

In der von den großen Fachjournalen mittlerweile obligatorisch verlangten Offenlegung eventueller Interessenkonflikte gab Joe Schmitt, wie sich Heinz-Josef im internationalen Kollegenkreis nennt, Folgendes an: »SIEVE wird von der Stiftung Präventive Pädiatrie an der Johannes Gutenberg Universität in Mainz unterstützt. Daneben gab es keine andere Finanzierungsquelle.« Dass die diesbezüglichen Forschungsgelder der Mainzer Stiftung jahrelang von der »Vereinigung der Europäischen Impfstoffhersteller« kamen, fanden die »unabhängigen Experten« aber keiner besonderen Erwähnung wert.

Als Vorsitzender der STIKO war Schmitt auch erster Impfexperte im Lande und demnach ein gefragter Interviewpartner für die Medien. Er ist stets fähig, volksnah und präzise zu formulieren. Die runde Brille und der graue Bart verleihen ihm den Nimbus eines gütigen Gelehrten. Auch wenn seine Aussagen oft recht drastisch sind. Etwa seine Forderung, die amerikanische Praktik zu übernehmen, generell nur vollständig nach Plan geimpfte Kinder zum Besuch von öffentlichen Schulen und Kindergärten zuzulassen.[30] Oder seine Forderung anlässlich eines Masernausbruchs, die Staatsanwaltschaft solle gegen die Gesundheitsämter Ermittlungen wegen fahrlässiger Tötung und Körperverletzung aufnehmen.

Wird Schmitt mit kritischen Fragen zum Thema Impfen konfrontiert, holt er weit aus. Nebenwirkungen oder Impfschäden hätte es schon mal gegeben, »zu Zeiten der Pockenimpfung, das ist schon lange her«. Nun aber, so Schmitt, gäbe es nur noch »moderne und hochgereinigte Impfstoffe, die überhaupt keine Nebenwirkungen mehr machen«. Behauptungen, dass Impfungen alle möglichen Krankheiten hervorrufen, seien völlig haltlos. Im Gegenteil, betont Schmitt, Impfungen nützen. »Die wissenschaftliche Literatur spricht ganz klar eine andere Sprache.« In der WDR-Sendung »Kontraste« erläuterte er den Zuschauern allerlei spektakuläre Eigenschaften von Impfungen. »Gut geimpfte Kinder in Deutschland haben zweimal seltener Krebs als schlecht geimpfte Kinder«, sagte er. »Auch Allergien treten bei gut geimpften Kindern insgesamt seltener auf.«[31]

In den Grüften der Wissenschaftspublizistik finden sich in dubiosen Fachjournalen alle möglichen schrägen Thesen. Wenn an Schmitts Enthüllung jedoch substanziell etwas dran wäre, so gäbe es dazu aber sicherlich auch außerhalb obskurer Blätter eine ernsthafte Diskussion. Denn das Thema ist wichtig und ernst genug! Doch weder finden sich dazu seriöse Studien, noch findet zur Frage, ob Impfungen Kinder vor Krebs schützen, eine ernsthafte Expertendiskussion statt. Auch die Behauptung, dass Impfungen vor Allergien schützen, erweist sich bei näherer Untersuchung als heiße Luft (siehe Kapitel »Schummeln für die gute Sache« ab S. 259).

Bleibt die Frage, ob Schmitt selbst glaubt, was er hier erzählt, oder ob es sich dabei nur um eine weitere Aktion zur »Förderung des Impfgedankens« handelt, die mehr mit fantasievollem Marketing als mit Wissenschaft zu tun hat. So oder so stellt sich die Frage, welche Ansprüche an das Amt eines obersten Impfexperten eines Landes gestellt wurden, der seit 1998 an der Spitze der STIKO stand, auf deren Empfehlung hin Millionen von Kindern in Deutschland geimpft werden.

Mitte September 2007 wechselte Heinz-Josef Schmitt schließlich vollständig zur Industrie und leitet seither den Bereich »Medizin Europa« bei Novartis Behring, dem wichtigsten Impfstoffkonzern Deutschlands. Das Angebot, erzählte mir Schmitt, kam kurzfristig im Sommer, »und ich habe zugeschlagen, weil ich jetzt die Forschung machen kann, die ich als deutscher Hochschullehrer nicht machen konnte«. Und da er nun nicht mehr nur punktuell, sondern in großem Umfang für die Industrie arbeite, sei eine weitere Mitarbeit in der STIKO »selbstverständlich nicht mehr möglich«.

Es war jedoch nicht nur Schmitt, der in der STIKO enge Beziehungen zur Industrie pflegte. Bei einer Analyse des *arznei-telegramms* fanden sich bei fast allen der 17 vom Bundesministerium für Gesundheit berufenen Mitglieder potenzielle Interessenkonflikte. Deklariert wird das nur intern – nicht jedoch öffentlich, wie das international bei seriösen Fachjournalen oder auch den US-amerikanischen Gesundheitsbehörden längst üblich ist.

Beispiele für mögliche Befangenheit gibt es genug: Frank Falkner von Sonnenburg sowie der im Dezember 2007 bestellte neue STIKO-Vorsitzende Friedrich Hofmann sitzen im Fachbeirat des von fünf Impfstoffherstellern finanzierten »Forum Impfen«. Der nunmehrige stellvertretende STIKO-Vorsitzende Ulrich Heininger hat von fast allen großen Impfstoffherstellern Vortragshonorare erhalten, Einladungen zum Besuch wissenschaftlicher Treffen angenommen sowie für die Firmen als bezahlter Berater fungiert. Jan Leidel und Siegwart Bigl gehören den wissenschaftlichen Beiräten der AG Meningokokken, Rüdiger von Kries und Klaus Wahle der AG Masern und Varizellen an. All diese »Arbeitsgemeinschaften« werden von den jeweiligen Impfstoffherstellern unterstützt.[32]

Mit im Boot ist hier auch gleich das Robert Koch-Institut (RKI), das aufgrund seiner vielfachen Kooperationen mit der Industrie mehrfach heftig kritisiert wurde. Die AG Masern und Varizellen ist beispielsweise eine Initiative der beiden

Impfstoffhersteller GlaxoSmithKline und Sanofi Pasteur MSD. Das RKI hat auf dem Papier die wissenschaftliche Federführung. Organisiert wird das Projekt vom Deutschen Grünen Kreuz, einer ursprünglich von der Pharmaindustrie gegründeten Organisation, die mittlerweile PR-Arbeit und Lobbying für alle möglichen Industriezweige betreibt. Ähnlich läuft die Kooperation bei der AG Influenza. Dem RKI obliegt die Überwachung der Influenzasituation in Deutschland. Auch hier ist das Grüne Kreuz mit im Boot. Finanziert wird die AG von den Herstellern der fünf Grippeimpfstoffe.

Dass die Distanz der Impfexperten zur Industrie in Österreich nicht großartig anders ist, lässt die Tatsache erahnen, dass Ingomar Mutz, der Chef der »österreichischen STIKO« – dem Impfausschuss des Obersten Sanitätsrates –, gleich auch Präsident des Grünen Kreuzes ist. Diese industrienahe Organisation war beteiligt an einer der wildesten Kampagnen, die zum Thema Impfen in Österreich je geführt worden sind. Anders als in Deutschland wurde nämlich die Pneumokokken-Impfung trotz Empfehlung des Impfausschusses nicht als Gratisimpfung ins allgemeine Impfkonzept übernommen. Daraufhin liefen sowohl die Vertreter des Impfstoffherstellers Wyeth als auch eine Reihe von Impfexperten gegen das Ministerium Sturm. »Die Wyeth-Leute haben uns offen mit einer Kampagne gedroht, wenn wir den Impfstoff nicht ankaufen«, erinnert sich Clemens Martin Auer, der damals zuständige Chefverhandler des Gesundheitsministeriums. »Aber die verlangten Preise waren eine Frechheit, und mit dem Leichentuch lassen wir uns nicht drohen.« Auer weigerte sich, die Impfung aus dem Budget zu bezahlen. Bald darauf sei eine wahre Flut von Aktionen in der Öffentlichkeit losgetreten worden. Und die Impfexperten waren vorne mit dabei. »Wer diese Impfung verhindert, ist persönlich verantwortlich, wenn Kinder an dieser Infektion sterben«, erklärte etwa der Salzburger »Impfpapst« Ernst Huber in der Aussendung zu einer vom Grünen Kreuz veranstalteten Pressekonferenz.[33]

»Es wird für öffentliche Auftraggeber immer schwieriger, sich hier ein objektives Bild zu machen«, sagte Auer. »Und es ärgert mich wirklich, wenn einige, die uns mit guten Ratschlägen verfolgen, sich rundum alles von der Pharmaindustrie zahlen lassen.« Auer forderte deshalb von allen Experten, die im Arzneimittelbereich tätig sind, dass sie Geschäftsbeziehungen zur Industrie als eventuelle Interessenkonflikte künftig offenlegen.

Derzeit ist eines der vordringlichsten Anliegen des Grünen Kreuzes die Promotion der HPV-Impfung. So wie in Deutschland gibt es auch hier die offizielle Impfempfehlung des obersten Expertengremiums. Allerdings gilt in Österreich nicht die automatische Pflicht zur Übernahme der Kosten, sobald die STIKO gesprochen hat. Gesundheitsministerin Andrea Kdolsky, im Zivilberuf Fachärztin für Anästhesie und Intensivmedizin, lehnte das trotz heftiger Proteste der Impfexperten bislang ab. Zum einen wegen des hohen Preises, zum anderen, weil sie den Nutzen der Impfung in der Krebsvorsorge nicht so hoch einschätzt wie von der Werbung suggeriert. »Das ist keine Krebsimpfung, sondern eine Impfung gegen Humane Papillomaviren«, erklärte Kdolsky, »und das ist nicht der einzige, sondern einer von mehreren möglichen Auslösern dieser Krebserkrankung.« Daraufhin wurde sie erst recht zum Hauptgegner der Kampagne.

All diese Beispiele zeigen, dass die Nähe der Experten zur Industrie gerade bei den Impfungen enorm ausgeprägt ist und auch die Politiker relativ leicht unter öffentlichen Druck gesetzt werden können. Denn die Impfung gratis abzugeben ist sicherlich eine populäre Forderung. Und wer sich dem verweigert, ist recht einfach denunzierbar. Doch auch Gratisimpfungen müssen von irgendjemand bezahlt werden.

Öffentliche Transparenz wird zwar immer wieder versprochen, geschehen ist dahingehend in Deutschland aber noch wenig, eine klare Trennung von Wissenschaft und Industrie ist nicht in Sicht. Fred Zepp, Direktor des Zentrums für Kinder- und Jugendmedizin in Mainz und STIKO-Mitglied, glaubt auch nicht, dass das so einfach möglich ist. »Sie können entweder Laien in die Kommission berufen oder Impfexperten«, argumentiert er. Doch Experten würden halt auch ab und an von der Industrie für erbrachte Leistungen honoriert.

arznei-telegramm-Herausgeber Wolfgang Becker-Brüser glaubt hingegen nicht, dass der Mangel an Experten in Deutschland so krass ist, dass man deshalb unbedingt Pharmamitarbeiter berufen muss. Er plädiert für eine strikte Trennung: »Denn wenn die Impfkommission mit Mitgliedern besetzt ist, die Interessenkonflikte haben, ist das ein Einfallstor für Korruption.« Gutachter Klaus Hartmann schätzt die Situation ähnlich ein: »An den Impfempfehlungen der STIKO hängen für die Industrie Milliardenumsätze. Wenn die Experten – auch nur teilweise – von der Industrie bezahlt werden, so ist das absurd. Wie sollen die noch unbefangen entscheiden, welche Impfungen aus medizinischen Gründen sinnvoll und notwendig sind?«

Schummeln für die gute Sache

Unbefangenheit und Objektivität sind im Bereich der Impfstoffforschung generell Mangelware. Die Studien sind, verglichen mit anderen Sparten der Medizin, oft auf beschämend schlechtem Niveau. Wer ein Mittel gegen Herzinfarkt auf den Markt bringen möchte, muss beweisen, dass die Menschen danach weniger Herzinfarkte haben. Beim Impfen genügt häufig der Nachweis, dass die Antikörperwerte im Blut steigen. Auch wenn dies bekanntermaßen ein recht unzuverlässiger Marker für den Ernstfall ist. Doch manche Krankheiten, gegen die geimpft wird, sind derart selten, dass eine Beweisführung von vornherein ausgeschlossen ist. Außerdem wäre es ethisch nicht zulässig, eine Gruppe von Kindern beispielsweise gegen Tetanus zu impfen und eine andere ungeimpft zu lassen. Doch auch wenn derartige Vergleichsstudien möglich wären, wird meist mit Samthandschuhen gearbeitet.

Als jemand, der es gewohnt ist, täglich Medizinjournale zu lesen, erkennt man auch vom Ton her sofort einen Unterschied, wenn es sich um eine Publikation zum Thema Impfen handelt. Man spürt sofort den unbedingten Wunsch, nur ja der guten Sache nicht zu schaden. In keiner anderen Sparte der Medizin finden sich so häufig die Mantras vom »größten historischen Erfolg der Medizin« abgefeiert und wiederholt. Kaum eine wissenschaftliche Publikation zum Thema scheint ohne diese Beschwörungsformeln auszukommen. Manchmal machen sich die Autoren auch unmittelbar in ihrer Arbeit Sorgen um die Auslegung ihrer Ergebnisse oder verstehen es sogar, ihre eigenen Daten ins Gegenteil umzudrehen, um dem Impfgedanken nicht zu schaden.

Es ist an sich schon ärgerlich, wenn Wissenschaftler, die eine bestimmte Frage halbwegs objektiv untersuchen sollten, bereits in der Einleitung einer Arbeit darauf hinweisen, auf welcher Seite sie stehen und worauf sie hinauswollen. Klar wäre es naiv anzunehmen, dass Forscher an die Untersuchung eines Problems oder einer Frage stets unvoreingenommen herangehen und jeden Ausgang, egal wie er ausfällt, froh der neuen Erkenntnis zu Buche bringen. Und es herrscht auch oft ein enormer Druck der Financiers einer Studie, die erwünschten positiven Resultate zu liefern. Kein Wunder, wenn man weiß, wie unglaublich teuer klinische oder epidemiologische Forschung heute ist. Allein die Kosten für die Versicherung, die es braucht, wenn beispielsweise eine harmlose Blutprobe bei den Teilnehmern abgenommen werden muss, können in den sechsstelligen Eurobereich gehen. Und dennoch findet sich nirgendwo dieser penetrante Predigerton wie in der »Vaccinology«, wie sich die Wissenschaft von der Impfstoffforschung nennt. Manchmal erreicht das Ausmaße, dass man glauben könnte, man sei irrtümlich bei »Scientology« gelandet.

Ein besonders krasses Beispiel lieferte ein deutsches Team um den Pädiatrie-Professor Ulrich Wahn von der Charité in Berlin mit einer vom Bundesministerium für Forschung und Bildung geförderten Studie[34], die 2003 im Fachjournal *Pediatrics* veröffentlicht wurde. Zweck der aufwendigen Studie, die im Jahr 1990 gestartet wurde, war es, Allergien im Kindesalter zu erforschen. Und in der Auswertung, um die es hier geht, sollte ein möglicher Zusammenhang zwischen Allergien und Impfungen untersucht werden. Dafür wurde eine Kohorte von knapp 1000 Kindern von Geburt an bis zum Alter von fünf Jahren regelmäßig auf allergische Symptome, Diagnosen und spezielle Allergiemarker im Blut untersucht. Gleichzeitig wurde notiert, wie viele Impfstoffdosen die Kinder bisher erhalten hatten. Gar nicht geimpft waren nur 0,7 Prozent der Kinder. 80 Prozent erhielten zwischen zwölf und zwanzig Einzeldosen, wobei beispielsweise eine Kombiimpfung gegen Diphtherie und Tetanus als zwei Impfdosen gewertet wurde.

»Es gab in der letzten Zeit heftige Debatten über die mögliche Förderung von Allergien durch die obligaten Kinderimpfungen«, heißt es in der Einleitung der Studie, und der nächste Satz gibt schon die Linie vor: »Ein beträchtlicher Anteil von allergiegefährdeten Kindern könnte aufgrund solcher Befürchtungen nicht vollständig geimpft werden.« Man spürt hier gleich von Beginn an die deutliche Absicht der Autoren, einen als ungerecht empfundenen Vorwurf gegen Impfungen abzuwehren und zu entkräften.

Und das Ergebnis fällt dann auch entsprechend aus: Impfungen seien keineswegs ein Risikofaktor für Allergien, ergab die Studie der Berliner. Nein, ganz im Gegenteil: Impfungen schützten sogar vor Allergien. STIKO-Vorsitzender Heinz-Josef Schmitt freute sich sehr über dieses Ergebnis. Kinder, die bis zum Alter von fünf Jahren weniger als zwölf Impfstoffdosen bekamen, hatten ein deutlich höheres Risiko auf Asthma, allergische Hautausschläge oder Heuschnupfen als Kinder, die häufiger geimpft wurden. Der beobachtete Schutzeffekt der Impfungen war enorm:

- 27,6 Prozent der wenig geimpften Kinder litten unter allergischen Hautausschlägen, aber nur 16,4 Prozent der mittel und gerade mal 4,5 Prozent der viel geimpften,
- 22,4 Prozent der wenig geimpften Kinder litten unter Asthma, gegenüber 8,6 Prozent der mittel und 6,3 Prozent der viel geimpften.

Dieser Trend zog sich durch alle Detailauswertungen und ergab einen in der Medizinliteratur bislang noch nie festgestellten Effekt. Demnach wären also Impfungen ein ganz exzellenter Schutzfaktor vor Asthma und Allergien. Der Wirkmechanismus bleibt jedoch im Dunkeln. Die Art und Weise, wie Impfungen nun tatsächlich vor Allergien schützen sollen, schreiben die Autoren, »bedarf noch näherer Aufklärung«.

Das Berliner Wissenschaftlerteam ist sich jedenfalls bewusst, dass seine Ergebnisse überraschend sind. Bislang war »der Volksmund« nämlich eher gegenteiliger Ansicht. Die Autoren schreiben, dass Eltern den Impfungen häufig die Schuld an der Entstehung von Allergien geben: »Eltern erzählen häufig, dass allergische Hautausschläge nach Impfungen erstmals auftreten oder sich verschlimmern. Ebenso über Episoden von obstruktiver Bronchitis unmittelbar nach Impfungen.« Das sei allerdings reiner Zufall. Und nunmehr durch ihre Studie widerlegt.

Im letzten Satz betonen sie dann noch, worin der eigentliche Zweck ihrer Arbeit lag: »Die Eltern sollen ermutigt werden, die wirksamen Impfungen nicht aufzuschieben, weil sie zu Unrecht befürchten, dass Impfungen ein Risikofaktor für die Entstehung von Allergien im ersten Lebensjahr sein könnten.«

Die Berliner ignorieren mit dieser euphorischen Einschätzung ihrer Studienergebnisse allerdings einen Effekt, der ihre Ergebnisse völlig auf den Kopf stellen könnte. Denn was wäre, wenn die Eltern, die mit den Impfungen bei ihren Kindern schlechte Erfahrungen gemacht haben, diese in Folge weniger impfen ließen? Ein Aspekt, der zu jener Zeit auch deshalb nahelag, weil im Jahr 1990, als die Studie gestartet wurde, gerade die Keuchhustenimpfung wegen zahlreicher Nebenwirkungen unter heftiger öffentlicher Kritik stand und von den Gesundheitsbehörden damals gar nicht offiziell empfohlen wurde. Warum sollten Eltern, deren Kinder mit Komplikationen auf Impfungen reagiert hatten, hier auch noch Fleißaufgaben machen?

Bei Kindern wiederum, die auf Impfungen gut ansprachen und niemals negative Reaktionen zeigten, gäbe es für deren Eltern auch keine Gründe, den offiziellen Impffahrplan vorzeitig abzubrechen.

Wenn das zuträfe, ergäbe sich eine gänzlich andere Interpretation der Studienresultate, die alle optimistischen Aussagen der Studienautoren ad absurdum führen würde. Das Resultat würde dann nämlich lediglich bedeuten, dass jene mit schlechten Impferfahrungen weniger, jene mit guten Impferfahrungen mehr impfen. Das wäre eine ziemliche Nullaussage. Das Resultat könnte aber auch bedeuten, dass Impfungen bei jenen Kindern, die dafür anfällig sind, Allergien auslösen.

Egal. Ulrich Wahn und seine Mitarbeiter gingen auf dieses offensichtliche methodische Problem in ihrer Arbeit überhaupt nicht näher ein. Ob absichtlich oder nicht, weiß ich nicht, da auf mehrfache Mailanfragen an den ebenfalls an der Charité tätigen Hauptautor der Studie, den Kinderarzt Christoph Grüber, keine Aufklärung erfolgte, außer der kurz angebundenen Feststellung: »Kein Anhalt für dieses Problem.« Schade jedenfalls um das viele Fördergeld, das hier für eine unbrauchbare Arbeit hinausgeworfen wurde.

Man hatte scheinbar beim Design der Studie vergessen, die Möglichkeit mit einzuplanen, dass Kinder, die nach Impfungen allergische Reaktionen zeigen, in der Folge weniger geimpft werden. Durch einen einfachen Fragebogen an die Eltern, auf dem diese über ihre Gründe Auskunft geben, warum sie impfen lassen oder nicht, wäre das zu vermeiden gewesen. Trotz dieser fehlenden Information mit der Botschaft an die Öffentlichkeit zu gehen, dass häufiges Impfen vor Allergien schützt, war jedenfalls ziemlich gewagt und wurde in der internationalen Wissenschaftsgemeinschaft mit Kopfschütteln aufgenommen. Gab es doch weit und breit keine seriösen Arbeiten, die diese Beobachtung unterstützten.

Wie berechtigt der Verdacht ist, dass Eltern von allergischen Kindern dem Impfen skeptischer gegenüberstehen, bewies hingegen eine niederländische Arbeit.[35] Darin wurde gezeigt, dass Eltern mit »konventionellem Lebensstil« nur zu 76 Prozent den offiziellen Impfplan befolgen, wenn eins ihrer Kinder Allergien entwickelt, jene mit »alternativem Lebensstil« gar nur zu 30 Prozent. Das ist deutlich weniger als bei Eltern, deren Kinder keine Allergien haben.

Dieselben niederländischen Wissenschaftler kritisierten auch explizit die Berliner Studie und andere ähnlich geartete Arbeiten: »Der mögliche methodische Fehler lässt eine Bewertung der Resultate nicht zu. Denn die Sorge um die Gesundheit kann sehr wohl der Grund sein, dass die Eltern ihre allergischen Kinder weniger impfen lassen.«

Bezeichnenderweise ist sich auch der Berliner Studienautor Christoph Grüber mittlerweile nicht mehr wirklich sicher, welche Schlüsse aus seiner Arbeit gezogen werden sollten. Auf meine konkrete Frage, ob man nun behaupten könne, dass Kinderimpfungen vor der Entstehung von Asthma und Allergien schützen, rudert er jedenfalls kräftig zurück: »Trotz unserer Daten würde ich eher vorsichtig formulieren, dass kein positiver Zusammenhang von Impfungen auf Allergien anzunehmen ist.«

Im Großen und Ganzen handelt es sich bei dieser Studie also um eine tendenziöse Arbeit, die nicht die geringsten Anstrengungen unternommen hat, einen möglichen Zusammenhang zwischen Allergien und Impfungen objektiv zu untersuchen oder überhaupt ernst zu nehmen. Es ging den Autoren in erster Linie darum, die bestehenden Bedenken der Eltern – mit durchaus zweifelhaften Mitteln – zu zerstreuen und den Ärzten, die diese Ergebnisse oberflächlich lasen, ein Argument in die Hand zu geben, um damit Impfwerbung zu betreiben.

Eine 2007 im Fachjournal *Thorax* erschienene australische Studie zeigte vom Trend her jedenfalls in die glatte Gegenrichtung.[36] Darin wurden mehr als 8000 Studienteilnehmer auf späteres Asthma und Hautausschläge untersucht. Dabei zeigte sich, dass die Diphtherieimpfung ein um 30 Prozent höheres Asthmarisiko im Alter von sieben Jahren zur Folge hatte. Das Risiko für spätere allergische Hautausschläge war nach Diphtherie-, Tetanus- und Keuchhustenimpfung um jeweils 50 Prozent, nach Polioimpfung um 40 Prozent erhöht.

Doch auch hier bemühen sich die Autoren in ihrer Bewertung um Schadensbegrenzung am Ruf der Impfungen: »Die wenigen Effekte, die wir hier fanden, sind klein«, schreiben sie. »Basierend auf diesen Resultaten sollte die Angst, dass Kinder Allergien entwickeln könnten, die Eltern nicht davon abhalten, sie zu impfen, speziell wenn man dies mit den Vorteilen von Impfungen gegenrechnet.«

Wie man die eigenen Resultate kippt

Den Vogel bei dieser Sonderform wissenschaftlicher Selbstbeherrschung schoss ein britisches Wissenschaftlerteam unter der Leitung von Tricia McKeever von der Universität Nottingham ab. Ihrer im Juni 2004 veröffentlichten Arbeit[37] ist es auf den ersten Blick überhaupt nicht anzusehen, welche alarmierenden Resultate hier gefunden wurden. In der Zusammenfassung der Studienergebnisse, dem sogenannten Abstract, der über die internationale Medizindatenbank MEDLINE (www.pubmed.gov) weltweit allen Interessierten frei zugänglich ist, ist nämlich von einem erfreulichen Resultat die Rede. »Unsere Daten zeigen, dass die derzeit empfohlenen Routineimpfungen kein Risikofaktor für Asthma oder Ekzeme sind.« Wer sich die Mühe macht, den Volltext der Studie zu lesen, kann sich über diese Aussage dann allerdings nur noch wundern.

Es geht in der britischen Arbeit um eine Studiengruppe von knapp 30 000 Kindern, die im Zeitraum von 1988 bis 1999 zu einer der größten epidemiologischen Datensammlungen bei Babys und Kleinkindern angewachsen ist. Das Besondere an dieser Studie ist nun, dass nicht 17-fach gegen 13-fach geimpfte Kinder verglichen wurden, sondern Geimpfte gegen großteils Ungeimpfte. In der gesamten Medizinliteratur finden sich nur ganz selten solche Arbeiten, weil normalerweise viel zu wenig Kinder unter den Studienteilnehmern gar nicht geimpft sind, um daraus statistisch gültige Aussagen zu beziehen. Hier waren auch nur 3,1 Prozent der Kinder nicht gegen Diphtherie, Tetanus, Keuchhusten und Polio geimpft. Doch bei dieser großen Studiengruppe betraf das immerhin fast 1000 Kinder. Und diese unterschieden sich enorm.

Bei den geimpften Kindern wurden 3805 Fälle von Asthma registriert, bei den ungeimpften nur 9 Fälle. Klar waren wesentlich mehr Kinder geimpft als ungeimpft. Aber wenn man das auf den Einzelfall umrechnet, so ergibt sich für die geimpften Kinder ein um das 14-Fache höheres Asthmarisiko. Das Risiko auf allergische Ekzeme stieg um den Faktor 9,4. Ein etwas schwächeres, aber noch immer vielfach erhöhtes Allergierisiko zeigte sich auch bei Masern-, Mumps- und Röteln-Geimpften. So weit die schockierenden Rohergebnisse.

Die Wissenschaftler waren wohl auch entsprechend erschrocken. Sie überprüften in der Folge ihre eigenen Daten auf alle möglichen Störfaktoren oder Fehler. Und wurden schließlich fündig. Die Gruppe der Geimpften unterschied sich von der Gruppe der Ungeimpften nämlich durch die Anzahl der Arztbesuche: Die Ungeimpften hatten deutlich weniger Arztbesuche.

Und nun kommt's: Die Autoren schreiben, dass sich damit der Effekt erklären lässt. Denn wer nicht zum Arzt geht, dem kann auch keine Asthma- oder Neurodermitisdiagnose gestellt werden. Deshalb seien die Ergebnisse verfälscht. »Erfassungs-Bias« nennt sich das in der Fachsprache. Das Wissenschaftlerteam der Universität Nottingham erklärte damit kurzerhand seine eigenen Daten für ungültig.

Die simple Möglichkeit, dass geimpfte Kinder schon allein deshalb auf mehr Arztbesuche kommen, weil sie dort ja auch geimpft werden, wurde im Diskussionsteil der Arbeit nicht einmal eines Halbsatzes gewürdigt.

Die Disqualifikation der eigenen Daten erklärt aber noch immer nicht, auf welcher Basis die von McKeever im Abstract vorangestellte Aussage beruht, dass es keinen Zusammenhang zwischen den Routineimpfungen und Allergien gäbe. Es gibt diese Basis auch gar nicht. Denn in Wahrheit bemühten die Briten einen Kunstgriff und bezogen sich dabei gar nicht auf ihre eigene Studie, sondern auf fremde Arbeiten zu dieser Thematik, beispielsweise jene der US-Epidemiologen Eric Hurwitz und Hal Morgenstern, die sie auch namentlich erwähnten.

Leider hatten die Briten das Pech, dass die Amerikaner auch nicht nur den Abstract, sondern die ganze Studie lasen und somit auch von ihrer unfreiwilligen Zeugenschaft erfuhren. Daraufhin veröffentlichten sie einen Antwortbrief im selben Fachjournal, der in seiner Deutlichkeit wenig offenließ. Hurwitz und Morgenstern geben zunächst zu bedenken, dass die Häufigkeit der Arztbesuche im ersten Lebensjahr wohl auch mit den Impfterminen in Zusammenhang steht und sich deshalb schlecht als Erklärung für einen schweren systematischen Fehler eigne. Schließlich wehren sie sich gegen die Darstellung, dass sie in ihrer eigenen Arbeit keinen Zusammenhang zwischen Impfungen und Allergien gefunden hätten, so wie McKeever berichtet hatte. »Tatsächlich haben wir nämlich in unserer Studie geschrieben, dass Impfungen das Risiko allergischer Symptome um 69 Prozent erhöhten.« Hurwitz und Morgenstern schließen ihre Kritik mit folgender Feststellung: »Die Frage, ob Impfungen Allergien verursachen können, ist schwierig zu beantworten. Vor allem auch deshalb, weil es ethisch nicht zu verantworten wäre, eine Langzeitstudie mit einer nach dem Zufallsprinzip ausgesuchten Kontrollgruppe zu machen, die nicht geimpft wird. Die derzeitige Beweislage lässt es jedenfalls offen, ob Impfungen das Allergierisiko erhöhen oder ob sie es nicht erhöhen. Diese Situation anders darzustellen ist irreführend.«

Bleibt also die abschließende Frage, ob die Eltern ungeimpfter Kinder diese tatsächlich nicht zum Arzt bringen würden, wenn diese an Asthma erkranken. Um bloße Karteileichen im Datensatz kann es sich dabei jedenfalls nicht handeln, weil in McKeevers Studie überhaupt nur jene Kinder aufgenommen wurden, die während des ersten Lebensjahres zumindest einmal beim Arzt erschienen waren. Auf meine Frage, ob es möglich wäre, dass asthmakranke Kinder »verloren gehen« können, erklärte Tricia McKeever, dass sie das nicht glaube, »weil Asthma speziell bei kleinen Kindern eine ernste Diagnose darstellt und deshalb auch bei einem Wechsel des Arztes wohl in der Krankenakte eingetragen würde«. Und sogar wenn die Eltern zu einem Heilpraktiker oder Homöopathen wechseln, so McKeever weiter, behalten sie in Großbritannien doch meist ihren normalen Hausarzt, »weil die Eltern sonst alle Medikamente selber zahlen müssten«. Umso seltsamer erscheint nach diesen Auskünften ihr Verdacht, dass das Ergebnis ihrer Studie durch fehlende Diagnosen zu erklären sei.

Zusammengefasst zeigen diese Beispiele jedenfalls ein bedenkliches Muster beim wissenschaftlichen Umgang mit einem Problem, das wohl nicht nur die Eltern allergiekranker Kinder brennend interessiert. Und es ist eine Schande, dass derartige Kapriolen in der sich so objektiv gebenden modernen Wissenschaft geduldet werden. Denn auch wenn McKeever mit ihrer Befürchtung Recht hätte, dass ihre Daten fehlerhaft sind, wäre es wohl das Mindeste gewesen, hier die Notwendigkeit von Nachfolgestudien zu erwähnen, bis diese Frage nach dem Zusammenhang von Impfungen und Allergien mit Daten, die über jeden Zweifel erhaben sind, restlos aufgeklärt ist. Besonders dann, wenn sich in den Resultaten so eindeutige und starke Belege für einen negativen Einfluss von Impfungen ergeben wie hier. Ein um das 14-Fache höheres Asthmarisiko ist ja kein Pappenstiel.

Doch von einer weiteren Untersuchung der Thematik ist keine Rede. Und somit zeigt sich erneut, dass Impfungen scheinbar eine Art »heilige Kuh« der Wissenschaft darstellen, die sich oftmals außerhalb des Rahmens von Logik und

Vernunft bewegt, und deshalb die ansonsten so gepriesenen strengen Kriterien der Evidenz-basierten Medizin bedenkenlos ignoriert werden dürfen.

Der Pandemie-Bluff

Jedes Jahr im Herbst geht es los mit den apokalyptischen Warnungen. Dieses Jahr könnte es definitiv so weit sein. Dieses Jahr droht sie nun wirklich, die verheerende Influenza-Epidemie, so schlimm wie im Nachkriegswinter 1918/19. Und als Beleg dafür, warum die Lage immer ernster wird, nennen Sozialmediziner und Infektiologen – ohne zu erröten – das Ausbleiben ihrer Prognose im Jahr davor und davor und davor. Die Pandemie würde, so der schräge Schluss, umso wahrscheinlicher, je öfter sie nicht kommt.

Sie erinnern sich noch an SARS? Das war das Krankheitsgespenst, das sich gemeinsam mit dem Golfkrieg im Jahr 2003 die Titelseiten und Schlagzeilen teilte. Man muss es ja nicht gleich so drastisch ausdrücken wie die *Rheinzeitung*, aber droht wirklich die Apokalypse, wenn in Kanada »19 Tote an SARS sterben«?[38] Wenn weltweit rund 3000 Personen erkranken und alles zusammen etwas mehr als 100 Todesfälle gezählt werden?[39] Ist es gerechtfertigt, dass das Fernsehen Sondersendungen bringt, weil ein einzelner SARS-Fall in Deutschland auftritt? Hat es eine rationale Basis, wenn die Hotlines der Reisebüros gestürmt werden, um die Fernreisen zu stornieren? Wenn Kongresse abgesagt und Warenlieferungen storniert werden, als klebten auf den Turnschuhen und T-Shirts massenhaft SARS-Erreger?

Millionen sterben jährlich an Malaria, an Tuberkulose und Durchfallkrankheiten. Jede mittlere Kältewelle verursacht – allein in Deutschland – ein Vielfaches der SARS-Todesfälle. Woran liegt es, dass uns Vogelgrippe und SARS dennoch so nahegehen? Oder tun sie das gar nicht? Sind diese Katastrophenszenarien das Hobby von professionellen Angstmachern? Oder von Journalisten und Infektionsexperten, die mit Panik ihr eigenes lukratives Süppchen kochen?

Da in unserer Gesellschaft beinahe alles über materielle Vor- oder Nachteile zu begründen ist, macht es Sinn, diese Spur ein wenig zu verfolgen. »Bad News« lassen sich eben leichter verkaufen als »Good News«. Diese alte Weisheit des Journalismus stimmt leider heute noch genauso wie vor hundert Jahren, als Robert Koch mit der Entdeckung einiger Bakterien zu einem regelrechten Popstar der Wissenschaft wurde.[40] Er nutzte das damals relativ junge Medium Fotografie, um seine Botschaft an die Leute zu bringen. Und bald waren die Titelseiten voll mit Mikroskopaufnahmen von Tuberkel, Milzbrand und Cholerabazillen. Dies also waren die kleinen Teufel, die gesunde Menschen binnen Kurzem dahinraffen konnten. Diese unheimlichen unsichtbaren Wesen flogen zu Millionen durch die Straßenbahn, wenn ein Verdächtiger hustete. Sie konnten auf dem Treppengeländer oder auf schlecht gespülten Gläsern kleben. Das Böse hatte plötzlich ein Aussehen, und die Tatsache, dass Bakterien unsichtbar sind, machte das Ganze noch gespenstischer. Wenn Koch seine Entdeckungen simpel auf Kongressen vorgetragen hätte, wäre die Wirkung längst nicht so stark gewesen wie über die Bilder.

Und diese Wirkung ist bis heute noch immer nicht abgeklungen. Zumal die Möglichkeiten immer raffinierter werden. Über das Elektronenmikroskop können heute auch Viren fotografiert werden, und Animationen zeigen, wie eine Zelle geentert wird, wie diese Zelle ausgebeutet wird, missbraucht als Fabrik für Tausende neuer Viren, bis sie schließlich völlig ausgepowert zugrunde geht. Alles, was wir mit bloßem Auge nicht sehen können, macht umso mehr neugierig. Zumal es jeden von uns treffen kann.

Vonseiten des Journalismus ist es also ganz natürlich, dieses Bedürfnis immer weiter zu füttern. Und wenn die SARS-Welle abebbt, kommt zuverlässig etwas Neues nach. Zuletzt war es die Vogelgrippe, wenige Jahre davor das Westnilvirus, das nächste Gespenst schaut bald schon um die Ecke.

Diese Angstkampagnen bieten einige Vorteile. Wer sich fürchtet, sucht rascher nach medizinischer Hilfe, lässt sich leichter untersuchen und kauft zuverlässiger die zur Krankheit passenden Pillen. Und die Wissenschaftler kommen leichter an die nötigen Forschungsgelder, wenn sie ihren Forschungsgegenstand möglichst schrecklich erscheinen lassen. Als einen Alptraum, der ohne ihren vollen Einsatz die ganze Zivilisation dahinraffen würde.

Die Medien spielen bislang beim Thema Grippe willig mit, auch wenn die Wahrscheinlichkeit, sich nicht bis zum Stumpfsinn zu wiederholen, gar nicht so gering ist. Und im Verbund mit der Wissenschaft werden »Was-wäre-wenn-Experimente« durchgespielt. Was wäre, wenn das alte spanische Killervirus den Labors entkommt? Und immer wieder geht der ängstliche Blick nach Fernost, wo ja angeblich die Menschen mit den Schweinen und dem Geflügel so dicht zusammenwohnen, dass es keine optimaleren Bedingungen gibt für die virale Kernfusion und den anschließenden Supergau. Der Werbeeffekt dieser konzertierten Gruselpropaganda ist groß genug, um jährlich mehr als 250 Millionen Influenza-Impfungen zu verkaufen und dazu noch Millionen Packungen von Tamiflu. Kein schlechtes Geschäft bei einem Apothekenpreis von rund 25 Euro für die Einzelspritze und knapp 35 Euro für die Zehnerpackung Grippepillen.

Wenn es schließlich Frühling wird im Land, dann sind wir wieder davongekommen. Kein Vogelgrippevirus hat sich mit der Menschengrippe fusioniert, das Pandemiegespenst ist ausgeblieben. Auch die Munition der Grippeexperten scheint zum Großteil verschossen. Und so wie sich heute nur noch die wenigsten an SARS erinnern können, das vor einigen Jahren mit von Hühnern übertragenen schweren Lungenentzündungen die Schlagzeilen gepachtet hatte, wird die große Vogelgrippenhysterie und der Hype um Tamiflu wohl als Phänomen des Jahres 2005 in die Geschichte eingehen. Menschen wie der ehemalige US-Verteidigungsminister Donald Rumsfeld, die zufällig die richtigen Pharmaaktien in ihrem Portfolio hatten, waren damals binnen weniger Monate um die eine oder andere Million reicher.

Rumsfeld profitierte von seiner Beteiligung an dem Biotech-Unternehmen Gilead Sciences Inc., dessen Entwicklungschef Norbert Bischofberger, ein studierter Chemiker aus Mellau im Bregenzerwald, vor mehr als zehn Jahren die Idee zu Tamiflu hatte. Gilead, das die Lizenz für den Bestseller an den Schweizer Konzern Roche vergab, hat seinen Börsenwert während der Vogelgrippenhysterie binnen sechs Monaten beinahe verdoppelt. Und das mit einem Medikament, das bis vor Kurzem als höchst mittelmäßig galt und in den klinischen Studien eine Grippe gerade mal um ein bis zwei Tage verkürzte. Aber auch nur, wenn es sich bei den Auslösern um echte Influenzaviren handelte und das Präparat binnen 36 Stunden nach Ausbruch der ersten Symptome eingenommen wurde. Aber mit solchen Kleinigkeiten verschonte Roche sein Publikum und warb im Internet lieber plakativ mit seinen »Grippefresser-Kapseln«.

In Japan, wo seit der Zulassung zur Jahrtausendwende viermal mehr Tamiflu als in den USA und 25-mal so viele Packungen wie im Rest der Welt verschrieben wurden, ging dem ein regelrechtes Werbegewitter des Herstellers voraus, mit ausführlichen Berichten zur besten Fernsehzeit. »Die Ärzte haben es beim kleinsten Verdacht von Influenza massenhaft verschrieben«, erklärte mir dazu der Grippeexperte Masahide Kaji von der Saiseikai-Klinik in Tokio. Viele Familien haben Tamiflu vorsorglich eingelagert und dann in Eigenregie angewendet. Damit machte Japan vor, was kurz danach die halbe Welt nachmachte.

Bis 2007 verstarben in Japan 54 Personen, darunter 16 Kinder, kurz nach der Einnahme von Tamiflu. 15 Jugendliche im Alter zwischen 10 und 19 Jahren sprangen von Gebäuden, während sie Tamiflu nahmen, ein weiterer Jugendlicher stürzte sich vor ein Auto. Diese Vorkommnisse veranlassten die japanischen Behörden, die Abgabe von Tamiflu an Teenager zu verbieten. Masato Tashiro, Direktor der zuständigen nationalen Behörde, äußerte im Interview mit dem Magazin *New Scientist* seine Befürchtung, dass Tamiflu bei manchen Jugendlichen die Blut-Hirn-Schranke überwinden könnte, womit das abnorme Verhalten ausgelöst würde. Tatsächlich ist diese Gefahr auch der Grund, weshalb der Herstellerkonzern Roche sein Medikament nicht für Kinder unter einem Jahr freigibt. Tierversuche haben nämlich gezeigt, dass sehr junge Tiere, bei denen die Blut-Hirn-Schranke noch nicht voll ausgebildet ist, auf Tamiflu mit unterdrückter Gehirnaktivität und vermehrten Todesfällen reagieren. Japanische Ärzte fürchten laut *New Scientist* nun, dass diese Schranke infolge der grippalen Entzündung auch bei Jugendlichen durchlässiger werden kann und Tamiflu ins Gehirn eindringt.[41] In der EU ist die Abgabe von Tamiflu an Teenager nach wie vor möglich, allerdings rät die Arzneimittelbehörde Eltern und Ärzten, auf »seltsames Verhalten« der Jugendlichen zu achten.

Neben den neuropsychiatrischen Nebenwirkungen wurden auch spektakuläre Hautreaktionen beobachtet, die in den Zulassungsstudien bisher nicht bekannt waren. Hier musste Roche die Beipackzettel ergänzen. Dort finden sich schon Warnungen vor teils heftigen Magen-Darm-Reaktionen. Besonders Kinder reagieren auf die Medikamente häufig mit Erbrechen. Insgesamt, so das Ergebnis der Untersuchungen, sei es aber generell schwierig, die Nebenwirkungen des Arzneimittels sauber von jenen der Grippe zu trennen.

Mittlerweile haben Europa und die USA den Vorsprung Japans längst eingeholt und bei den Tamiflu-Verbrauchszahlen gleichgezogen. Grund dafür ist die Einstufung der meisten Experten, dass nur dieses Mittel in den Anfangsphasen einer Grippepandemie Schutz verleiht. Und diese Pandemie sei so nah wie nie. »Mit Sicherheit innerhalb der nächsten fünf Jahre« werde die tödliche Grippepandemie über die Welt herfallen, erklärte etwa Michael Kunze, Österreichs bekanntester Sozialmediziner, nachdem er von der Influenza-Weltkonferenz in Malta zurückkam. »Sie wird vermutlich in Südostasien ihren Ausgang nehmen, in zwei oder mehr Wellen ablaufen und mehr als eine Milliarde Menschen betreffen.« Diese Aussage stammt von 2005. Die Pandemie hat also nicht mehr allzu lange Zeit.

Kunze war mit derart apokalyptischen Visionen nicht allein. Auch der US-Gesundheitsminister Mike Leavitt sprach von der »absoluten Gewissheit«, dass die Pandemie unvermeidlich sei. Influenza-Mastermind Michael Osterholm, Epidemiologe an der University of Minnesota, nannte dieses Szenario »das größte vorstellbare Risiko für die gesamte Menschheit«, bei dem bis zu 150 Millionen Menschen, 2,5 Prozent der Weltbevölkerung, sterben könnten. Und das habe nicht nur für die unmittelbar Betroffenen Konsequenzen, fügte er warnend hinzu: »Regierungen und ganze Zivilisationen sind schon wegen wesentlich geringerer Katastrophen zusammengebrochen.« Margaret Chan, damals Chefin der Pandemie-Taskforce und nunmehrige Generaldirektorin der WHO, warnte, dass es in der Geschichte noch nie gelungen sei, eine Pandemie mit von Menschen getroffenen Maßnahmen zu stoppen. »Zum ersten Mal aber«, sagte sie, »können wir jetzt zusehen, wie sie unter unser aller Augen ausbricht.« Das sei auch eine Chance, es gäbe »ein schmales Zeitfenster von wenigen Wochen«, in dem lokal und weltweit die richtigen Aktionen gesetzt werden müssen. Doch diese Chance bestünde einzig dann, wenn alle Regierungen jetzt handeln und sich vorbereiten.

Doch hundertprozentig ist in der Einschätzung von Risiken nie etwas. Die von der WHO forcierte Ansicht, dass es sich beim derzeitigen Vogelgrippevirus H5N1 um eine gefährliche Variante handelt, wird bei Weitem nicht von allen Wissenschaftlern geteilt. Peter Palese, der New Yorker Mikrobiologe, der mit seinem Forscherteam den Erreger der Spanischen Grippe in einem aufsehenerregenden Projekt wiederbelebte und genau analysierte, glaubt nicht, dass H5N1 mit dem Killervirus von 1918 vergleichbar ist. »Es hat nicht das Potenzial, um eine Pandemie auszulösen.« Dass die WHO und viele Experten dennoch die Angst vor der Pandemie schüren, findet Palese hingegen in Ordnung. »Denn sonst würde ja kein einziger Staat einen Finger rühren, bis es zu spät ist.«

Die Kunst der Übertreibung also, um damit die Untätigen zu ihrem Glück zu zwingen? Oder eine Taktik der Experten, um den Politikern die eigene Wichtigkeit und Notwendigkeit immer vor Augen zu führen und damit selbst Geld zu verdienen? Im Fall der WHO ist das gelungen. Denn nicht zuletzt aufgrund der Angst vor der Grippepandemie stimmten die Mitgliedsstaaten einer Erhöhung des WHO-Budgets von 3,3 Milliarden US-Dollar in der Saison 2006/07 auf 4,2 Milliarden bis 2008/09 zu.

Wem nützt die Grippeimpfung?

Dass Experten die Warnungen ins beinahe schon Groteske steigern, um damit ihre eigene Funktion aufzuwerten, ist jedoch nie auszuschließen. Was hier Hysterie, was wirkliche

Bedrohung ist, bleibt ebenso im Dunkeln wie die tatsächlichen Beweggründe. Wie hoch die Wahrscheinlichkeit der einzelnen Szenarien wirklich ist, ist ebenso schwer einzuschätzen wie der Schutz, den eine gewählte Maßnahme im Ernstfall tatsächlich bringt.

Tamiflu, in das jetzt so hohe Hoffnungen gesetzt werden, versagte beispielsweise bei den bisherigen Praxiseinsätzen in Vietnam recht kläglich. Bei den an Vogelgrippe erkrankten Personen, die mit dem Mittel behandelt wurden, lag die Sterblichkeit bei 80 Prozent. Wie es aussehen würde, wenn ein – noch viel gefährlicheres – Pandemievirus die Welt überzöge, kann niemand mit Sicherheit sagen.

Auf die derzeit verfügbaren Grippeimpfungen ist ebenfalls recht wenig Verlass. »Im Fall einer wirklichen tödlichen Pandemie«, erklärte mir Johannes van der Wouden, Influenza-Experte der Erasmus Universität in Rotterdam, »sind wir mit unserer derzeitigen Katastrophenplanung chancenlos.« Der Niederländer bezieht sich dabei auf die noch immer vorherrschende Technologie der Impfstoffherstellung auf Basis von Hühnereiern. Die Viren müssen dabei auf den lebenden Embryos der Hühner vermehrt werden. Ein wirklich aggressives Virus würde diese Brutorganismen jedoch als Erstes umbringen. Und ob die Beschäftigten der Impfstofffabriken nach den ersten Todesfällen auch noch zum Dienst erscheinen würden, ist ebenso zweifelhaft.

Van der Wouden kritisiert aber auch den Wert des global von der WHO organisierten Influenza-Überwachungssystems mit insgesamt 112 Niederlassungen in 83 Ländern. Sobald sich die ersten saisonalen Grippefälle häufen, rücken die Experten aus, um zu sehen, wie gefährlich die Grippeviren diesmal sind, ob sie sich wieder verändert haben oder ob noch dieselben Arten im Umlauf sind wie im Vorjahr. Aus den Virenproben, die auf der Südhalbkugel gezogen werden, wird der Impfstoff für die Nordhalbkugel erstellt, und wenn es im Norden Winter ist, reift der Impfstoff für den Süden heran.

Das Problem dabei: Sogar wenn die WHO exakt voraussagen könnte, welche Viren in Umlauf sind, zeigt die Impfung nur eine recht bescheidene Schutzwirkung von 20 bis höchstens 80 Prozent. Wie groß das Dilemma ist, zeigte eine Serie von Übersichtsarbeiten, die von der angesehenen Cochrane-Gruppe im Fachjournal *The Lancet* publiziert wurde. Die von den Interessen der Hersteller völlig unabhängigen Cochrane-Wissenschaftler sichteten alle verfügbaren Arbeiten, die sich mit der Wirksamkeit der Impfung bei Kindern, Erwachsenen und älteren Menschen befassten. Das Resümee von Tom Jefferson, dem Koordinator der Forschergruppe, fällt deprimierend aus: »Für Kinder unter zwei Jahren wirkt die Impfung nicht besser als ein Placebo. Und auch für ältere Menschen scheint es sinnvoller, wenn sie sich die Hände waschen und auf eine gesunde Lebensweise mit viel Bewegung achten, als wenn sie zum Impfarzt gehen.«

Differenzierte Empfehlungen seien hingegen in diesem Bereich Mangelware, konstatiert Jefferson, speziell bei den internationalen Gesundheitsbehörden. Und im persönlichen Gespräch sagt Jefferson recht unverblümt, wo das Problem liegt: »Es wäre hoch an der Zeit, die vielen Lobbyisten der Industrie aus WHO oder den US-Gesundheitsbehörden zu entfernen, denn derzeit beraten die meisten Influenza-Impfexperten die Bevölkerung so wie Staubsaugervertreter, die ihre Ware loswerden wollen – als hätten sie es mit einer Horde unmündiger Idioten zu tun.« Jefferson bezieht sich mit diesem Vorwurf auf die unglaublich schlechte Qualität der Studien, die er für seine Analysen sichten musste. Speziell in der Altersgruppe über 65 Jahren. Die Ergebnisse, die dabei herauskamen, waren vollkommen implausibel. Auf der einen Seite zeigte sich bei den Geimpften kaum ein

Schutz gegen eine Grippeinfektion. Auf der anderen Seite hatten Grippegeimpfte plötzlich ein deutlich verringertes Sterberisiko.[42] »Das würde bedeuten«, sagt Jefferson. »dass die Grippeimpfung zwar nicht vor Grippe, dafür aber vor Diabetes, Schlaganfall, Vergiftungen oder Verkehrsunfällen schützt. Das ist natürlich absoluter Nonsens.« Verursacht werden derart absurde Ergebnisse durch Fehler im Design und in der Auswertung der Studien. So sind es meist relativ gesunde Menschen, die sich impfen lassen. Jene, die zu schwach und zu krank sind, um zum Arzt zu gehen, finden sich überproportional in der Kontrollgruppe. Kein Wunder, dass hier die Sterblichkeit höher ist. Ein methodischer Fehler, der in der Evidenz-basierten Medizin als »Selektions-Bias« bekannt ist. »Daraus«, so Jefferson, »erklärt sich ein Großteil dieser Effekte.«

»Der Nutzen der Influenza-Impfung für ältere Menschen wird enorm überschätzt«, lautete auch das Ergebnis einer im Oktober 2007 publizierten Arbeit eines Wissenschaftlerteams des Nationalen Gesundheitsinstituts der USA.[43] »Falls es überhaupt einen Nutzen gibt, so kann dieser auf Basis der vorhandenen Evidenz nicht bewiesen werden.« Ebenso wie Jefferson weisen die Autoren darauf hin, dass bei den bislang der Öffentlichkeit vermittelten wundersamen Effekten der Impfung irgendetwas faul sein muss: »Denn während im Schnitt etwa 5 Prozent der Sterblichkeit im Winter der Influenza zugerechnet werden, kommt bei vielen Studien heraus, dass die Impfung 50 Prozent der gesamten Sterblichkeit verhindert.«

Es wäre schön, wenn die Impfung zumindest einen Bruchteil dieser Versprechungen auch wahrmachen könnte. Immerhin passieren ja – laut Todesursachenbericht des Statistischen Bundesamtes Wiesbaden – 90 Prozent der Grippe- und Pneumonietodesfälle bei Menschen über 65 Jahren. Mehr als die Hälfte der Influenzaopfer sind sogar älter als achtzig Jahre. Tatsächlich zeigt eine Analyse der gesamten Sterblichkeit in den USA über die letzten beiden Jahrzehnte jedoch, dass es nicht einmal die kleinsten Indizien dafür gibt, dass die Influenza-Impfung überhaupt einen Einfluss auf das Sterberisiko hat. Obwohl sich die älteren Menschen heute viel öfter impfen lassen und die Impfrate von 15 Prozent im Jahr 1980 auf 65 Prozent im Jahr 2001 gestiegen ist, zeigte sich kein Rückgang bei den Grippesterbefällen. Im Gegenteil, sie nahm sogar leicht zu.[44] Dass es sich dabei um kein rein amerikanisches Phänomen handelt, zeigte ein Team der Universität Bari, das für Italien dasselbe Ergebnis erhielt.[45] Hier war die Impfrate bei den älteren Menschen von 5 Prozent in den Siebzigerjahren auf 65 Prozent im Jahr 2001 gestiegen. Ebenfalls ohne Effekt. »Unsere Ergebnisse stellen die derzeitigen Konzepte infrage, wie ältere Menschen am besten vor dem Grippetod geschützt werden können«, schreiben die italienischen Autoren und betonen »die dringende Notwendigkeit besser kontrollierter wissenschaftlicher Studien sowie alternativer Impfstrategien«.

Das alles zusammen hört sich gewaltig anders an als die alljährlich wiederkehrenden Sprüche von unseren Gesundheitsbehörden und Impfexperten. Hier stimmt nämlich fast gar nichts. Nicht einmal die häufig genannten 12000 bis 15000 Todesopfer durch Grippe pro Jahr, die vom Robert Koch-Institut je nach Saison auch schon mal auf 20000 aufgerundet werden.[46] Denn bei diesen Zahlen handelt es sich um die gesamte Übersterblichkeit in der kalten Jahreszeit. Und bei Weitem nicht jeder Mensch, der im Winter an den Folgen einer Erkältung oder Infektion stirbt, ist mit Influenzaviren infiziert. Wenn es nach den Angaben auf den Todesurkunden geht, sind es in ganz Deutschland je nach Heftigkeit der Grippewelle nur zwischen 100 und 300 Personen.[47] Möglicherweise ist in den mit der Ursache »Lungenentzündung« bezeichneten Todesfällen noch eine gewisse Dunkelziffer versteckt. Da unter dieser Indikation im gesamten Jahr in Deutschland aber gerade mal rund 20 000 Leute erfasst werden, mehr als die Hälfte davon im Alter jenseits der 85, verstecken sich hier wohl auch nicht die vielen Grippeopfer.

Es stellt sich die Frage, in welchem Traumland die Experten der WHO leben, wenn es nach wie vor in deren Empfehlungen zur Grippeimpfung heißt, dass diese bei älteren Personen 70 bis 85 Prozent der schweren Komplikationen und Todesfälle reduziert. Die STIKO scheint jedenfalls fest daran zu glauben, denn deren Experten empfehlen die Impfung allen Menschen im Alter von über sechzig Jahren.

Sehen wir uns nun an, wie es am anderen Ende der Alterspyramide bei den Babys und Kleinkindern aussieht. Sie sind nach den offiziellen Angaben ja die zweite Risikogruppe für Komplikationen und schwere Krankheitsverläufe. Todesfälle sind bei Kindern aber glücklicherweise selten. Laut Statistischem Bundesamt findet sich bei Kindern im Alter unter fünf Jahren im Berichtsjahr 2005 in Deutschland gerade ein einziger Fall mit der Todesursache Grippe, im Jahr davor waren es zwei Fälle. Bei allen drei Sterbefällen handelte es sich jedoch um Verdachtsdiagnosen ohne konkreten Virennachweis. Die Anzahl der bestätigten Influenza-Todesfälle bei Kindern unter fünf Jahren lag bei null.

Am Schutz durch die Grippeimpfung kann das jedoch nicht liegen. Denn hier ergibt sich – nach der Altersgruppe der älteren Menschen – nämlich gleich das zweite große Wirksamkeitsloch. Bei Kindern über zwei Jahren wird in der Cochrane-Analyse der durchschnittliche Wirkungsgrad der Impfung noch mit 28 Prozent angegeben, »bei Kindern unter zwei Jahren«, heißt es im Bericht, »hatte die Impfung einen ähnlichen Effekt wie ein Placebo«.[48]

Die Behörden in den USA hinderte dies jedoch nicht daran, die Impfung ab einem Alter von sechs Monaten für alle gesunden Babys zu empfehlen. Und das, wie sich Tom Jefferson wundert, ohne jegliche publizierte Sicherheitsstudie für diese Altersgruppe. »Die einzige derartige Arbeit, die wir bei unserer Analyse fanden, war fast dreißig Jahre alt, umfasste nur eine kleine Gruppe von 35 Kindern und einen Impfstoff, den es nicht mehr gibt.« Einige wenige Daten gab es für Kinder über drei Jahre. Also schrieben Jefferson und seine Mitarbeiter an alle dreißig Arbeitsgruppen, die Grippestudien bei Kindern unternommen hatten, ob sie eventuell noch Daten über Verträglichkeit und Nebenwirkungen hätten, die bislang nicht veröffentlicht worden waren. Tatsächlich reagierten einige Wissenschaftler und erklärten, dass es solche Daten gäbe. Die Herstellerfirma der Impfstoffe weigerte sich jedoch trotz mehrfacher Nachfragen, diese Daten herauszugeben. »Daraus entsteht die Gefahr, dass seltene Nebenwirkungen von Impfungen nicht erfasst werden können«, kritisiert Jefferson. »Das öffentliche Vertrauen fördert so ein Vorgehen sicherlich nicht.«[49]

Der Fluch der guten Studie

Möglicherweise gab es ja gute Gründe, diese Daten zu verstecken. Denn wenn eine Impfung nicht spezifisch vor Grippe schützt, heißt das ja nicht, dass sie deshalb überhaupt keine Wirkung im Organismus entfaltet. Der bekannte dänische Epidemiologe Peter Aaby glaubt sogar, dass die unspezifischen Wirkungen der Impfungen wichtiger sind als die spezifischen.

Zu dieser Erkenntnis kam er als Leiter eines Forschungszentrums im afrikanischen Guinea-Bissau, einem Land mit einer der weltweit höchsten Sterblichkeitsraten bei Kindern. Aaby hat im Laufe der letzten Jahrzehnte mehr als hundert Studien zum Thema Impfungen in Topjournalen veröffentlicht. Am Beispiel der Masernimpfung zeigte er, dass diese einen positiven Effekt auf das Immunsystem haben muss, weil die Impfung einen so günstigen Effekt auf das Überleben der Kinder hat, dass dies nicht allein durch die Vermeidung der Masernsterblichkeit erklärbar ist. Maserngeimpfte Kinder erkrankten in der Folge nämlich auch weniger schwer an Malaria, Durchfall oder Lungenentzündung. Den gegenteiligen Effekt fand Aabys Team hingegen bei der Kombiimpfung gegen Diphtherie, Tetanus und Keuchhusten.[50] Kinder, die dagegen geimpft wurden, hatten sogar ein höheres Sterberisiko.[51] »Ich denke, dass es gute Impfungen gibt, die man gezielt zur Förderung des Immunsystems einsetzen kann«, erklärte mir Aaby, »und andere Impfungen, die man am besten sofort einstellen sollte.«

Möglicherweise gehört auch die Grippeimpfung bei Kleinkindern zu dieser zweiten Gruppe. Zumindest wenn es nach den Ergebnissen einer Studie geht, die an der Universitätskinderklinik in Pittsburgh unter der Leitung des Kinderarztes Alejandro Hoberman durchgeführt und im Journal der Amerikanischen Ärztegesellschaft veröffentlicht wurde.[52] Dabei handelte es sich nach Einschätzung von Cochrane-Wissenschaftler Jefferson »um die methodisch beste Arbeit, die wir überhaupt zum Thema Grippeimpfungen bei Kindern gefunden haben«. Der Grund dafür liegt im gewählten Design. Es ist relativ selten, dass zum Thema Impfen Studien durchgeführt werden, die den höchsten wissenschaftlichen Kriterien entsprechen, weil dies in den meisten Fällen als »unethisch« betrachtet würde. Unethisch deshalb, weil in der Vergleichsgruppe die Kinder mit einer Scheinimpfung geimpft werden müssten, die nur ein Placebo, also beispielsweise eine neutrale Wasserlösung, enthält. Ein weiteres Kennzeichen einer derartigen Qualitätsstudie ist es, dass weder der Arzt noch die Probanden beziehungsweise deren Eltern wissen, zu welcher Gruppe die jeweilige Person gehört.

Zweck der Studie war es zu prüfen, ob die Grippeimpfung den Babys einen Zusatznutzen bringt, indem diese seltener an Mittelohrentzündungen erkranken. Einige kleinere Studien hatten zuvor nämlich herausgefunden, dass die Grippeimpfung die Häufigkeit von Mittelohrentzündungen um 30 bis 44 Prozent verringert. Das wollten die Wissenschaftler in einer großen Vergleichsstudie unter optimalen Bedingungen verifizieren. Finanziert wurde die Arbeit vom französischen Impfstoffhersteller Aventis Pasteur. Der Konzern hatte ein naheliegendes Interesse an dieser Frage, weil es natürlich ein tolles Verkaufsargument für die Grippeimpfung gewesen wäre, wenn diese auch gegenüber den bei fast allen Babys irgendwann auftretenden schmerzhaften Ohrenentzündungen einen gewissen Schutzeffekt gehabt hätte.

Insgesamt wurden 786 Babys im Alter zwischen 6 und 24 Monaten in die Studie aufgenommen. Sie wurden entweder mit der echten Grippeimpfung oder mit einer Placeboimpfung, die eine Wasserlösung enthielt, geimpft. Die erste Gruppe im Jahr 2000, die zweite Gruppe im Jahr 2001. Wenn ein Kind erkrankte, wurde sofort im Labor geprüft, ob es sich um die echte Influenza oder eine Infektion mit anderen Keimen handelte.

Dabei zeigte sich, dass im ersten Jahr von der Impfung ein gewisser Schutz gegen Grippe ausging. Es erkrankten nämlich 15,9 Prozent der ungeimpften, aber nur 5,5 Prozent der geimpften Babys an Grippe. Im zweiten Jahr fiel die Grippewelle wesentlich schwächer aus. Ebenso der Schutz. Diesmal erkrankten 3,6 Prozent der geimpften und 3,3 Prozent der ungeimpften Babys.

Nun aber zu dem, was die Forscher eigentlich prüfen wollten: nämlich ob die geimpften Kinder weniger Mittelohrentzündungen hatten. Hier zeigte sich in beiden Jahrgängen kein Schutzeffekt der Impfung. Bei den »sonstigen Infekten« ergab sich sogar ein signifikanter Nachteil für die Geimpften:

Sie waren häufiger krank. Im zweiten Studienjahr war dieser Effekt besonders deutlich. 13,4 Prozent der geimpften, aber nur 5,9 Prozent der ungeimpften Babys mussten zumindest einmal ins Krankenhaus. Die geimpften Babys hatten auch kompliziertere Ohrenentzündungen. 7,9 Prozent der geimpften Babys hatten mehr als zwei Episoden von Mittelohrentzündung, aber nur 4,3 Prozent der ungeimpften. Insgesamt war über beide Saisons das Risiko, dass der Arzt ein Paukenröhrchen durch das Trommelfell legen musste, bei den Geimpften um 60 Prozent erhöht.

Auch die ökonomische Auswertung des Impferfolgs war ein Desaster: Abgesehen von den Kosten der Impfung mussten die Eltern der geimpften Kinder krankheitsbedingt im Schnitt 7,2 Tage, jene der ungeimpften im Schnitt 5,9 Tage Pflegeurlaub nehmen und bei ihren Kindern zu Hause bleiben. Und schließlich wurden in der Impfgruppe unter den knapp 500 Teilnehmern auch noch drei »ernsthafte Nebenwirkungen« registriert, die »möglicherweise im Zusammenhang mit der Influenzaimpfung stehen«.

Hoberman und sein Team zeigten sich einigermaßen überrascht von ihren Ergebnissen, weil diese den Ergebnissen, die zuvor berichtet worden waren, so eindeutig widersprachen. Möglicherweise, so ihre Überlegung, sei die Impfung bei Babys wesentlich schlechter wirksam als bei älteren Kindern, weil sie noch weniger Kontakt mit Grippeviren hatten. Dahinter steht die These, dass eine überstandene Vireninfektion auch für das nächste Jahr, wenn wieder neue Grippestämme unterwegs sind, einen gewissen Immunschutz bringt. So wie es – nach Ansicht der Experten – gar nicht sonderlich auffallen würde, wenn der Erreger der katastrophalen Spanischen Grippe vom Nachkriegswinter 1918/19 aus den Hochsicherheitslabors entkommen und noch einmal zirkulieren würde, weil wir bereits so an diesen Stamm und seine vielen Abkömmlinge gewöhnt sind. Diese Erkenntnis bedeutet aber auch, dass eine durchgemachte Grippe einen guten Schutz für die Grippewellen der Folgejahre darstellt. Möglicherweise sogar einen besseren als die aktuelle Grippeimpfung.

Diesen Schluss ziehen Hoberman und sein Team natürlich nicht. Stattdessen zitieren sie die Gesundheitsbehörden und den Verband der US-Kinderärzte, die für alle Kinder ab sechs Monaten die Grippeimpfung empfehlen. Denn ein bisschen, so ihre etwas ratlose Conclusio, wirke sie ja doch, die Impfung – zumindest gegen Grippe.

Das Außergewöhnliche an dieser Arbeit ist, dass es sich dabei ganz eindeutig um eine Art Betriebsunfall im Wissenschaftsgetriebe handelte: Die Autoren und auch die Financiers der Studie waren sich wohl ihrer Sache sehr sicher. Und deshalb wagten sie sich an ein Studiendesign, das als »Gold-Standard« der Evidenz-basierten Medizin gilt und die höchste Beweiskraft aller wissenschaftlichen Arbeiten hat: eine sogenannte randomisierte kontrollierte Studie mit Zufallszulosung in die Behandlungsgruppen und Doppelblind-Design. Das Problem bei einer derart guten Studie ist allerdings, dass ihr Ausgang ungewiss ist, weil die Ergebnisse vor allen Manipulationen und Fehleinflüssen – auch den unbewussten – weitgehend geschützt sind.

Interessant ist außerdem, dass die Autoren auf die unspezifischen negativen Effekte der Impfung in ihrer Auswertung gar nicht eingingen. Sie erklären diese Ignoranz kurzerhand damit, dass ihre Studie ja nicht dafür vorgesehen war, eventuelle Nebenwirkungen der Impfung zu testen. Auf die Idee, diese unerwarteten Beobachtungen ins Zentrum einer Nachfolgestudie zu stellen, kamen sie selbstverständlich auch nicht. Dafür schließen sie sich trotz ihrer mehr als bescheidenen Resultate der behördlichen Empfehlung an, Babys ab sechs Monaten gegen Grippe zu impfen.

Einen Lerneffekt scheint die Hoberman-Studie für die

Branche der Vaccinology aber dennoch gehabt zu haben. Wenn auch einen negativen. Denn seit diese desaströsen Ergebnisse bekannt wurden, gab es meines Wissens keine einzige wissenschaftliche Studie mehr, bei der in der Kontrollgruppe ein wirkliches Placebo eingesetzt wurde, das aus einer neutralen Wasserlösung bestand. Die auch schon vorher eingerissene Praxis, stattdessen eine andere Impfung oder die Chemikalien der Impfstoffflüssigkeit als Placebo zu nehmen, wurde ab sofort zum neuen »Blech-Standard« der Impfstoffforschung. Und siehe da, seither gab es tatsächlich keine unangenehmen Überraschungen mehr mit Kontrollgruppen, die unverschämterweise bessere Resultate lieferten als die Impfgruppen.

Der Geist von Archie Cochrane

Seit Langem ist in der Evidenz-basierten Medizin bekannt, dass der größte Unsicherheitsfaktor bei einer Studie der Forscher ist, der die Studie durchführt. Von ihm geht die stärkste Gefahr einer Verfälschung der Ergebnisse aus. Das muss nun gar nicht bedeuten, dass die Wissenschaftler bewusst betrügen. Ein Mensch sieht einfach gerne das, was er sehen will. Und damit werden stark favorisierte Thesen auch meistens bestätigt und Störgeräusche verdrängt. Das gilt quer durch alle medizinischen Genres. Genauso stark in der Naturheilkunde oder der Homöopathie wie in der klassischen Schulmedizin. Deshalb gibt es eine Unzahl von genau durchdachten und sinnvollen Regeln, um diese Verfälschungsgefahr zu reduzieren: Verblindung, Randomisierung, Placebokontrolle lauten einige der fachlichen Eckpfeiler erstklassigen wissenschaftlichen Niveaus. Streng genommen handelt es sich also schon um Fahrlässigkeit oder bewusste Inkaufnahme von Verfälschungen, wenn diese strengen Regeln des Studiendesigns ignoriert werden. Oder, wenn man den Vorsatz nicht nachweisen kann, zumindest um Dilettantismus.

Denn die Voraussetzungen, die es für qualitativ gut durchgeführte wissenschaftliche Arbeiten braucht, sind mittlerweile schon viele Jahrzehnte etabliert. Wesentliche Pionierarbeit leistete dazu der schottische Arzt Archie Cochrane, der seine eigentliche medizinische Ausbildung, wie er in seiner Autobiografie[53] schrieb, im Zweiten Weltkrieg erhielt. Der junge Captain der britischen Armee geriet 1941 auf Kreta in deutsche Gefangenschaft und wurde anschließend nach Saloniki in ein riesiges Gefangenenlager mit 15000 Soldaten aus verschiedenen Ländern überstellt. Hier war er als Arzt für eine große Gruppe von Häftlingen zuständig. Allmählich brachen aufgrund der schlechten Nahrungsmittelversorgung immer mehr Krankheiten aus, und Cochrane war gezwungen, die Patienten nahezu ohne Arzneimittel zu betreuen. Zunächst kam der Durchfall, dann kamen dramatisch klingende Infektionen hinzu: Typhus, Diphtherie, Fleckfieber, Hepatitis. Cochrane verbrachte unzählige schlaflose Nächte bei der Pflege seiner Patienten, während die kranken Kriegsgefangenen von Krämpfen geschüttelt wurden. Er gab den Soldaten zu trinken und organisierte so viel Nahrung und Zucker, wie er den deutschen Aufsehern nur abluchsen konnte. Aber das war nicht viel. Verzweifelt sehnte sich Cochrane nach den geeigneten Medikamenten für die Therapien, die er vor dem Krieg im Studium gelernt hatte.

Auf der Universität hieß es, dass diese Krankheiten einen meist tödlichen Verlauf nehmen. »Ich erwartete Hunderte Fälle, die allein an Diphtherie sterben würden, weil keine Therapie zur Verfügung stand«, schrieb Cochrane. Tatsächlich zu beklagen waren jedoch nur vier Todesfälle, wobei drei dieser Gefangenen auch noch gleichzeitig an Schussverletzungen laboriert hatten. »Das zeigte sehr klar die relative

Bedeutungslosigkeit der Therapie im Vergleich mit der Kraft des menschlichen Körpers.« Das Erlebte sollte Cochranes medizinische Welt für immer verändern, und er hegte fortan ein tiefes Misstrauen gegen theoretisches Schulwissen.

Bei der Verlegung in ein neues Lager begann er bereits mit seiner ersten epidemiologischen Untersuchung. Dabei ging es um Tuberkulose, die vor allem unter den russischen und jugoslawischen Gefangenen grassierte. Nach dem Lehrbuch handelte es sich dabei um eine Infektionskrankheit, die über winzige Tröpfchen in der Luft übertragen wurde. Demnach wären aber auf dem engen Raum des Lagers fast alle gleichermaßen gefährdet gewesen. Cochrane setzte die Tuberkulose nun in Beziehung zu den Lebensmittelpaketen, die die Gefangenen geschickt bekamen. Bei den Russen, die nie Pakete bekamen, erkrankten 5,1 Prozent der Soldaten. Unter den Franzosen, deren Lebensmittelrationen eher unregelmäßig aufgebessert wurden, lag die Rate bei 0,2 Prozent. Und bei den regulär mit Zusatzpaketen versorgten Briten kam es in den ganzen zweieinhalb Jahren seiner Gefangenschaft zu keinem einzigen Fall von Tuberkulose. »Der Effekt der Nahrungsmittelpakete war eindeutig«, kommentierte Cochrane seine Resultate.

Diese Kriegserfahrungen prägten Archie Cochranes ganze weitere Karriere. Ihm war bewusst geworden, dass viele der Grundannahmen der Medizin lediglich auf überlieferten Vorurteilen beruhten. In Zukunft, so sein Vorsatz, sollten medizinische Methoden nur dann angewendet werden, wenn es gesicherte Beweise für deren Nutzen gab. Er beschäftigte sich mit statistischen Methoden, schuf Standards für klinische Studien und definierte die Zufallszuteilung (Randomisierung) in eine Behandlungs- und eine Kontrollgruppe als Grundvoraussetzung, damit eine Studie Aussagekraft besaß. Ein Arzneimittel galt nur dann als überlegen, wenn es gegenüber einem Placebo klare Vorteile bot. Gleichzeitig sollte der Vergleich mit dem Placebo auch dafür genutzt werden, die Sicherheit und Verträglichkeit des Wirkstoffes zu messen.

Durch die beständige Verfeinerung dieser Methoden wurde Cochrane zum Gründervater einer immer breiter werdenden modernen Strömung in der Medizin, die sich Evidenz-basierte Standards erarbeitete. Die Cochrane Collaboration ist diesem Erbe verpflichtet und arbeitet heute als internationale Organisation unabhängiger, hoch qualifizierter Wissenschaftler am Aufbau der Cochrane-Bibliothek, deren systematische Übersichtsarbeiten zu allen Bereichen der Medizin die wissenschaftliche Spreu vom Weizen trennt. Damit soll es Medizinern ermöglicht werden, sich rasch einen Überblick zum aktuellen Stand der Forschung zu verschaffen, auch wenn das eigene Studium oder die letzte Fortbildung schon ein paar Jahre her ist.

Anstatt die Qualitätsmaßstäbe immer weiter zu verbessern, hat man in vielen Bereichen der pharmazeutischen Forschung den Eindruck, dass in der letzten Zeit mehr Hirnschmalz dahingehend investiert wird, wie man die strengen Vorgaben Cochranes am besten wieder aushebeln kann. Wie die Auftraggeber am besten sicherstellen, dass das herauskommt, was herauskommen soll, und trotzdem der wissenschaftliche Schein gewahrt bleibt. »Dazu braucht es gar keinen Betrug«, erklärte mir Peter Sawicki, der Leiter des deutschen Instituts für Qualität und Wirtschaftlichkeit im Gesundheitswesen (IQWiG). »Um die Ergebnisse in die gewünschte Richtung zu beeinflussen, genügt es beispielsweise, jene Patienten, bei denen man ein Risiko befürchtet, von der Teilnahme an der Studie auszuschließen. Oder man bemisst die Größe der Studiengruppe so, dass zwar der Nutzen deutlich wird, der Schaden jedoch in einem statistisch unauffälligen Bereich bleibt.« Auszumisten gäbe es genug auf dem Arzneimittelmarkt, seufzt Sawicki. »Wir haben eine ganze Menge von Produkten, bei denen die Nebenwirkungen überwiegen.«

Für den Start einer Gegenoffensive von öffentlicher Seite und eine objektive und unabhängige Wiederholung der Firmenstudien sei es höchste Zeit. »Es ist ohnehin schon Schande genug, dass die Pharmaindustrie derzeit eine Art Beratungs- und Fortbildungsmonopol bei den Ärzten ausübt.« 2 bis 3 Milliarden Euro, so Sawicki, werden in Deutschland allein für die Pharmareferenten aufgewendet, die in den Kliniken und Arztpraxen allgegenwärtig sind. »Denn wer die Ärzte informiert, der steuert das Geschäft.«

Der Placebo-Trick

Im Juli 2007 erhielten zahlreiche Kinderärzte in Deutschland Post und wurden darüber informiert, dass es etwas zu verdienen gebe. Angekündigt wurde eine große Studie, mit der ein Grippeimpfstoff, der bislang nur für ältere Personen empfohlen war, bei Kindern im Alter zwischen sechs Monaten und sechs Jahren erprobt und dann zugelassen werden sollte. Insgesamt sollten 4400 Kinder in die Studie eingebracht werden, und den Ärzten wurde für jedes Kind ein Honorar von 250 Euro geboten. Für jede teilnehmende Praxis wurde ein Minimum von vierzig Kindern festgelegt, was also ein Mindesthonorar von 10 000 Euro bedeutete.

Die Kosten der Studie trägt Novartis Behring, die auch den Impfstoff herstellt, der bislang unter der Bezeichnung Fluad für ältere Menschen zugelassen und schon einige Jahre auf dem Markt war. Und auch der Unterzeichner des Schreibens ist ein alter Bekannter, nämlich der damalige STIKO-Vorsitzende und nunmehrige Novartis-Angestellte Heinz-Josef Schmitt.

Die Durchführung der Influenzastudie, teilte er mir mit,

sei nun eine seiner ersten großen Aufgaben im neuen Job. »Wir wollen unter anderem prüfen, ob man mit der Impfung der Kinder den ganzen Haushalt vor Grippe schützen kann.« Das Besondere am Novartis-Impfstoff ist die Verwendung des neuartigen Hilfsmittels MF59, das als Alternative zu Aluminium entwickelt wurde und die Wirksamkeit bei den kleinen Kindern erhöhen soll. »Besonders bei jenen, die die Grippeimpfung am dringendsten brauchen, den Alten und den ganz Jungen, ist ja die Immunität bislang nicht besonders gut.«

An sich ist das Design der Novartis-Studie erstklassig: Es gibt eine Zufallszuweisung in Studien- und Kontrollgruppen, dazu auch eine doppelte Verblindung. Niemand weiß, wer die neue Grippeimpfung bekommt und wer nicht. Kurios ist hingegen die Wahl der Placebos. Die beste Wahl wäre hier wie erwähnt eine neutrale Flüssigkeit, die im Organismus keine Reaktionen auslöst. Denn nur damit könnte im Vergleich klar demonstriert werden, welchen Effekt das getestete Arzneimittel hat. Eine zweite zulässige und sinnvolle Methode ist es, eine Kontrollgruppe zu schaffen, in der ein bestehender Grippeimpfstoff verabreicht wird. Dadurch wäre es zumindest möglich, den Vorteil zu bemessen, den der neue Impfstoff gegenüber dem alten bewirkt.

Hier jedoch sind noch zwei weitere Kontrollgruppen vorgesehen, die wahrlich kuriose Placebos bieten: eine Meningokokken-Impfung sowie eine FSME-Impfung. Schmitt findet dieses Angebot großartig. »Die Kinder kriegen im Zufallsprinzip eine der Impfungen und damit auf jeden Fall einen Schutz gegen etwas, das sie sonst nicht bekämen.« Die FSME-Impfung sollte nach STIKO-Empfehlung im Kleinkindalter »nur nach besonders sorgfältiger Indikationsstellung gemeinsam mit den Eltern« durchgeführt werden. Die Meningokokken-Impfung, die im Impfplan erst ab einem Jahr vorgesehen ist, wird in der Studie schon zwischen sechs und zwölf Monaten verabreicht. Beide »Placebos« werden also entgegen der STIKO-Empfehlung eingesetzt. Doch Schmitt ist hier gedanklich wohl schon einen Schritt weiter bei seinem neuen Arbeitgeber und übersieht das geflissentlich.

Ein wirkliches Placebo zu spritzen hielte Schmitt dagegen für gar keine gute Idee. »Das würde ja bedeuten, wir müssten Wasser spritzen. Das wäre unethisch, denn man kann einem Kind ja nicht zum Spaß Schmerzen zufügen. Aus diesem Grund würde das auch keine Ethikkommission der Welt mehr durchgehen lassen.«

Abgesehen davon, dass die zuvor erwähnte Hoberman-Studie zur Grippeimpfung bei kleinen Kindern sehr wohl ethisch genehmigt wurde, würde eine derartige Argumentation das generelle Ende von Placebostudien bedeuten. Damit wäre es nur noch auf verwinkelten Umwegen möglich, die Verträglichkeit eines Arzneimittels und seine Nebenwirkungen überhaupt festzustellen. Denn welche Schlüsse würde man ziehen, wenn beispielsweise die FSME-Impfung in der Placebogruppe bei doppelt so vielen Kindern hohes Fieber erzeugen würde wie die neue Grippeimpfung? Dass sie doppelt so verträglich ist wie ein Placebo? Oder gar, dass sie gegenüber einem Placebo das Risiko von hohem Fieber um die Hälfte reduziert?

Das wäre natürlich völlig absurd.

»Ein Vergleich gegen Therapien mit anderen Interventionen macht keinen Sinn«, erklärt dazu IQWiG-Chef Peter Sawicki, »denn welche Aussage könnte man aus dem Vergleich eines Cholesterinsenkers gegen ein Blutdruckmedikament ziehen? Das gilt genauso für zwei verschiedene Impfungen.«

Beabsichtigt ist hier wohl eher ein Effekt, der auch schon in anderen Impfstudien angewendet wurde: nämlich die Tarnung möglicher unerwünschter Nebenwirkungen durch eine ähnlich hohe Nebenwirkungsrate in der Kontrollgruppe. Bei der neuen Gürtelroseimpfung wurde dieser Effekt ebenso genutzt wie bei der aktuellen HPV-Impfung. Hier wurden als »Placebos« die Chemikalien aus der Impfung – nur eben ohne die wirksamen Impfantigene – verabreicht. Sie enthielten also beispielsweise die Stabilisatoren oder im Fall der HPV-Impfung das gelöste Aluminiumsalz. »Diese Vorgangsweise ist umso unverständlicher, als gerade darüber diskutiert wird, ob das Aluminium bei den unerwünschten Wirkungen eine mächtige Rolle spielt«, kritisiert Impfschadensgutachter Klaus Hartmann. »Wer so etwas genehmigt, gehört nach Hause geschickt!«

Anhand dieser Praktiken ergibt sich noch eine interessante Zusatzfrage: Welche Vorteile hat ein Kind, wenn ihm mit der Injektion einer Aluminiumsalzlösung Schmerz zugefügt wird?

Und warum haben die Ethikkommissionen keinerlei Probleme damit, so etwas zu genehmigen?

Die Behörden schlafen

Wie absurd groß der Einfluss des Blickwinkels auf das Phänomen Influenza ist, zeigte eine aufwendige Untersuchung, die einmal nicht von den Herstellern einer Grippeimpfung, sondern von unabhängiger Seite in Auftrag gegeben wurde. Grippeexperten haben ja bislang immer die Lehrmeinung verbreitet, dass es alle möglichen Viren gäbe, die grippale Infekte auslösen, die wirklich schweren Krankheiten mit hohem Fieber und hohem Komplikationsrisiko kämen dann aber meist von der »echten Influenza«.

Um zu klären und zu prüfen, welche Viren im Alter bis zu fünf Jahren wirklich an schweren Verläufen beteiligt sind, wollte ein Team von Wissenschaftlern in zwei großen Kinderkliniken bei allen eingelieferten Patienten mit Atemwegsinfekten die vorhandenen Keime bestimmen.[54] Und siehe da, bei 20 Prozent der Kinder waren RS-Viren die Krankheitsursache, an zweiter Stelle rangierten mit 7 Prozent Anteil die Parainfluenzaviren. Die echten Influenzaviren waren gerade mal für 3 Prozent der Krankenhauseinweisungen verantwortlich. Einen großen Block von 36 Prozent teilten sich verschiedene andere Virenarten. Und bei den restlichen 39 Prozent der Patienten waren gar keine Viren nachweisbar.

Die Aufenthaltsdauer im Krankenhaus betrug im Schnitt zwei Tage. Mit RS-Viren infizierte Kinder hatten zu 79 Prozent eine Entzündung der Bronchien, jene mit Parainfluenzaviren zu 25 Prozent und jene mit Influenza zu 20 Prozent. Eine Lungenentzündung bekamen 27 Prozent der Kinder mit RS-Viren, 10 Prozent der Kinder mit Parainfluenzaviren und 5 Prozent der Grippefälle. Fünf Kinder mit RS-Viren und eines mit Parainfluenzaviren-Infektion mussten auf die Intensivstation überstellt werden, hingegen kein einziges Kind mit Influenza-Infektion.

Diese Ergebnisse sind also ein starkes Indiz dafür, dass die Grippe, speziell bei Kindern, stark überschätzt wird. Wenn schon, so wäre es sinnvoller, die Kinder gegen RS-Viren und gegen Parainfluenzaviren impfen zu lassen als gegen die vergleichsweise harmlose Grippe. Und wahrscheinlich wird das auch bald möglich sein, weil gegen diese beiden Virenarten schon Impfungen in Vorbereitung sind.

Spätestens dann werden wir über die Werbekampagnen für diese neuen Impfungen erfahren, dass die »eigentliche Gefahr« nicht von der Influenza, sondern von den RS- und Parainfluenzaviren ausgeht. So wie man erst bei Einführung neuer Keuchhustenimpfstoffe erfahren hat, wie gut und verträglich und nebenwirkungsarm diese im Vergleich zu den alten Keuchhustenimpfstoffen waren.

Aber ist es nicht absurd, dass wir derartige Informationen meist erst im Nachhinein bekommen? Und dass wir darauf angewiesen sind, dass ein Konkurrenzprodukt auf den Markt kommt, um eine halbwegs objektive Einschätzung der Krankheitssituation und der Fähigkeiten der »alten Produkte« zu bekommen, auf dass wir mit fliegenden Fahnen die Seiten wechseln und nun den neuen, besseren Impfstoff kaufen? Solche Szenarien nahezu ohne Qualitätskontrolle, ohne Auflagen, ohne öffentliche Einmischung gibt es eigentlich nur noch bei den Impfungen. Warum spielen die Gesundheitsbehörden hier so bereitwillig mit?

Das ist eine Frage, die sich speziell bei der Grippeimpfung auch Cochrane-Experte Jefferson stellt. »Es wäre viel zu einfach, hier die Schuld der Industrie in die Schuhe zu schieben«, sagt er, »denn die Industrie spielt hier ein offenes Spiel: Sie stellt Impfungen her, weil sie von diesem Geschäft lebt. Was aber treibt die Behörden an, wenn in der Öffentlichkeit beschworen wird: Wir glauben daran, dass die Impfung wirkt!« Warum, fragt Jefferson, prüft man das nicht einfach nach? »Es fließt so viel Geld in die Förderung der Impfungen und die Grippevorsorge, dass es wirklich eine gute Investition wäre, deren Wert mit einer großen unangreifbaren Arbeit ein für alle Mal festzustellen.« Eines, so Jefferson, müsste dabei aber auf jeden Fall vorhanden sein: eine richtige Placebogruppe. Denn nur so ist auch messbar, ob die Impfung zumindest einen geringen Vorteil bietet oder ob sie sogar mehr schadet als nützt.

Bis dahin stehen die Argumente der STIKO und auch der meisten Grippeexperten noch auf tönernen Füßen. Etwa die aktuelle Empfehlung, asthmakranke Kinder und Erwachsene auf jeden Fall gegen Grippe zu impfen. Hier ergab eine tatsächlich placebokontrollierte Studie, die an 700 asthmakranken Kindern und Jugendlichen an der Erasmus Universität in Rotterdam durchgeführt wurde, dass Influenzageimpfte nicht weniger, sondern sogar etwas mehr

Asthmaanfälle und auch mehr impfbedingte Nebenwirkungen hatten.[55] »Ich denke nicht, dass es die derzeitige Evidenz rechtfertigt, asthmatischen Kindern routinemäßig die Grippeimpfung zu empfehlen«, sagte mir dazu der Leiter der Studie, Johannes van der Wouden.

Noch dramatischer fielen die Ergebnisse einer US-amerikanischen Arbeit mit 800 asthmakranken Kindern aus, die zur Hälfte gegen Grippe geimpft waren.[56] Sie hatten im Vergleich zu den ungeimpften ein mehr als dreimal so hohes Risiko, wegen Asthmaanfällen im Krankenhaus zu landen.

Wer bei dieser Datenlage noch immer den Bedarf abstreitet, diese Frage wissenschaftlich sauber zu klären, dem ist nicht mehr zu helfen. Wenn schon die Wirkung der Grippeimpfung so absolut ungewiss ist, so sollte sie doch wenigstens nicht schaden. Denn das wäre dann das eigentliche ethische Dilemma.

Verlorene Kinder

Kurz nach ihrem Mittagsschlaf, um 14 Uhr, war Rebekka geimpft worden. Das eineinhalb Jahre alte Mädchen aus Kärnten bekam die vierte und letzte Teilimpfung von Hexavac, dem Sechsfachimpfstoff des französischen Herstellers Sanofi Pasteur. »Am Vormittag war Rebekka noch putzmunter gewesen«, erzählte mir ihre Mutter, Hannelore Klingbacher. Doch jetzt nach der Impfung wurde Rebekka immer müder. Sie konnte kaum noch ihren Kopf halten und schlief beinahe am Tisch ein. Frau Klingbacher legte sie ins Bett. Die Temperatur des Mädchens war leicht erhöht. Der Fiebermesser zeigte 38 Grad. Ihre Mutter dachte, dass sich das bald wieder gibt. Nach Impfungen haben die Kinder ja öfter mal Fieber. »Ich gab ihr noch einen Kuss und sagte ›schlaf gut‹. Und als ich etwas später wieder nach ihr sah, lag sie tot in ihrem Bettchen.« Rebekka hatte Erbrochenes in die Lunge bekommen, ergab später der medizinische Befund. Ihre Hustreflexe versagten. »Sie war schon zu müde zum Husten«, vermutet ihre Mutter.

Zu jener Zeit, Ende März 2003, hatten Elke und Stefan Gschaider aus Niederösterreich bereits eine Odyssee durch alle möglichen Krankenhäuser und deren Intensivstationen hinter sich. Ihr Sohn Nicolas war ebenfalls mit Hexavac geimpft worden. Auch er reagierte mit Fieber, Atemschwierigkeiten und extremer Müdigkeit. Das Fieber stieg immer weiter. Zwei Tage später fiel er ins Koma. Als er nach Wochen aus dem künstlichen Tiefschlaf erwachte, war er geistig und körperlich schwerstbehindert. Nicolas hatte seither immer wieder unerklärbare Fieberepisoden bis zum Kreislaufstillstand. Er musste mehrfach wiederbelebt werden und war oft wochenlang in Krankenhausbehandlung. Man schickte Nicolas zur Diagnostik quer durch Österreich. »Und überall«, erinnert sich Stefan Gschaider, »erzählte ich von dem engen zeitlichen Zusammenhang zur Impfung.« Die Ärzte hörten sich das an und nickten mit einer Mischung aus Bedauern und Resignation.

Beim Tiroler Säugling Fabian lief es nach demselben Muster. Morgens um acht Uhr war das sechs Monate alte Baby mit Hexavac geimpft worden. Am Abend hatte er den ersten schweren epileptischen Anfall. Seither vergeht kaum ein Tag, an dem Fabian nicht mindestens einmal krampft. Oft sind es viele hintereinander in endlosen Nächten. »Es ist schwer vorstellbar«, sagt seine Mutter Astrid Hofmüller, »aber wir leben täglich mit dem Notarzt. Mit Hubschrauber, Reanimation und Intensivstation.« Und es wird immer schlimmer. Die Medikamente helfen wenig. Und wenn, dann nur für kurze Zeit. »Zuletzt war Fabian so apathisch, dass er nachts mit offenen Augen geschlafen hat.« Astrid Hofmüller hat mittlerweile noch vier weitere Familien mit Kindern kennengelernt, denen es nach der Sechsfachimpfung ähnlich ergangen ist wie Fabian. »Alle sind therapieresistent und auf kein Medikament einstellbar.«

»Das kommt sicher vom Impfen«, hatte auch Fabians Kinderarzt von Anfang an gesagt. Doch als Frau Hofmüller ihn bat, das offiziell zu bestätigen, wurde er plötzlich sehr leise. »Das kann ich Ihnen nur intern sagen.«

Rebekka, das Kärntner Mädchen, war binnen weniger Monate bereits das fünfte Kind, das unmittelbar nach der Sechsfachimpfung gestorben war. Die anderen vier Kinder stammten aus Deutschland. Nun wurden die Behörden aktiv. Hexavac und der zweite verfügbare Sechsfachimpfstoff Infanrix hexa des Herstellers GlaxoSmithKline wurden im April 2003 vorübergehend vom Markt genommen. Die Impfstoffe, die die Kinder gleichzeitig vor Kinderlähmung, Diphtherie, Tetanus, Keuchhusten, Haemophilus influenzae Typ b und Hepatitis B schützen sollten, hatten erst vor zwei Jahren die alten Fünffachimpfstoffe abgelöst. Die Behörden forderten alle Impfärzte per Eilbrief auf, bis zum Ende der Untersuchung die Impfungen mit diesen Präparaten einzustellen.

Die Impfpause dauerte jedoch nur wenige Wochen. Eine Expertenkonferenz der Europäischen Arzneimittel-Agentur kam zu dem Schluss, dass die Vorteile der Sechsfachimpfung bei Weitem jedes hypothetische Risiko aufwiegen. Bei insgesamt 8,7 Millionen Impfdosen entspräche das, so die Experten, einer Häufigkeit von einer Todesfallmeldung auf 1,7 Millionen Impfungen. Eine Änderung des Nutzen-Risiko-Profils sei nicht ersichtlich. Die Sechsfachimpfstoffe seien somit voll rehabilitiert.

Basis dieser Untersuchung waren also jene fünf offiziell bekannt gewordenen Todesfälle. Für eine sorgfältige Untersuchung hätte es einer wesentlich größeren Gruppe bedurft. Vor allem auch an Kindern, die nach der Impfung ähnliche

Symptome gezeigt hatten, aber noch lebten. Nur so wäre eine umfassende Analyse der Zusammenhänge überhaupt möglich gewesen. Zum damaligen Zeitpunkt hatten die Experten aber offensichtlich nicht mehr Daten. Und wie die simple Divisionsrechnung zeigt, glaubten manche tatsächlich, dass mit den fünf toten Kindern alle Schadensfälle erfasst seien. Wie realitätsfern das war, zeigte meine Recherche, während der ich – allein in Österreich – binnen kürzester Zeit zwei Fälle von Kindern fand, die ganz ähnlich auf die Impfung reagiert hatten. Kinder, die am Abgrund lebten, und bei denen jeder Tag ihr letzter sein konnte.

Warum wussten die EU-Experten nichts über derartige Fälle? Nicolas und Fabian waren mehr als ein Jahr vor Rebekkas Tod geimpft worden. Diese Kinder – und wahrscheinlich noch viele andere – waren doch Stammgäste in den großen Kliniken, und ihre Eltern hatten auch nie ein Geheimnis aus dem Zusammenhang zur Impfung gemacht.

Als Rebekka starb, kontaktierte ich den leitenden Beamten der zentralen Meldestelle im Wiener Gesundheitsministerium, Hubert Hrabcik, und fragte ihn nach den bisherigen Erfahrungen mit Hexavac. »Dieser Todesfall in Kärnten kommt für uns vollkommen überraschend«, sagte er und fügte hinzu: »Wir haben bei Hexavac überhaupt keine einzige Meldung vorliegen. Weder über schwere noch über leichte Nebenwirkungen.«

Keine einzige Nebenwirkungsmeldung? Nicht einmal lang anhaltende Schmerzen an der Einstichstelle? Kein einziger Fall mit ungewöhnlich hohem Fieber? »Nein«, sagte Hrabcik, »gar nichts! Hexavac galt bisher als vollständig sicher.«

Trotz Dutzender Arztkontakte hatte es also weder bei Nicolas Gschaider noch bei Fabian Hofmüller irgendein Mediziner für wert befunden, eine kurze Meldung ans Ministerium zu schicken. Die Frage ist nun, wie die Behörden bei einer faktisch nicht existenten Meldemoral der Ärzte überhaupt zu einer Gesamtbeurteilung der Situation kommen sollen. Wenn sogar Fälle mit schwersten epileptischen Anfällen mit Herzstillstand und Reanimation nicht als Verdachtsfälle gemeldet werden, ist es wahrlich kein Wunder, dass weniger gravierende Nebenwirkungen gänzlich untergehen. Den Impfexperten der EU standen also für ihre Untersuchung lediglich die Todesfälle zur Verfügung. Und auch hier fällt auf, dass drei der vier deutschen Fälle von einem einzigen Arzt gemeldet worden waren.

Dabei handelt es sich um Randolph Penning, Professor für Rechtsmedizin an der Universität München. Penning ist seit 25 Jahren am Institut und hat in dieser Zeit weit mehr als 10 000 Leichen auf Todesursachen untersucht, darunter Erwürgte, Erstochene und viele Fälle mit unklarem Hergang, für die Polizei oder Staatsanwalt die Obduktion angeordnet hatten. Jährlich sind auch dreißig bis fünfzig Säuglinge unter den Toten.

»Man hat gewisse Erwartungswerte«, sagt Penning, »wenn man mit einer Autopsie beginnt.« Etwa ab dem Jahr 2002 sah er dann Fälle, die so gar nicht diesem Bild entsprachen. Es handelte sich dabei um Babys, die wenige Stunden nach der Sechsfachimpfung gestorben waren. »Sie unterschieden sich deutlich von dem, was wir normalerweise bei plötzlichem Kindstod sehen«, erklärt Penning. »Am auffälligsten waren die ungewöhnlich festen Gehirne sowie Immunwerte, die bei Erwachsenen typisch für einen allergischen Schock wären.«

Gemeinsam mit Kollegen entschloss sich Penning, die mittlerweile auf sechs angewachsene Zahl dieser außergewöhnlichen Fälle in einem Brief an das Fachjournal *Vaccine* zu veröffentlichen.[57] »Denn wir waren enorm beunruhigt. Diese Fälle traten plötzlich allein in unserem Einzugsgebiet so massiv gehäuft auf, dass sich daraus auf Deutschland hochgerechnet ein Todesfall pro 24 000 Impfungen ergeben würde.«

Infolge dieser Publikation erschienen mehrere empörte Antwortbriefe von Impfexperten. Darunter einer, den STIKO-Chef Schmitt zusammen mit einigen seiner unabhängigen europäischen Impfexpertenfreunde unterzeichnet hatte. »Man hat uns quasi zu Idioten erklärt«, fasst Penning den Tenor dieser Schreiben zusammen. Kritisiert wurde beispielsweise, dass die Gerichtsmediziner einen Bestandteil der Sechsfachimpfung, nämlich Haemophilus influenzae Typ b, mit Influenza – also der Grippe – verwechselt hatten. Oder dass sie angeregt hatten, bis zur Klärung der Situation sicherheitshalber wieder die alten Fünffachimpfstoffe zu verwenden.

Im Juni 2005, zu einem Zeitpunkt, als der Penning-Brief in *Vaccine* noch gar nicht abgedruckt war, legte auch noch Hexavac-Hersteller Sanofi Pasteur MSD eine Schaufel nach und schloss seine Aussendung mit dem vielsagenden Statement: »Es ist uns unverständlich, dass dieser Artikel, der den Anforderungen an eine wissenschaftliche Publikation so wenig genügt, offenbar zur Veröffentlichung in einer wissenschaftlich anerkannten Zeitschrift wie *Vaccine* vorgesehen ist.«[58]

Die Beobachtungen der Münchner Gerichtsmediziner wurden demnach öffentlich als völlig unhaltbar abqualifiziert, Pennings wissenschaftlicher Ruf massiv geschädigt. Diese Episode ist bezeichnend für ein spezielles Klima im Impfwesen, wo auf jeden, der den Kopf mit Kritik oder unbequemen Ansichten herausstreckt, scharf geschossen wird. Ein derartiges Umfeld trägt sicher nicht dazu bei, die Meldemoral zu heben.

Eigentlich sind Ärzte jedoch nach dem Arzneimittelgesetz dazu verpflichtet, beim Verdacht einer unerwünschten Arzneimittelwirkung unverzüglich eine Meldung einzubringen. Ärzte, die nicht melden, machen sich strafbar. Und dennoch tut sich kaum jemand diese Arbeit an. Ich habe einen der Ärzte, der Stefan Gschaiders Sohn Nicolas regelmäßig auf der Intensivstation vom Tod ins Leben zurückholte, gefragt, warum er im Laufe der vielen Monate noch nie dazu gekommen ist, eine Verdachtsmeldung an das Ministerium zu schreiben. Und er gab mir folgende Antwort: »Ich habe deshalb keine Meldung gemacht, weil ich mir noch nicht ganz sicher bin, ob Nicolas' Probleme tatsächlich allein vom Impfen stammen.«

Die hier vertretene Meinung ist ebenso weit verbreitet wie fahrlässig. Denn es ist natürlich gar nicht die Aufgabe des einzelnen Arztes, die Ursächlichkeit der Schädigung selbst festzustellen. Im Gesetz wird ausdrücklich festgehalten, dass bereits ein naher zeitlicher Zusammenhang für die Meldepflicht genügt. Und dass die Meldung so rasch wie möglich erfolgen soll.

Der britische Gesundheitsexperte William Inman formulierte bereits 1976 »Sieben tödliche Sünden« der (Nicht-)Meldung von Nebenwirkungen.[59] Dazu zählte er:

- die Furcht des Arztes, in ein Verfahren verwickelt zu werden,
- die Meinung, diese Nebenwirkung sei ohnedies schon bekannt,
- die Ambition des Arztes, die Nebenwirkung selbst zu untersuchen,
- das Gefühl, selbst an der Nebenwirkung schuld zu sein,
- die Meinung, dass nur vollständig sichere Arzneimittel zugelassen seien,
- die Ignoranz gegenüber der Meldepflicht und
- die Zaghaftigkeit, einen bloßen Verdacht zu melden.

Nach den Erfahrungen, die Randolph Penning gemacht hat, müsste diese Liste noch ergänzt werden um die Pflicht der Behörden und der Gesundheitspolitik, zunächst einmal ein geeignetes Meldeklima zu schaffen. Ein Klima, in dem die Beobachtungen der Ärzte willkommen sind und nicht als »unerwünschte Einmischung von Nicht-Impfexperten« abqualifiziert werden. Untersuchungen zeigen die Konsequenzen derartiger Zustände. Sogar bei schweren Nebenwirkungen von Arzneimitteln beträgt die Melderate in Deutschland gerade mal zwischen 2 und 10 Prozent.

»Das derzeitige Meldewesen liegt völlig im Argen«, kritisiert daher auch Klaus Hartmann, der zehn Jahre lang am Paul-Ehrlich-Institut mit der Auswertung von Impfnebenwirkungen befasst war. An der Infrastruktur, die Daten wissenschaftlich auszuwerten, läge es nicht, sagt Hartmann. »Wir haben moderne Computer und hoch vernetzte Experten, die die Meldungen rasch verarbeiten könnten, aber es kommt nichts.« Derzeit sei auch keinerlei Interesse erkennbar, das zu ändern. »Denn dazu müsste man ja mal etwas Aufklärung machen bei der Ärzteschaft, auf was sie achten müssen. Die Ärzte sind recht schlecht über mögliche Impfreaktionen aufgeklärt. Sie wissen gar nicht, dass es beispielsweise zeitverzögerte autoimmune Komplikationen nach Impfungen geben kann.« Und schließlich müsse man den Ärzten, so Hartmann, auch vermitteln, dass sich niemand blamiert, der eine Meldung über einen Vorfall, den er nicht versteht, an das Amt schickt. »Denn genau so etwas wäre wichtig, damit seltene Nebenwirkungen überhaupt erfassbar werden.«

Im Fall Hexavac hat Pennings Zivilcourage immerhin einen Stein ins Rollen gebracht. Die von ihm gemeldeten Todesfälle wurden zusammen mit anderen von einer Expertengruppe analysiert, die der Münchner Epidemiologe Rüdiger von Kries leitete.[60] Insgesamt fanden sich nun bereits 19 Todesfälle, die im Umfeld weniger Tage nach der Sechsfachimpfung aufgetreten waren. Nun ist der zeitliche Zusammenhang allein noch kein Beweis für einen ursächlichen Zusammenhang. Denn auch ohne Impftermin erkranken und sterben manche Babys. Die Wissenschaftler versuchten also die Frage zu klären, ob die Todesfälle statistisch im Rahmen des Erwartbaren lagen – es also auch Zufall hätte sein können, dass diese Kinder so kurz nach der Impfung starben, oder ob das Sterberisiko ganz eindeutig erhöht war.

Ergebnis der aufwendigen Analyse war, dass die Todesfälle im ersten Lebensjahr im statistischen Rahmen des Erwartbaren lagen, die Todesfälle im zweiten Jahr hingegen deutlich erhöht waren. Das Risiko, binnen eines Tages nach der Hexavac-Impfung zu sterben, war um das 31-Fache erhöht, das Risiko, binnen zwei Tagen nach der Impfung zu sterben, um das 23,5-Fache. Möglicherweise, so die Autoren, bestehe diese Gefahr auch schon im ersten Lebensjahr, sei hier aber in den Unschärfen, die die Diagnose »plötzlicher unerwarteter Todesfall« mit sich bringt, »verborgen«.

Wie hoch die Dunkelziffer dieser Todesfälle sein könnte, zeigte eine in der Studie erwähnte, aber unveröffentlichte Arbeit der deutschen Gesundheitsbehörden, laut der von sechs Todesfällen binnen acht Tagen nach der Impfung nur eine einzige dem zuständigen Paul-Ehrlich-Institut gemeldet worden war.

Ergebnis der Analyse war also ein »signifikantes Signal«, dass es bei Hexavac in seltenen Fällen zu lebensgefährlichen allergischen Reaktionen kommen kann. Beim zweiten verfügbaren Impfstoff, Infanrix hexa, wurde hingegen keinerlei Häufung von unerwünschten Arzneimittelwirkungen rund um den Impftermin festgestellt.

Schließlich stellte sich sogar noch heraus, dass Hexavac bereits Ende 2001 in einer Vergleichsstudie so schlecht abgeschnitten hatte, dass nach der Pilotphase dieser Studie nur noch mit Infanrix weitergeimpft wurde, um die Teilnehmer nicht zu gefährden. Der Hamburger Studienleiter Gerd Lackmann hatte eine sechsmal so hohe Neigung zu Nebenwirkungen bei Hexavac festgestellt.[61]

Zu den »Impfexperten« drang davon aber offenbar nichts durch. In Österreich wurden nahezu alle Babys ausschließlich mit Hexavac geimpft, weil nur dieser Impfstoff von den Gesundheitsbehörden angekauft worden war. In Deutschland waren beide Präparate je nach Geschmack des Impfarztes etwa gleich häufig vertreten.

Erst im September 2005 wurde Hexavac schließlich vom Markt genommen. In der Mitteilung der Europäischen Arzneimittel-Agentur hieß es, dass »Zweifel an der Langzeitwirksamkeit der Hepatitis-B-Komponente« bestünden. Dadurch könnte es passieren, dass nach einigen Jahren kein optimaler Schutz mehr gegen Hepatitis B gegeben sei. Impfexperten lobten die konsumentenorientierte Politik der EU-Behörde, die sogar bei diesen vergleichsweise kleinen Mängeln derart hart gegen die Impfstoffhersteller durchgreife. Von einem Zusammenhang mit den Todesfällen war keine Rede mehr. Den Medien war die Rücknahme eines Arzneimittels, mit dem Millionen von Babys behandelt worden waren, bestenfalls ein »kurz notiert« wert.

Im Expertenkreis war der Fall Hexavac aber lange Zeit recht kontrovers debattiert worden. »Unter dem Vorsatz, in erster Linie keinen Schaden zuzufügen, hätte man Hexavac viel früher zurückziehen sollen«, betonte Rüdiger von Kries in einem Interview, das ich im Herbst 2007 mit ihm führte. »Ich habe mich in den STIKO-Beratungen sehr dafür ausgesprochen.« Ich fragte ihn, ob er den nunmehr offiziell verlautbarten Grund glaubt oder für einen bloßen Vorwand hält, um kein öffentliches Aufsehen zu erregen. »Darüber kann ich nur spekulieren«, antwortete er. »Aber stellen Sie sich vor, man hätte öffentlich verkündet, dass Hexavac wegen der Todesfälle vom Markt genommen wird. Das hätte sicher zu sehr viel mehr Verunsicherung geführt und dem Impfgedanken mehr geschadet.«

Am wenigsten geschadet hätte es dem Impfgedanken freilich, wenn das Präparat gleich in der Zulassungsphase ordentlich auf seine Nebenwirkungen getestet worden wäre. Oder wenn es ein Meldewesen gäbe, das diesen Namen auch verdienen und nicht nur Todesfälle, sondern auch Nebenwirkungen erfassen und objektiv beurteilen würde.

Hannelore Klingbacher, die Mutter von Rebekka, hat mittlerweile die offizielle Bescheinigung erhalten, dass der Tod ihres Kindes von der Hexavac-Impfung herrührte. Im Fall von Nicolas wurde hingegen ein negatives Gutachten erstellt. Sein Vater Stefan Gschaider hat dagegen Berufung eingelegt. »Es geht mir dabei gar nicht in erster Linie um eine finanzielle Unterstützung«, erklärte er mir, »sondern um ein Prinzip von Gerechtigkeit.« Unzählige Untersuchungen seien bei Nicolas vorgenommen worden. Vom Genschaden bis zur Stoffwechselstörung wurden Dutzende alternative Diagnosen geprüft. Und keine habe sich zweifelsfrei bestätigen lassen. »Warum wehrt man sich dann so vehement dagegen, dies als Impfschaden zu sehen?«, fragt Gschaider. »Ich war nie ein Impfgegner und werde auch in Zukunft keiner sein. Aber wenn mal etwas passiert, dann sollte der Staat auch die Verantwortung übernehmen, wenn bei einer offiziell empfohlenen Impfung etwas schiefgeht.«

Am 10. Februar 2007 hat sich diese Angelegenheit dann auf tragische Weise von selbst erledigt. Nicolas musste wieder einmal auf die Intensivstation eingeliefert werden. Diesmal jedoch ist er nicht mehr aufgewacht.

Politik unter Zugzwang

Wie die Beispiele dieses Kapitels zeigen, besteht gerade im Bereich der Prävention von Krankheiten ein enormer Reformbedarf. Denn das Letzte, was wir brauchen, ist eine Vorsorge, die selbst krank macht. Alte Seuchen, seltenste Komplikationen oder Krebs sind die Gespenster, die in unserem Medizinverständnis anscheinend den Freibrief dafür geben, an Gesunden Experimente zu treiben und alle Vorsicht fahren zu lassen. Begleitet von irreführenden Informationen und teils völlig falschen Versprechungen.

Konkret bedeutet das in Bezug auf das Impfwesen, dass hier endlich ein funktionierendes Meldewesen für unerwünschte Nebenwirkungen geschaffen werden muss. Bei den Unmengen an öffentlichen Geldern, die für Impfstoffe ausgegeben werden, wäre es wohl das Mindeste, hier auch ein engmaschiges Frühmeldesystem einzuführen, das Babys, Kinder und Erwachsene vor gesundheitlichen Schäden schützt. Das Beispiel Hexavac hat eindrücklich gezeigt, wie lückenhaft und langsam dieses System derzeit ist. Und wenn ein Gerichtsmediziner hier nicht die Initiative ergriffen und Alarm geschlagen hätte, würden wohl auch heute noch Babys zu Schaden kommen.

Das Problem betrifft jedoch nicht nur die deutschsprachigen Länder. Weltweit wurde im Impfwesen über Jahrzehnte die Grundlagenforschung vernachlässigt und jegliche wissenschaftliche Initiative der Pharmaindustrie überlassen. In der Folge haben wir nun zwar eine ganze Menge neuer Impfungen. Die ebenso zahlreichen offenen Fragen blieben aber ungelöst. So ist es zum Großteil nicht bekannt, wie sich verschiedene ihrer Inhaltsstoffe, allen voran die Aluminiumsalze, konkret auf das Immunsystem auswirken. Bei manchen Impfungen, beispielsweise jener gegen Grippe, besteht der Verdacht, dass sie die allgemeine Abwehrkraft schwächen. Auch dies ist nicht ordentlich untersucht. Es gibt meines Wissens derzeit keine einzige unabhängige Studie, die sich dieser Frage widmet. Ungeklärt ist außerdem, ob es bestimmte Menschen gibt, die aufgrund ihrer genetischen Voraussetzungen eher zu Nebenwirkungen neigen.

Es darf auch nicht länger geduldet werden, dass die Experten dieses Fachgebietes ganz ungeniert mit der Industrie im Bett liegen oder einen derart missionarischen Eifer bei der Förderung des Impfgedankens an den Tag legen, dass darüber alle wissenschaftliche Objektivität und Kritikfähigkeit flöten geht. Die deutsche Gesundheitsministerin kündigte immerhin nach dem Abgang von Heinz-Josef Schmitt aus der STIKO Reformen an. Interessenkonflikte durch Industriehonorare sollen künftig etwa öffentlich deklariert werden. Doch die Eingriffe sind zaghaft. Ob der über Jahrzehnte entstandene Filz mit seinen unterirdischen Seilschaften damit wirkungsvoll entschärft wird, bleibt zweifelhaft.

Diese Reformen sind auch insofern überfällig, weil ein Impfwesen, das weiter auf fahrlässig niedrigem Niveau verharrt, zunehmend seine Glaubwürdigkeit bei der Bevölkerung verliert. Unreflektiertes Impfgegnertum gibt es schon jetzt zur Genüge. Und wenn hier ständig Material nachgeliefert wird, wären wichtige Vorhaben, wie die Eliminierung der Masern, wohl endgültig zum Scheitern verurteilt.

Langsam befreien sich immerhin die Medien aus dem moralischen Würgegriff der Experten. Über viele Jahre wurde den Journalisten eingetrichtert, dass es ihre oberste Pflicht sei, Kritik möglichst zu unterlassen, um nur ja nicht die »Impffreudigkeit der Bevölkerung« zu gefährden. Nun wird auf diesem heiklen Gebiet langsam der Glassturz gelüftet und die Kontrollfunktion der Medien vermehrt wahrgenommen.

Ein wirkliches Informationsdesaster herrscht jedoch nach wie vor im Bereich der Reihenuntersuchungen zur Früherkennung von Krebs. Hier geht es – um nicht missverstanden zu werden – keinesfalls darum, die Screeningprogramme schlechtzumachen. Es gibt gute Gründe, daran teilzunehmen. Es gibt aber auch Risiken. Und es ist das Recht jeder Frau und jedes Mannes, über Pro und Kontra umfassend und verständlich aufgeklärt zu werden, damit eine eigene informierte Entscheidungsfindung möglich wird. Die dafür erforderlichen Informationen gibt es aber kaum. Stattdessen regiert die plumpe Werbung.

Eindrucksvoll gezeigt wurde das kürzlich von Peter Gøtzsche, dem Direktor des nordischen Cochrane-Zentrums in Kopenhagen, am Beispiel des Brustkrebsscreenings. Er analysierte die Qualität der Einladungen und Infomaterialien, die in 31 verschiedenen staatlichen Programmen aus verschiedenen Ländern für die Reihenuntersuchungen zu Brustkrebs verschickt werden.[62] Insgesamt listeten die Cochrane-Experten zuvor 17 wichtige Kernthemen auf, die für eine informierte Entscheidung der Frauen zu Hergang und möglichen Konsequenzen, zu Vorteil und Risiko des Mammografiescreenings notwendig wären.

Im Durchschnitt klärten die Programme aber gerade mal über zwei dieser Punkte auf. Ein schwedisches Programm kam gar mit null Fakten aus. Am besten informierte Neuseeland die umworbenen Frauen, brachte aber auch nur sechs der siebzehn Themen unter.

Alle bis auf eine Aussendung nannten den hauptsächlichen Vorteil des Mammografiescreenings, nämlich die Verringerung des Risikos, an Brustkrebs zu sterben. Keine einzige gab den Frauen jedoch bekannt, dass sich ihr Gesamtsterberisiko dadurch nicht verringert. Kein einziger Brief informierte auch über den größten Nachteil des Screenings, die Gefahr der Überdiagnose von Krebsfällen, die ohne Untersuchung nie zum Problem geworden wären.

In einem Einladungsbrief wurde dies sogar als Argument

missbraucht. »In den letzten zehn Jahren hat die Gefahr, an Brustkrebs zu erkranken, um 26 Prozent zugenommen«, hieß es beispielsweise in einer kanadischen Aussendung. »Das macht Angst und täuscht gleichzeitig«, kritisiert Gøtzsche, »denn in Wahrheit entspricht der Zuwachs von 26 Prozent in etwa der Überdiagnose, die auf ein Screeningprogramm folgt.« Die über das Massenröntgen aufgespürten zusätzlichen Tumore wurden also verwendet, um für das Massenröntgen zu werben, obwohl es in Wahrheit selbst für die »Brustkrebsepidemie« verantwortlich war.

Mangelnde Ehrlichkeit ersetzten die Organisatoren der staatlichen Brustkrebsprogramme mit psychologischem Druck. Speziell dann, wenn die Frauen auf den ersten Einladungsbrief nicht reagiert hatten. Dann wurden sie persönlich angesprochen und gewarnt, dass sie ihr Leben aufs Spiel setzten. Oder sie wurden genötigt, komplizierte Formulare auszufüllen, in denen sie ihre Nichtteilnahme begründen sollten.

Eine wirklich informierte Entscheidung vonseiten der umworbenen Frauen ist bei einer derart dürren und manipulativen Darstellung der Fakten natürlich unmöglich. Dafür wurde in zwanzig Programmen gleich ein definitiver Termin genannt, zu dem die Frauen zum Bruströntgen zu erscheinen hatten.

»Die Organisatoren derartiger öffentlich finanzierter Programme haben einen klaren Interessenkonflikt«, diagnostiziert Gøtzsche. Meist stünden sie unter starkem Druck, einen möglichst hohen Prozentsatz an Frauen für die Teilnahme zu gewinnen. Und deshalb siegen oft die Werbebotschaften über die Fakten. »Wir schlagen vor, dass die Aufgaben geteilt werden«, schließt Gøtzsche seinen Bericht, »jene, die für die Organisation des Screenings verantwortlich sind, sollten nicht auch noch für die Information zuständig sein.« Hier sollten fachkundige Konsumentenschützer hinzugezogen werden, die eine ausgewogene Information sicherstellen.

Der Gedanke, dass Vorsorge immer nützt und praktisch nie schadet, ist ebenso weit verbreitet wie falsch. Von offener und ehrlicher Information sind wir im Bereich der Krankheitsprävention aber meilenweit entfernt. Gerade hier, wo Gesunde behandelt werden, wäre es deshalb die oberste Pflicht, die höchstmögliche Sicherheit und Objektivität zu garantieren. Objektivität, die ausreicht, fern aller Fremdinteressen eine informierte eigene Entscheidung zu treffen. Und Sicherheit, die Eltern ein gutes Gefühl verleiht, wenn sie ihre Kinder impfen lassen.

Warum es gesund ist, ab und zu krank zu sein

»Es gibt nicht nur ansteckende Krankheiten, es gibt auch ansteckende Gesundheit.«

Kurt Hahn, 1886–1974, Pädagoge

Im abschließenden Kapitel wird noch einmal kurz zusammengefasst, welche Konsequenzen aus den zuvor geschilderten Aspekten zum Wohl der Gesundheit zu ziehen sind, warum sich ein entspannterer Umgang mit vielen Krankheiten und ein Vertrauen in die Kräfte des eigenen Immunsystems auszahlen.

- Zusammenfassung der widersprüchlichen aktuellen Situation im Gesundheitswesen (→ S. 315),
- Ansatzpunkte der anthroposophischen Medizin (→ S. 319) und der Homöopathie (→ S. 320) im Gegensatz zur Schulmedizin,
- die Fähigkeit, Fieber zu entwickeln, und wie man sie unterstützen kann (→ S. 322),
- die Hauptaufgabe eines guten Arztes (→ S. 331) und die Bedeutung der richtigen Arztwahl (→ S. 329).

Krankheit macht Sinn

Ein gesundes, funktionierendes Immunsystem ist einer der wesentlichsten Garanten für ein Leben ohne chronische Krankheiten und Krebs. Doch statt dieses Immunsystem zu schätzen und seine Entwicklung möglichst störungsfrei zu gewährleisten, passiert in der Praxis – wie wir gesehen haben – das genaue Gegenteil. Die möglichst umfassende Manipulation des Immunsystems wird uns als medizinische Kunst verkauft. Infekte und Entzündungen schon im Ansatz unterbunden, Fieber gedrosselt, Keime schon bekämpft, bevor sie überhaupt da sind. Und über allem steht das Dogma, dass jede vermiedene Krankheit zweifellos einen Sieg darstellt, weil Krankheit immer schlecht und böse ist.

Während es aber recht einfach ist, einen banalen Infekt zu besiegen, eine Kinderkrankheit über Impfungen zu vermeiden und eine Entzündung mit Medikamenten zu unterdrücken, stehen die Ärzte dann recht ratlos da, wenn das dauermanipulierte und ständig in seiner Arbeit ausgehebelte Immunsystem irgendwann k.o. geht oder ausrastet. Und tatsächlich zu jenem labilen und unverlässlichen Flegel wird, für das es immer gehalten wurde. Dann hilft nur noch die Eskalation: Die Eingriffe ins Immunsystem werden noch stärker und umfangreicher, die Medikamente teurer, die Nebenwirkungen heftiger. Und infolge der nunmehr notwendigen Unterdrückung der Fehlfunktionen des Immunsystems geht gleich auch dessen ganze Funktion verloren.

Am Anfang dieser Spirale steht das Dogma der Krankheitsvermeidung. Die Frage, ob Krankheit auch Sinn machen könnte, wird von vielen Medizinern als absurd abgetan. Was für einen Sinn sollte das denn haben? Krankheit bedeutet Leid, bedeutet Krise, bedeutet Lebensgefahr. Krankheit ist eine biologische Niederlage. Sogar harmlose Infekte, heißt es, können in seltenen Fällen Organe befallen und Lungen- oder Gehirnentzündungen auslösen. Also besser nichts riskieren – und behandeln. Dass diese Strategie der dauernden Risikovermeidung aber gewaltig nach hinten losgehen kann, wurde in den vorigen Kapiteln zur Genüge dargelegt.

Die weitaus meisten Infektionskrankheiten gehen glimpflich aus. Auch wenn wir gar nichts tun, siegen die Selbstheilungskräfte unseres Körpers. Die Auseinandersetzung mit den Keimen wird im internen Gedächtnis des Immunsystems gespeichert und erhöht seinen Erfahrungsschatz. Gleichzeitig wachsen das Selbstbewusstsein und das Vertrauen in diesen verlässlichen und kompetenten Lebensbegleiter.

Zu Beginn des Lebens sammelt das Immunsystem also Erfahrungen im Umgang mit Infekten, feiert Wiedersehen mit »alten Freunden«, die im evolutionären Gedächtnis haften geblieben sind. Einem Gedächtnis, das unendlich weit über unser bewusstes Erinnern hinausreicht. Das Immunsystem besteht seine ersten Bewährungsproben und lernt, fremd von eigen zu unterscheiden. Und mit dem heranwachsenden Baby wächst auch sein Schutzengel mit. Bis es dann etwa nach der Grundschulzeit die Umgebung mit ihrem ortstypischen Mikrouniversum, den Viren, Bakterien und sonstigen Organismen, nahezu vollständig kennengelernt hat. Wenn dieser Prozess abgeschlossen ist, werden Krankheiten seltener.

Die Wissenschaft hat dieses Phänomen bislang kaum untersucht. Zu schwer ist es fassbar, zu ungewohnt ist seine Dimension. Galt es doch bislang immer nur, das Gegenteil zu meistern: Krankheit so rasch wie möglich zu verscheuchen – so wie ein feindlicher Angreifer verscheucht wird – und Gesundheit wiederherzustellen. Und dann wird ein Sieg der Medizin gefeiert, obwohl die Selbstheilungskräfte dasselbe in den allermeisten Fällen in derselben Zeit auch zustande gebracht hätten.

Dass die Bedeutung von frühkindlichen Infekten und des allgemeinen Kontakts mit Keimen überhaupt entdeckt wurde, ist großteils das Verdienst epidemiologischer Studien. Hier wurden Phänomene beobachtet, die nicht erklärbar waren und nicht zu den herrschenden Theorien passten. Etwa die niedrige Allergierate in der DDR – trotz verheerender Luftqualität. Oder das ebenso niedrige Krankheitsrisiko von Bauernkindern in Deutschland, der Schweiz und Österreich. Was schützte diese Kinder – wo doch der Kontakt mit Haustieren bis dahin als Allergierisiko eingeschätzt wurde?

Ich kann mich noch erinnern, wie verblüfft die Studienleiter Erika von Mutius und Josef Riedler damals waren, als sie mit ihrem Team Ende der Neunzigerjahre wie Detektive die Häuser der Bauernkinder absuchten und mit den Endotoxinen endlich einen der geheimnisvollen Schutzfaktoren identifizierten. Ausgerechnet im Stall. Und ausgerechnet diese für giftig gehaltenen Zerfallsprodukte von Bakterien, die Fieber, Entzündungen und sogar Zelltod auslösen konnten. In der ehemaligen DDR übernahmen diese Schutzfunktion – ebenso überraschend für die beteiligten Wissenschaftler – die zahlreichen Infekte in den Kinderkrippen.

Weitere wichtige Hinweise kamen aus Tierversuchen. Etwa aus einem Mäuseexperiment, bei dem die Hälfte der Tiere in absoluter Sterilität aufgezogen wurde, die andere bei normalem Keimkontakt aufwuchs.[1] Beide Gruppen waren kerngesund. Bis sie schließlich erstmals mit Salmonellen konfrontiert wurden. Nun zeigte sich der Wert eines reifen Immunsystems. Die steril gehaltenen Mäuse starben allesamt an der ersten Infektion ihres Lebens, während die anderen – auch wenn sie zuvor noch nie mit Salmonellen zu tun gehabt hatten – die Infektion überlebten. Eine Schweizer Arbeit zeigte schließlich, dass keimarm aufgezogene Mäuse noch größere Schädigungen durch Salmonellen erleiden als Mäuse, deren Bakterienflora mit einer heftigen Antibiotikakur vernichtet wurde.[2]

Langsam gelingt es der Wissenschaft auch, Einblicke in das faszinierende Zusammenspiel zwischen Keimen und Immunsystem bei der Reparatur geschädigten Gewebes zu gewinnen. Bakterien oder Viren fungieren dabei als Anzeiger von Schwachpunkten im Organismus, die sie befallen. Das können Schädigungen sein, die erworben wurden, beispielsweise über starke Verkühlungen, Vergiftungen oder Verletzungen. Es kann sich dabei aber auch um vererbte Organschwächen oder Störungen in der embryonalen Entwicklung handeln, die nun den Keimen eine Angriffsfläche bieten. Fast jeder Mensch hat solche besonderen Punkte von Sensibilität und Anfälligkeiten. In der Folge wird dann das Immunsystem aktiviert und beginnt damit, den gesamten befallenen Bereich umzubauen. Makrophagen und andere aggressive Immunzellen setzen Interleukine frei, Botenstoffe, die im Gewebe eine Entzündung auslösen. Weiße Blutkörperchen können sich daraufhin an Körperzellen binden und so in das geschädigte Gewebe einwandern. Sie schneiden in der Folge regelrecht durch die umgebenden Eiweißschichten und können damit auch außerhalb der Blutbahn wirksam werden. Die Verdrängung und Zerstörung von Zellen und Bindegewebe ist nötig, um mit den Erregern auch gleichzeitig die defekten oder entarteten Zellen zu erfassen und einem Recycling zuzuführen. Manche Interleukine wie jene der Klasse 2 wirken als Wachstumsfaktoren und regen den Reparaturprozess weiter an. Interleukine der Klassen 10 und 11 werden dann am Ende der Aktion aktiv. Sie wirken entzündungshemmend und signalisieren dem Immunsystem, dass der Einsatz nunmehr beendet ist.

Puzzlestein um Puzzlestein ergab sich damit langsam ein neues Bild der Kooperation von Keimen und Infekten mit dem Immunsystem. Es zeigte sich, dass Kompetenz langsam wächst und es einen großen Unterschied macht, ob ein und derselbe Infekt ein reifes oder ein unreifes System erfasst. Als Summe dieser Erfahrungen gedeiht schließlich ein Immunsystem, das gefeit ist vor allergischen oder autoaggressiven Reaktionen. Ein Schutzorganismus, der sich auf molekularer Ebene im Frieden mit dem eigenen Körper befindet und dieses Gleichgewicht sowohl bei krankhaften Prozessen auf Zellebene als auch beim Kontakt mit fremden Eindringlingen mühelos bewahrt. Nicht als Garant von immerwährender Gesundheit, sondern als flexibler Mittler zwischen den beiden Welten, wo auch Krankheit ihren Platz hat – aber nie existenzgefährdend ausufert.

Trotz dieser wissenschaftlichen Erkenntnisse sind wir noch weit davon entfernt, sie konsequent in der schulmedizinischen Praxis umzusetzen. Das zeigt der jüngste Spitzenwert im deutschen Antibiotikaverbrauch ebenso wie die Sorglosigkeit, mit der eine neue Impfung nach der anderen auf den Markt geworfen und gleich auch von den Experten zum allgemeinen Einsatz empfohlen wird. Und das, obwohl ein unglaubliches Wissensdefizit bei deren Interaktion mit dem Immunsystem besteht.

Sorgsame Begleiter

Abseits der westlichen Schulmedizin war der Umgang mit Krankheit immer ein ganz anderer. Nirgends wird das so deutlich wie in der anthroposophischen Medizin, in der Krankheit konkret positiv besetzt ist. Ihr Gründer, Rudolf Steiner, schrieb sogar: »Die Einsicht, dass Krankheit grundsätzlich zum Wesen des Menschen gehört, ja, das spezifisch

Menschliche überhaupt erst ermöglicht, ist wohl die wichtigste Grundlage der anthroposophischen Medizin.« Krankheit sei keine biologische Niederlage, sondern der Versuch des Körpers, wieder ein Gleichgewicht zu schaffen. Kindliche Infektionen haben hier die Aufgabe, Seele und Körper zusammenzuführen. »Der inkarnierte Geist richtet sich seinen Körper so her, dass er gut zu ihm passt«, erklärte mir das einmal der Wiener Kinderarzt und Anthroposoph Johann Moravansky. Dabei würden auch Organfehler, vererbte Beschwerden oder Unreifen ausgeglichen. Krankheit wäre demnach ein Veränderungs- und Anpassungsprozess. »Wenn ich so einen Prozess über Arzneimittel unterbreche«, sagte Moravansky, »so behindere ich damit die seelische und körperliche Entwicklung.« Seine Aufgabe als Kinderarzt sei es, dem kranken Kind und der Familie in diesem Prozess beizustehen. Medikamente brauche es dabei nur im Notfall. »Speziell junge Eltern mit weniger Erfahrung schaffen das aber selten ohne Beistand«, sagt er. »Also heißt das auch, dass ich mal um zwei Uhr früh einen Hausbesuch mache, wenn es notwendig ist.«

Fieber gilt sowohl bei den Anthroposophen als auch in der Homöopathie als erwünscht und als heilsam. Niemand käme hier auf die Idee, so wie viele Impfärzte das tun, gleich vorsorglich eine Packung mit Zäpfchen mit nach Hause zu geben. Medikamentöse Zuneigung ersetzen Homöopathen lieber mit einer ausführlichen Aufnahme der Krankengeschichte, die auch die psychischen Aspekte und das familiäre Umfeld mit einschließt. Das führt zur Wahl einer homöopathischen Arznei, der Schulmediziner wütend jegliche Wirksamkeit absprechen, die in der Praxis – bei den Patienten – aber meist erstaunliche Erfolge zeigt.

Zudem bietet die kompetente Hilfe des homöopathischen Arztes auch den nötigen Rückhalt, eine Krankheit ablaufen zu lassen, ohne medikamentös dazwischenzufeuern. Selbst wenn es stimmen würde, dass Globuli tatsächlich nichts anderes als Placebos wären, so läge auch darin schon ein großer Vorteil. Zum einen ersetzen sie nebenwirkungsreiche Arzneien, zum anderen weiß man aus der Placeboforschung, dass allein schon das Ritual der Behandlung einen enormen Effekt auf die Ausschüttung wirksamer Hormone und Botenstoffe hat. »Das Gehirn ist der selbstständige, eigenwillige Apotheker des Körpers«, erklärt das Irving Kirsch, Professor für Psychologie an der britischen Universität Hull. »Je nach individueller Erwartung und nahezu ohne Kontrollmöglichkeit durch den bewussten Verstand verteilt es seine Arzneien im Organismus.«[3] So zielgenau und in so minimaler Dosierung, dass daneben ein pharmazeutischer Wirkstoff wie ein Schuss mit der Schrotflinte anmutet.

Gerade bei Erwachsenen ist ja Krankheit sehr häufig mit psychischen Komponenten gekoppelt. Umso wichtiger wird die Beziehung zu einem Arzt, der in der Lage ist, außer den geschilderten Symptomen auch noch die dahinterliegende seelische Verfassung und die begleitenden Lebensumstände mit einzubeziehen. »Je mehr man sich dabei auf den Patienten selbst einlässt, desto unwichtiger wird die eigentliche Krankheit«, erklärte mir ein befreundeter Homöopath. »Eine Infektion – und sei es auch eine schwere Lungenentzündung – tritt dann vollständig in den Hintergrund, und es ergibt sich eine wesentlich komplexere Ursache für das Krankheitsgeschehen, als wenn ich mich nur auf die Bakterien und deren Bekämpfung konzentrieren würde.« Gute Ärzte sind deshalb immer auch gleichzeitig Psychologen und Sozialarbeiter.

Dass Krankheit auch als Störung des körperlichen wie geistigen Gleichgewichts aufgefasst werden kann, ist Traditionsgut in vielen außereuropäischen Medizinschulen, besonders in der chinesischen. Die europäische Medizin ist dabei, sich dieses Wissen anzueignen. »Der wesentliche

Sinn der Krankheit besteht in der Annahme, dass der Mensch sich in einem dynamischen und daher sehr labilen Gleichgewicht befindet, das ständig durch seine Initiative, durch die Realisierung seiner Freiheit aufrechterhalten werden muss«, erklärt der Wiener Philosoph und Gruppendynamiker Gerhard Schwarz. Der Mensch habe dabei nicht nur äußere Gegensätze wie Tag und Nacht, Winter und Sommer, Trockenheit und Regenzeit zu bewältigen, sondern auch Gegensätze, wie den von Mann und Frau, von männlichen und weiblichen Anteilen, von Yin und Yang oder von Alt und Jung. »Immer dann, wenn die Balance einmal nicht gelingt, tritt eine Über- oder Unterdosierung einer bestimmten Form von Energie auf, die dann Schwäche und Mangelerscheinungen zur Folge hat.« Aufgabe eines guten Arztes sei es, hier unterstützend einzuspringen, den Gesundheitsprozess psychologisch zu unterstützen und den natürlichen Drang des Organismus, wieder ins Gleichgewicht zu kommen, behutsam zu fördern.

Fieber schützt vor Krebs

Von Homöopathen stammt auch die Beobachtung, dass häufig mit Antibiotika oder fiebersenkenden Medikamenten behandelte, stark geimpfte Kinder die Fähigkeit verlieren, auf einen Infekt mit kurzem hohem Fieber zu reagieren. Dieses Muster festigt sich dann im Erwachsenenalter. Krankheiten verlaufen vermehrt »subklinisch«, ohne deutliche Krankheitssymptome, dabei aber verbunden mit diffusen Schmerzen und einem lange andauernden Gefühl von Schwäche und Müdigkeit.

Tatsächlich ist dieses Phänomen schon weit verbreitet. Viele Menschen fiebern nicht mehr. Die Temperatur steigt gerade mal knapp über 37 Grad. Dies ist ein Zeichen dafür, dass das Immunsystem in seiner Funktionsfähigkeit eingeschränkt ist. »Nur ein gesunder Körper hat die Energie, Fieber zu entwickeln«, vermutet die Wiener Homöopathin Christine Laschkolnig.

Wie verhängnisvoll sich diese körperliche Schwäche auswirken kann, zeigen einige Studien, die den Zusammenhang von fieberhaften Erkrankungen und Krebs untersuchten. Der Medizinbiometriker Ulrich Abel vom Heidelberger Krebsforschungszentrum befragte mit seinem Team insgesamt 255 Krebspatienten und 485 Personen ohne Krebs nach allen möglichen Erkrankungen in ihrer Vorgeschichte.[4] Der einzige hoch signifikante Unterschied ergab sich bei den banalen fieberhaften Infekten. Krebspatienten waren vor dem Schock ihrer Diagnose nämlich erstaunlich gesund. Personen, die während der letzten fünf Jahre nie an Erkältungen oder grippalen Infekten laboriert hatten, hatten ein vier- bis sechsmal höheres Risiko, an Krebs zu erkranken, als Personen, die im Schnitt mindestens dreimal pro Jahr an Schnupfen, Husten und Fieber litten. Eine konkrete Erklärung für dieses Phänomen gibt es zurzeit noch nicht. Ulrich Abel vermutet aber, dass ein Immunsystem, das ab und zu mit der Entwicklung von Fieber auf sich aufmerksam macht, damit auch ein Signal gibt, dass es voll funktionsfähig ist. Bei einer Nachfolgeuntersuchung[5] unter Gesunden zeigte sich tatsächlich ein unterschiedliches »Aktivitätsniveau« bei jenen, die öfter mal fieberten.

Der Schweizer Mediziner Hans Ulrich Albonico untersuchte gemeinsam mit Wissenschaftlern der Universität Bern, ob dieser Zusammenhang auch bei Infekten der Kindheit zu beobachten ist. Er verglich die Angaben von 379 Krebspatienten mit jenen von gleichaltrigen gesunden Personen. Auch hier bestätigte sich der Trend: Menschen, die in der Kindheit weniger Infekte hatten, erkrankten später häufiger an Krebs. Als stärkste Schutzfaktoren erwiesen sich in der Schweizer Arbeit durchgemachte Röteln, Windpocken und Masern.[6]

In dieselbe Richtung weisen jüngere Untersuchungen, die am Institut für Virologie der Universität Göttingen mit Patienten aus sechs EU-Ländern sowie Israel durchgeführt wurden.[7] Das Wissenschaftlerteam befragte mehr als 600 Patienten mit bösartigem Hautkrebs und eine ebenso große Gruppe von gesunden Personen nach vorangegangenen schweren Infekten mit Fieber von mindestens 38,5 Grad. Außerdem wurde erhoben, ob die Teilnehmer in ihrer Kindheit gegen Pocken und Tuberkulose geimpft worden waren. Die Pockenimpfung galt als regelrechte »Dreckschleuder«, weil sie häufig mit allen möglichen zusätzlichen Keimen verunreinigt war und zu heftigen Infektionen führen konnte. Ähnliches gilt auch für die BCG-Impfung gegen Tuberkulose, die bei uns wegen schwerer Nebenwirkungen und ungenügendem Tuberkuloseschutz vor mehr als zehn Jahren aus dem allgemeinen Impfplan genommen wurde. In wissenschaftlichen Studien erlebt sie allerdings ein Comeback, weil es sich bei der BCG-Impfung um die einzige handelt, die konkret den Th1-Arm der Immunabwehr fördert. Sie gilt deshalb als Kandidat für eine künftige Schutzimpfung gegen Allergien.

In der Göttinger Arbeit zeigte sich nun abermals der günstige Effekt des Fiebers. Personen, bei denen der Fiebermesser in den vergangenen Jahren mindestens einmal mehr als 38,5 Grad zeigte, hatten ein um 63 Prozent niedrigeres Krebsrisiko. Dieser Wert stieg noch weiter auf über 70 Prozent, wenn die Personen als Kinder eine dieser »Schmutzimpfungen« erhalten hatten. Die Göttinger Forscher überlegen also, ob die derzeit gegen Allergien entwickelten Konzepte nicht ebenso als Schutz vor Krebs taugen, und wollen in diese Richtung weiterarbeiten.

Wie macht man Fieber?

Angestoßen wurden die Studien vom kürzlich pensionierten Leiter der Göttinger Hautklinik, Klaus Kölmel. Er hatte sich aus Verzweiflung über die schlechte Wirkung der herkömmlichen Therapien bei schwarzem Hautkrebs an ein uraltes Konzept erinnert, das vom US-amerikanischen Chirurgen William Coley Ende des 19. Jahrhunderts entwickelt wurde.

Coley war auf der Suche nach einer wirksamen Behandlung von Krebs auf die Patientenakte eines deutschen Einwanderers namens Fred Stein gestoßen, die ihn faszinierte und nicht mehr losließ. Stein hatte an einem unheilbaren Tumor gelitten, der viermal operiert wurde und viermal zurückkam. Stets wuchsen wieder riesengroße Beulen hinter dem Ohr. Schließlich hatten die Tumore lebenswichtige Blutgefäße erfasst. Weitere Eingriffe waren unmöglich. In der Akte, die Coley fand, wurde Steins Zustand als »absolut hoffnungslos« beschrieben.

Der Patient erlitt in der Folge auch noch eine Infektion, den gefürchteten Rotlauf, der in der Vor-Antibiotikaära stets lebensgefährlich verlief. Stein wurde auf die Isolationsabteilung verlegt und machte dort – weil Menschen mit allen nur denkbaren Infektionskrankheiten gemeinsam weggesperrt waren – in rascher Abfolge eine Infektion nach der anderen durch. Mit jeder neuen Attacke wich jedoch, völlig überraschend für die Ärzte, der Krebs ein Stück zurück. Stein überlebte die Infektionen und war nun plötzlich auch vom Krebs geheilt. Er verließ als offensichtlich gesunder Mann das Krankenhaus.

Ich hatte noch die Ehre, kurz vor ihrem Tod im Jahr 2001 ein Interview mit der Tochter von William Coley, Helen Coley-Nauts, zu führen, der Gründerin des Cancer Research Institute in New York. Die damals schon über neunzig Jahre alte Dame erinnerte sich: »Mein Vater lief wochenlang von

Tür zu Tür und fragte überall im deutschen Einwandererviertel nach Fred Stein.« Coley durchstöberte Kneipen und elende Kellerwohnungen. Er wusste nicht viel mehr von dem Deutschen, als dass er »eine große runde Narbe hinter dem linken Ohr haben musste«. Schließlich fand Coley ihn. Stein war tatsächlich kerngesund. Der Arzt untersuchte ihn und ergänzte alle Details der Krankengeschichte. Für Coley war seine weitere Forschungsrichtung damit entschieden: Er wollte herausfinden, ob man Bakterien gezielt zur Therapie von Krebskranken einsetzen kann.

In jahrelanger Arbeit entwickelte der New Yorker Arzt die später nach ihm benannten Coley-Toxine, die den Patienten injiziert wurden. Sie lösten hohes Fieber über 40 Grad aus, die Patienten reagierten oft mit langen Schüttelfrostattacken. Doch ein großer Teil der derart traktierten Menschen tat es Fred Stein nach und wurde gesund.

Etwa hundert Jahre später, im Jahr 1992, machte sich Charlie Starnes, ein Molekularbiologe der Stanford University, daran, Coleys Daten über 154 Krebspatienten nach modernen Kriterien auszuwerten.[8] Er errechnete eine Fünf-Jahres-Überlebensrate von 47 Prozent. Ein mehr als erstaunliches Ergebnis, fand Starnes, wenn man weiß, dass die heutige Hightech-Krebsmedizin bei vergleichbaren Diagnosen nur auf Überlebensraten zwischen 10 und 50 Prozent kommt.

»Wenn Sie ständig mit Melanompatienten zu tun haben, dann sucht man auch außerhalb des Normalen, weil die normale Therapie wenig wirkt«, erklärte mir Kölmel seine Sympathie für Coleys Methode.[9] Er konnte mit Müh und Not die notwendigen Mittel für die Finanzierung einer Ministudie[10] zusammenkratzen und behandelte 15 Patienten im weit fortgeschrittenen Metastasenstadium mit Coley-Toxinen. Die Teilnehmer betrachteten das Experiment als eine Art letzte Chance. Nicht alle sprachen auf die Bakterienkur an. Manche entwickelten trotz vieler Injektionen kein

Fieber. Dort jedoch, wo die Patienten mit Fieber reagierten, zeigten sich Fortschritte. Und immerhin drei der fünfzehn todgeweihten Patienten erlebten eine vollständige Heilung ihres Krebsleidens. Um ein Vielfaches mehr, als statistisch zu erwarten gewesen wäre.

Kölmel forschte weiter über Spontanremissionen, unerklärliche Heilungsverläufe bei Krebs, die für Ärzte und Angehörige völlig überraschend kamen. Bei einem Drittel der Fälle fand er eine fieberhafte Infektion als Auslöser der plötzlichen Genesung. Immer wieder hat er Vorstöße unternommen, dies auch wissenschaftlich zu untersuchen. Doch die zuständigen Stellen, allen voran die Krebsgesellschaften, unterstützten seine Anträge nicht. »Dieses Desinteresse, offensichtliche Chancen zu ergreifen, und dieses starre Festhalten an konventionellen Therapien«, klagte Kölmel enttäuscht, »das werde ich nie verstehen.«

Auch Medizinbiometriker Ulrich Abel bringt für diese ignorante Haltung wenig Verständnis auf. »Ich würde es noch einsehen, wenn derzeit eine Menge toller Heilverfahren in Erprobung stünden, die einen optimistisch stimmen – aber die Hoffnungen in moderne Therapien sind bisher bei fortgeschrittenem Krebs weitgehend enttäuscht worden.« Als Kenner des Medizinbetriebs hat der Heidelberger Professor hingegen schon Erklärungen für das Phänomen. »Eine Therapie, die auf der Erzeugung von hohem Fieber basiert, ist den meisten Krebsspezialisten suspekt«, glaubt er. Während eine Chemo- oder eine Bestrahlungstherapie in ihrer Funktion leicht nachvollziehbar sei, wisse niemand Genaues über die Wirkungsweise der Bakterientherapie, die sich nicht so einfach standardisieren lässt. Auch eine Zulassung als Arzneimittel sei deshalb fraglich, weil die Behörden mit »Fiebertherapie« keinerlei Erfahrung haben. »Hier wird jedenfalls eine große Chance vertan«, sagt Abel.

Was hier möglich wäre, habe ich selbst erlebt, als ich vor

mehr als zehn Jahren zu einem Dokumentarfilm über Spontanheilungen bei Krebs[11] recherchierte. Ich klapperte telefonisch Dutzende von Kliniken ab und suchte nach Patienten, deren ungewöhnliche Genesung ich dokumentieren könnte. Allein, ich fand keine. Niemand konnte mir Kontaktpersonen nennen. Und wenn ich mal einen Namen mit Telefonnummer bekam, so teilten mir die Angehörigen mit, dass die betreffenden Personen leider nicht mehr lebten.

Dann wurde mir eine Krebsklinik in Bad Mergentheim im Main-Tauber-Kreis empfohlen, und ich wandte mich an den inzwischen leider verstorbenen medizinischen Leiter der Klinik, Wolfgang Wöppel. Ich staunte nicht schlecht. Denn Wöppel faxte mir umgehend eine Liste mit den Telefonnummern von mehr als einem Dutzend Patienten. »Suchen Sie sich jemand aus«, sagte er, »Sie können alle diese Fälle nachprüfen.« Und diesmal waren alle noch am Leben, erzählten mir rührende Geschichten, wie sie vom normalen Krebsbetrieb aufgegeben worden waren, heimgeschickt zum Sterben. Die Fiebertherapie stand bei Wöppel auf dem ganz normalen Behandlungsplan. Fast täglich bekamen die Patienten ihre Bakterieninjektionen. Bei manchen dauerte es lange, bis die verschüttete Fähigkeit des Immunsystems, Fieber zu entwickeln, wieder erwachte. Manche Patienten brauchten mehr als zwanzig Spritzen. Doch sobald es einmal gelang, klappte es fortan jedes Mal. Die Patienten legten sich dazu in ein Bett und warteten, bis der Fieberschub nach etwa zwei Stunden wieder vorbei war. Und bei sehr vielen kam in der Folge Bewegung in den Organismus. Sogar Lungentumore bildeten sich zurück. Manche Menschen standen regelrecht vom Totenbett wieder auf. Und auch wenn es später wieder zu Rückfällen kam, so erhielten die Patienten damit doch wertvolle Monate und Jahre geschenkt. Bei guter Lebensqualität. Einige, die ich bei den Dreharbeiten kennengelernt habe, sind bis heute gesund.

Trotz all dieser erfolgreichen Pionierleistungen sind die Aktivitäten auf dem Gebiet der Fiebertherapie bis heute Einzelinitiativen geblieben. Im Alltag herrscht noch immer das Gegenteil: die Fiebervermeidung. Und tatsächlich versteht sich die Schulmedizin hervorragend darauf, Fieber zu unterdrücken. Wie die Fähigkeit, Fieber zu erzeugen, allerdings wiederhergestellt wird, wenn sie einmal verloren gegangen ist, darauf wird man kaum eine vernünftige Antwort finden. Heilpraktiker raten dazu, Infektionen mit Geduld auszuheilen, keinesfalls vorzeitig fiebersenkende Medikamente oder Antibiotika einzusetzen. Dann bestehe die Chance, dass die Fieberreaktion irgendwann zurückkehrt. Eine Garantie gibt es dafür jedoch keine.

Die richtige Arztwahl

Die beste Gesundheitsversicherung bleibt demnach die Wahl einer geeigneten medizinischen Vertrauensperson. Einer Person, die auch von ihrem Charakter her zur Familie passt, die die einzelnen Familienmitglieder beim Namen kennt und sich an deren Krankheitsgeschichten erinnert. Eines Arztes, einer Ärztin, die wirklich hilft und nicht nur zum Rezeptblock greift. Und deren Ratschläge auch angenommen werden können, weil ein aufrechtes Vertrauensverhältnis herrscht.

Viele schlagen sich mit Ärzten herum, die charakterlich nicht zu ihnen passen. Die nicht die Fürsorge oder Einfühlung bieten, die gewünscht wird. Nichts ist frustrierender als Arztbesuche, die Zorn und Ratlosigkeit hinterlassen. Wo spätestens beim Verlassen der Praxis die ersten Zweifel auftauchen, was hier eigentlich abgegangen ist. Wo Fragen ungestellt und unbeantwortet blieben, weil das lange Warten, bis endlich der eigene Name aufgerufen wurde, schließlich in eine allzu kurze und hektische Audienz mündete.

Manche Ärzte wiederum neigen dazu, sich wie ein Chamäleon auf die betreffenden Patienten einzustellen und allen das zu geben, was dem vermittelten Bild entspricht. Andere sind wieder so dominant, dass jeder Zweifel, jede Zwischenfrage schon als Infragestellung ihrer medizinischen Autorität aufgefasst wird.

Es gibt also Ärzte für jeden Geschmack, und wir sollten als Patienten wirklich Zeit investieren, die zu uns passende Vertrauensperson zu finden. Im Ernstfall werden wir dann froh sein, wenn wir nicht jetzt erst zu suchen beginnen müssen. Denn jede Krankheit ist eine existenzielle Krise. Und wir brauchen genug Energie, um den kranken Familienmitgliedern beizustehen oder selbst wieder zu genesen. Da wollen wir uns zumindest auf den ärztlichen Beistand vollständig verlassen können.

Bei der Wahl des Kinderarztes ist, wie wir gesehen haben, die größte Vorsicht geboten. Gerade unerfahrene Eltern sind in einer wirklichen Ausnahmesituation, wenn das Baby brüllt und nicht zu trösten ist. Wenn niemand so genau sagen kann, ob die Schmerzen von den Ohren oder vom Bauch kommen. Und das Fieber immer höher klettert. »Als eine meiner Hauptaufgaben sehe ich es, die Eltern zu beruhigen und zu befähigen, mit Krankheiten ihres Kindes selbst zurechtzukommen«, sagt der erfahrene Münchner Kinderarzt Martin Hirte. »Ängstliche Eltern brauchen da einen erhöhten Zeitaufwand, mal ein Telefonat mehr, einen Hausbesuch mehr. Dann aber merke ich zu meiner Freude rasch, wie die Ängste nachlassen.« Sobald ein zweites Kind zur Welt kommt, ist die Situation dann meist schon viel entspannter.

Im Idealfall ist der Mediziner immer ein wenig mutiger als die Patienten. Jene Ärzte, die als besonders genau und besonders korrekt empfohlen werden, sind häufig auch besonders paranoid und begabt im Aufspüren seltener Verdachtsdiagnosen. Ärzte, die bei jedem Schritt, den sie setzen, an eine mögliche Haftungsklage denken, schaden den Patienten mehr, als sie nützen. Doch es stimmt. Auch Mediziner befinden sich zunehmend in einem Dilemma. Zumal in Zeiten, in denen immer mehr Leitlinien von Expertenkonferenzen verabschiedet werden, wo vom Schreibtisch aus die Therapien vereinheitlicht und vorgefasst werden. Und seit bei jedem Schaden nach US-amerikanischer Unsitte immer öfter auch ein Richter hermuss. Ärzte werden meist nicht verklagt, wenn sie etwas tun, sondern wenn sie etwas nicht tun. Also tun sie etwas und denken an die seltensten Komplikationen, die hier auftreten könnten, denken beispielsweise an den einen Fall im April 1999, als sie vor Sorge, ob das jetzt schiefgeht und das Kind stirbt, die halbe Nacht nicht schlafen konnten. Sie gewöhnen es sich ab, auf ihre eigenen medizinischen Instinkte zu vertrauen, und fahren das »schulmedizinisch korrekte Programm«.

Was macht denn nun gute Kinderärzte vor allem aus? Hier eine unvollständige Checkliste zur ersten Orientierung:

- eine sorgfältige Anamnese und das Wissen um die genauen Lebensumstände des Kindes – körperlich wie psychisch,
- die fachlich korrekte Diagnose des aktuellen Infekts und eine auch auf dem Wissen um die Konstitution und bisherige Krankengeschichte des Kindes beruhende Einschätzung der Risiken,
- dazu das Wissen, dass ein kindlicher Organismus enorm robust ist und der Arzt eigentlich vor allem dazu da ist, den Eltern in einer schwierigen Situation Rückhalt und Selbstvertrauen zu geben,
- das selbstkritische Wissen, dass übertriebene medizinische Eingriffe (speziell von Kinderärzten) in den allermeisten Fällen mehr schaden als nützen,

- wenn er selbstverständlich Hausbesuche macht, seine Handynummer für den Notfall weitergibt und Familien durch gesundheitliche Krisen begleitet.

Und wann wäre es Zeit, über einen Arztwechsel nachzudenken? Hier ein paar erste Warnzeichen:

- wenn der Arzt gleich alles weiß und kaum Fragen stellt,
- wenn er Rezepte ausstellt, ohne zu sagen, was das Verschriebene genau ist – und ohne Alternativen anzubieten oder eventuelle Risiken zu erwähnen,
- wenn er nicht selbstbewusst oder erfahren genug ist, sich auf den Einzelfall konzentriert einzulassen, und sich mit einer Standardtherapie gegen eventuelle Komplikationen absichert – auch aus Angst davor, von den Eltern verklagt zu werden, falls etwas schiefläuft,
- wenn er den Kindern »vorbeugend« Antibiotika verschreibt, weil er nicht zuwarten und lieber gleich »auf Nummer sicher« gehen will,
- wenn er routinemäßig fiebersenkende Medikamente oder Zäpfchen mitgibt,
- wenn er nur ungern Hausbesuche macht,
- wenn er den Eltern sofort Angst macht, sobald diese das Thema Impfen erwähnen, und andeutet, man könne die Praxis gleich verlassen, wenn man hier nicht tut, was vorgeschlagen wird,
- wenn er die Kinder impfen will, auch wenn diese nicht ganz gesund sind, und sich bei der Impfaufklärung auf Werbebotschaften beschränkt.

Krankfeiern

Bei Erwachsenen geht ein Gutteil des Krankheitsrisikos von Stress aus. Da in der evolutionären Entwicklung eine perfekt ablaufende Stressreaktion eine der wichtigsten Voraussetzungen für das Überleben unserer Art war, beansprucht sie alle Ressourcen, die dem Körper zur Verfügung stehen. Alles ist unwichtig, wenn Lebensgefahr besteht. Alles – außer Flucht oder Kampf. Und für beides wird sämtliche Energie benötigt, die vorhanden ist. Das ist auch der Grund, warum Cortisol eine ganze Reihe anderer Funktionen hemmt: Um im Stress des Existenzkampfes alle Energien zu bündeln. Zahlreiche Stoffe des Abwehrsystems können in dieser Phase nicht mehr in den erforderlichen Mengen hergestellt werden. Stress ist demnach der natürliche Gegenspieler des Immunsystems. Ein Mechanismus, der auch beim synthetisch hergestellten Cortisol, dem Cortison, zur Unterdrückung von Entzündungen ausgenutzt wird.

Noch eine Stunde nach einem stressigen Erlebnis – sei es nun ein heftiger Streit oder auch ein heftiger Flirt – sind die Immunwerte deutlich gesenkt. »Akuter Stress«, erklärte mir der Essener Psycho-Neuroimmunologe Manfred Schedlowski, »ist dabei aber gar nicht so sehr ein Problem. Denn das gleicht sich rasch wieder aus.« Wirklich problematisch wird Stress, wenn er chronisch wird, wie ein elektrisches Zucken im Hintergrund ständig präsent bleibt und jederzeit aufflackert.

Der Grat zwischen akutem und chronischem Stress ist schmal. Wenn die Erholungsphasen zu kurz kommen, ist die Grenze rasch überschritten. Das Leithormon der Stressreaktion, Cortisol, ist in diesem Sinne eine Art Gummiband, das sich ausdehnen, überdehnen, ja im Extremfall sogar abreißen kann. Dies hat insofern fatale Folgen, da Cortisol als eine Art Wächter über andere Stresshormone wie Adrenalin oder Noradrenalin fungiert. Cortisol ist nicht nur der Initiator der Stressreaktion, es ist auch dringend notwendig, um den Ausnahmezustand wieder aufzuheben und die Stresshormone wieder herunterzuregulieren. Bei chronischem

Stress ist diese Fähigkeit hingegen häufig gestört, und Cortisol ist nicht mehr in der Lage, eine einmal ins Rollen gebrachte Stresslawine auch wieder abzubremsen. Menschen, die an dieser Störung leiden, haben Probleme, sich nach einem Streit zu beruhigen, wieder auf den Boden zu kommen. Jegliche Aufregung kann Stunden anhalten, und Stress köchelt auf einem niedrigen, ungesunden Niveau immer weiter. Häufig finden sich diese Muster bei unglücklichen Ehepaaren, aber auch bei Menschen, die im Beruf überfordert oder frustriert sind. Im Extrem kann dies in den Burn-out führen, wo Menschen schließlich psychisch und körperlich so ausgebrannt sind, dass absolute Lebensgefahr besteht.

Die Zahl und Dauer der Krankenstände geht in Deutschland seit Jahren zurück. Zum einen mag das an den verbesserten Arbeitsbedingungen liegen, zum anderen spielen aber auch Sorgen um den Arbeitsplatz eine Rolle. Die Zeiten, in denen der Betrieb so etwas wie das zweite Zuhause war, von der Lehrzeit bis zur Pensionierung, sind längst vorbei. Der Druck wächst, speziell auf die älteren Arbeitnehmer und auf jene mit einer schlechteren Ausbildung. Das hat auch gesundheitliche Auswirkungen. Zudem ist die Arbeit heute längst nicht mehr auf die Bürostunden beschränkt, sondern verfolgt uns auch in die Freizeit, oft bis in den Schlaf.

Wie sehr der Druck am Arbeitsmarkt steigt, zeigen Umfragen in den Betrieben. Ein Drittel der Angestellten gab an, im vergangenen Jahr zumindest zweimal trotz Krankheit zur Arbeit gegangen zu sein. Wer einmal auf diese Schiene gerät, kann sich nicht mehr so leicht davon befreien, besonders, wenn die Arbeit liegen bleibt und bei der Rückkehr aus dem Krankenstand erst aufgeholt werden muss. Gesundheitlich bedrohlich ist auch ein Gehalt, das nicht ausreicht und ein Gefühl der Frustration sowie ständige Probleme mit der Bank oder Streit mit dem Partner auslöst.

Wichtigstes Alarmzeichen für chronischen Stress sind

Schlafprobleme. Im Gegensatz zu gesunden Menschen gelingt es nicht mehr, den Spiegel der Stresshormone in der Nacht auf ein tiefstmögliches Niveau abzusenken. Dadurch werden auch die nächtlichen Reparaturarbeiten des Immunsystems behindert. Das Krebsrisiko steigt. Stress und Schlafprobleme haben auch unmittelbare Auswirkungen auf eine ganze Reihe anderer chronischer Leiden. Dazu zählt Diabetes ebenso wie Atemwegs- oder Herzkrankheiten.

Dass Stress die Abwehrkräfte schwächt, ist hier in Wahrheit ein Schutzmechanismus. Denn der grippale Infekt verschafft eine Pause im fatalen Hamsterrad des Berufsalltags. Wir müssen sie nur nutzen.

Unser Organismus signalisiert es selbst, wenn er eine Pause benötigt. Wenn die Umstände unerträglich oder allzu belastend sind. Solange ein Abgabetermin unser Adrenalin hochhält, laufen wir noch und keuchend erreichen wir die Ziellinie. Danach jedoch erleben viele den Zusammenbruch der Kräfte. Ruhe haben, sich zurückziehen und sich pflegen lassen. Dies ist es, was unser Körper und auch unser Stresssystem nun brauchen, um wieder ins Gleichgewicht zu kommen. Oft sind wir den ständigen Kampf des Erwachsenendaseins einfach leid und möchten wieder einmal Kind sein, uns ins warme Bett kuscheln und gar nichts tun.

Nehmen wir das Fieber doch als willkommenes Alibi und feiern wir das Kranksein. Ein guter Arzt wird hier bereitwillig den Fluchthelfer spielen.

Zum Schluss

Als ich mit diesem Buch begonnen habe, zog gerade der Sommer ins Land – nun fällt draußen der erste Schnee und ich mache mir Sorgen, weil mein Sohn noch nicht mit dem Moped zurück ist. Dazwischen liegen nun über 300 Seiten, in denen ich mich ganz auf ein Thema konzentriert habe, das mich schon seit einem Jahrzehnt begleitet. Ich habe es mir so umfassend und sorgfältig, wie es mir möglich war, von Leib und Seele geschrieben. Nun soll es seinen Weg gehen.

Dass ein »Lob der Krankheit« an vielen Tabus rührt, habe ich in zahlreichen Diskussionen erfahren. Am deutlichsten formulierte es ein befreundeter Arzt und Medizinjournalist, der zwar in vielen Fachfragen übereinstimmt, mich aber dennoch warnte, dieses Thema überhaupt zu behandeln, »weil es Menschenleben gefährden könnte«. Er redete mir ins Gewissen, dass ich als Autor die Verantwortung trage, wenn sich Menschen künftig weigern, sich impfen zu lassen oder Antibiotika zu nehmen. Deshalb könne man über solche sensiblen Themen auch nicht schreiben.

Wie Sie sehen, habe ich mich nicht daran gehalten. Dennoch habe ich lange über diese Problematik nachgedacht. Ich hoffe nicht, dass dieses Buch als Absage an ärztlichen Beistand begriffen wird. Die Wahl eines vertrauensvollen und kompetenten medizinischen Beraters ist mir im Gegenteil ein großes Anliegen. Ich war und bin ein Anhänger der Evidenz-basierten Medizin. Niemand sollte dieses Buch als Anleitung zur Selbstverarztung begreifen.

Auch nicht als generelle Absage an Antibiotika, fiebersenkende oder entzündungshemmende Medikamente. Es handelt sich dabei ja tatsächlich um große und wichtige Errungenschaften der Medizin, die zweifellos ihren Wert haben. Ich selbst hätte eine schwere Infektion im ersten Lebensjahr ohne die Hilfe von Antibiotika wohl nicht überlebt. Es geht nicht darum, Antibiotika, Cortison oder Fiebersenker zu verteufeln, sondern darum, ihre wahllose Anwendung zu hinterfragen.

Es ist auch keinesfalls mein Anliegen, Impfungen zu verteufeln, sondern sie sicherer zu machen. Dazu beizutragen, dass der wissenschaftliche Umgang damit normaler und objektiver wird und der seltsame Glassturz endlich gelüftet wird, der bloß einem anonymen »Impfgedanken« und einer Gruppe von mit der Industrie verschwägerten Impfexperten nützt, nicht aber jenen, die eine selbstverständliche, größtmögliche Sicherheit für ihre Kinder und sich selbst erwarten.

Den hauptsächlichen Anstoß, dieses Buch in Angriff zu nehmen, gab die Frage, ob Krankheiten – neben all der Belastung, die sie für uns bedeuten – auch Sinn machen könnten. Ob sie abseits ihrer seelischen und esoterischen Botschaften, denen Autoren wie Thorwald Dethlefsen oder Rüdiger Dahlke nachgingen, konkreten biologischen Sinn machen. Oder ob es sich tatsächlich nur um Risiken handelt, denen uns eine grausame und sinnlose Natur aussetzt – und vor denen eine vernunftbegabte moderne Medizin nun schützt. Ich wollte prüfen, ob diese These hält.

Wie es aussieht, hat uns gerade die penetrante Risikovermeidung und die beinahe schon hysterische Überbewertung von Hygiene und Sauberkeit in jenen Schlamassel aus chronischen Leiden, Allergien und Autoimmunkrankheiten geführt, in dem wir heute stecken. Wir geraten dadurch immer mehr in die Nähe einer auf psychologischen Druck aufgebauten Medizindiktatur, die den Menschen im Namen der gelobten Krankheitsprävention einen Rucksack an Sorgen und Pflichten umhängt, im Gegenzug aber nicht das bietet, was sie verspricht: Gesundheit.

Es ging mir darum, der medialen Dauerberieselung mit Botschaften, die einem Geflecht aus Eigeninteressen von Ärztegesellschaften und Pharma-PR entstammen, Informationen entgegenzusetzen, die nicht so leicht zu bekommen sind und mündigen Lesern eine eigenständige Meinungsbildung ermöglichen.

Ein »Lob der Krankheit« anzustimmen war – aufgrund der Fülle an wissenschaftlichen Fakten, die hier eine Neubewertung ermöglichen – nur die logische Konsequenz. Es ist genauso ein Lob des Immunsystems geworden, ein Lob des natürlichen Umgangs mit dem, was uns geschenkt wurde. Und wenn dieses Buch dazu beiträgt, dass wir Selbstvertrauen gewinnen und unempfindlicher werden gegen den in der Medizin immer hemmungsloser geschwungenen Knüppel der Angstmache, so wäre allein damit sein Zweck erreicht.

Dank

Ich möchte mich bei den vielen Wissenschaftlern herzlich bedanken, die mir ihre Arbeiten geschickt haben und bereitwillig für ausführliche Gespräche zur Verfügung standen. Herzlichen Dank allen, die mit Tipps und Kritik zum Gedeihen dieses Buches beigetragen haben. Mein besonderer Dank gilt den Ärzten Martin Hirte und Jürgen Hörhan, die große Teile des Manuskripts gelesen haben und mich mit fachlichem Feedback versorgten. Herzlichen Dank auch an meine Testleserinnen Maria Haidegger-Altmann, Florence Holzner, Verena Ahne, Luise Muschailov und Liesl Ehgartner, denen ich zahlreiche Hinweise verdanke.

Danke an meine Familie, die diesen Sommer ohne mich in den Urlaub fuhr, um mich für die intensivsten Arbeitswochen allein zu lassen. Nächstes Mal bin ich wieder dabei.

Meinem Agenten Bastian Schlück danke ich für den Kontakt zur Verlagsgruppe Lübbe, wo ich von Nicola Bartels herzlich aufgenommen wurde und in Steffen Geier einen kompetenten Lektor fand.

Anmerkungen

Was uns stark macht

1 Palmer C et al. »Development of the Human Infant Intestinal Microbiota«, *PloS Biol* 2007; 5(7): e177, doi: 10.1371/journal.pbio.

2 Penders J et al. »Factors Influencing the Composition of the Intestinal Microbiota in Early Infancy«, *Pediatrics* 2006; 118: 511–21.

3 Thomas SL et al. »Contacts with varicella or with children and protection against herpes zoster in adults: a case-control study«, *Lancet* 2002; 360: 678–82.

4 Yih WK et al. »The incidence of varicella and herpes zoster in Massachusetts as measured by the Behavioral Risk Factor Surveillance System (BRFSS) during a period of increasing varicella vaccine coverage, 1998–2003«, *BMC Public Health* 2005; 5: 68–77.

5 Gilham C et al. »Day care in infancy and risk of childhood acute lymphoblastic leukaemia: findings from UK case-control study«, *BMJ* 2005.

6 von Mutius E et al. »Prevalence of asthma and atopy in two areas of West and East Germany«, *Am J Respir Crit Care Med* 1994; 149: 358–64.

7 Kurt Langbein, Bert Ehgartner »Der Wettlauf um die Cholera«, in: *Das Medizinkartell*, Piper 2003.

8 *Charité-Annalen*, Akademie Verlag, 1993; Band 13, S. 199ff.

9 Harald Breyer, *Max von Pettenkofer*, Leipzig 1980, S. 186

10 Christoph Gradmann »Robert Koch und das Tuberkulin«, in: *Deutsche Medizinische Wochenschrift* 1999; 124: 1253–56.

11 Paul de Kruif, *Mikrobenjäger*, Zürich 1927.

12 von Mutius E et al. »Increasing prevalence of hay fever and atopy among children in Leipzig, East Germany«, *Lancet* 1998; 351: 862–66.

13 Leibowitz U et al. »Epidemiological study of multiple sclerosis in Israel. II. Multiple Sclerosis and level of sanitation«, *J Neurol Nerosurg Psychiatry* 1966; 29: 60–68.

14 Alter M et al. »Multiple sclerose frequency in Israel's diverse populations«, *Neurology* 2006; 66: 1061–66.

15 Ponsonby AL et al. »Exposure to infant siblings during early life and risk of multiple sclerosis«, *JAMA* 2005; 293: 463–69.

16 Strachan DP »Hay fever, hygiene, and household size«, *BMJ* 1989; 299: 1259–60.

17 Ronchetti R et al. »Is the increase in childhood asthma coming to an end? Findings from three surveys of schoolchildren in Rome, Italy«, *Eur Respir* J 2001; 17: 881–86.

18 Zöllner IK et al. »No increase of asthma, allergies and atopic sensitisation among children in Germany«, *Thorax* 2005; 60: 545–48.

19 Bodansky HJ et al. »Evidence for an environmental effect in the aetiology of insulin dependent

diabetes in a transmigratory population«, *BMJ* 1992; 304: 1020–22.

20 Raymond NT et al. »Comparative incidence of Type I diabetes in children aged unter 15 years from South Asian and White or other ethnic backgrounds in Leicestershire, UK, 1989 to 1998«, *Diabetologia* 2001; 44: 32–36.

21 Riedler J et al. »Exposure to farming in early life and development of asthma and allergy«, *Lancet* 2001; 358: 1129–33.

22 Peters M et al. »Inhalation of stable dust extract prevents allergen induced airway inflammation in hyperresponsiveness«, *Thorax* 2006; 61: 134–39.

23 von Mutius E »Asthma and allergies in rural areas of Europe«, *Proc Am Thorac Soc* 2007; 4: 212–16.

24 Fan H, Cook JA »Molecular mechanisms of endotoxin tolerance«, *J Endotoxin Res* 2004; 10: 71–84.

25 Irun R. Cohen, *Tending Adam's Garden – Evolving the Cognitive Immune Self*, Elsevier Academic Press, USA 2004.

26 G. A. W. Rook »Educating the Immune System«, *Science & Medicine* 1999; July/August: 54–63.

27 Sheriff A, Golding J; ALSPAC-Study Team. »Hygiene levels in a contemporary population cohort are associated with wheezing and atopic eczema in preschool infants«, *Arch Dis Child* 2002; 87: 26–29.

28 Chen Q et al. »Fever-range thermal stress promotes lymphocyte trafficing across high endothelial venules via an interleukin 6 trans-signaling mechanism«, *Nature Immunology* 2006; doi: 10.1038/ni1406.

29 Ivan Blumenthal »What Parents think of fever«, *Family Practise* 1998; 15: 513–18.

30 Shann F »Antipyretics in severe sepsis«, *Lancet* 1995; 345: 338.

31 Burke A. Cunha »Should fever be treated in sepsis?«, in: *The Sepsis Text*, Springer 2002.

32 Jones T, Jacobsen SJ »Childhood Febrile Seizures: Overview and Implications« Int J Med Sci 2007; 4: 110–114

33 Graham Rook »Too Clean for Comfort?«, Vortrag am Edinburgh International Science Festival, 3. April 2004.

34 Bloomfield SF et al. »Too clean, or not too clean: the Hygiene Hypothesis and home hygiene«, *Clinical and Experimental Allergy* 2006; 36: 402–25.

Was uns schwach macht

1 Bernsen RM et al. »Early life circumstances and atopic disorders in childhood«, *Clin Exp Allergy* 2006; 36: 858–65.

2 Van de Ven MO et al. »Atopic diseases and related risk factors among Dutch adolescents«, *Eur J Public Health* 2006; 16(5): 549–58.

3 Mark Jackson, *Allergien auf dem Vormarsch – Die Entstehung einer Volkskrankheit*, Parthas Verlag, 2007.

4 Clemens von Pirquet »Allergie«, *Münchener Medizinische Wochenschrift* 1906; 30: 1457–58.

5 http://www.sachsen-geniessen-milch.de/site-assistent/cms-admin/user/index.php?page_id=215 (besucht am 21.11. 2007).

6 Georg Silló-Seidl, *Die Wahrheit über Semmelweis*, Verlag Semmelweis-Institut 1984.

7 Graham A.W. Rook, John L. Stanford »Give us this day our daily germs«, *Immunology Today* 1998; 19: 113–16.

[8] Berth-Jones J et al. »Killed Mycobacterium vaccae suspension in children with moderate to severe atopic dermatitis: a randomized, double-blind, placebo-controlled trial«, *Clin Exp Allergy* 2006; 36: 1115–21.
[9] Summers RW et al. »Trichuris suis therapy for active ulcerative colitits: A randomiced controlled trial«, *Gastroenterology* 2005; 128: 825–832.
[10] Herbert J van Gruiningen, A. Brian West »Iatrogenic Trichuris Suis infection«, *Archives of Pathology and Laboratory Medicine* 2007; 131: 180.
[11] Correale J, Farez M »Association between parasite infection and immune response in multiple sclerosis«, *Ann Neurol* 2007; 61: 97–108.
[12] Lynch NR et al. »Effect of anthelmintic treatment on the allergic reactivity of children in a tropical slum«, *J Allergy Clin Immunol* 1993; 92: 404–411.
[13] Parker M et al. »Resisting control of neglected tropical diseases«, *Journal of Biosocial Science* 2007; published online, 30. August 2007.
[14] Ulrich Bahnsen »Die Angst vor der Dunkelheit«, in: *Die Zeit* 22/04.
[15] Ronald Hare, *The Birth of Penicillin,* Allen & Unwin, 1970.
[16] Chain E, Florey HW »Penicillin as a chemotherapeutic agent«, *Lancet* 1940; 236: 226–228.
[17] Chris del Mar »Prescribing antibiotics in primary care«, *BMJ* 2007; 335: 404–408.
[18] Golder L et al. »Schlussbericht zur Evaluierung der Kommunikation zur Antibiotikaresistenz im Rahmen des Nationalen Forschungsprogramms Antibiotikaresistenz (NFP49)«, August 2007.
[19] Spiro DM et al. »Wait-and-see prescription for the treatment of acute otitis media«, *JAMA* 2006; 296: 1235–1241.
[20] Wissenschaftliches Institut der AOK »Antibiotikaverbrauch bei Kindern«, *Arzneimittelmarkt News*, Februar 2007.
[21] Schindler C et al. »Prescriptions of systemic antibiotics for children in Germany aged between 0 and 6 years«, *Pharmacoepidemiol Drug Saf* 2003; 12: 113–120.
[22] McKeever TM et al. »Early exposure to infections and antibiotics and the incidence of allergic disease: a birth cohort study«, *J Allergy Clin Immunol* 2002; 109: 43–50.
[23] Cohet C et al. »Infections, medication use, and the prevalence of symptoms of asthma, rhinitis, and eczema in childhood«, J Epidemiol Community Health 2004; 58: 852–857.
[24] Kummeling I et al. »Early life exposure to antibiotics and the subsequent development of eczema, wheeze and allergic sensitization in the first 2 years of life: The KOALA Birth Cohort Study«, *Pediatrics* 2007; 225–231.
[25] Kozyrskyj AL et al. »Increased risk of childhood asthma from antibiotic use in early life«, *Chest* 2007; 131: 1753–59.
[26] Reisinger EC »Antibiotika-assoziierte Diarrhoe«, *Deutsche Medizinische Wochenschrift* 2004; 129: 111–113.
[27] Schneider T et al. »Clostridium-difficile-assoziierte Diarrhö: Ein zunehmendes klinisches Problem durch neue hochvirulente Erreger«, *Deutsches Ärzteblatt* 2007; 104: 1588–94.
[28] Butler CC et al. »Understanding the culture of prescribing: qualitative study of general practitioners' and patients'

perceptions of antibiotics for sore throats«, *BMJ* 1998;317: 637–42.

29 André M et al. »More physician consultations and antibiotic prescriptions in families with high concern about infectious illness«, *Fam Pract* 2007 (epub ahead of print).

30 »Novartis gibt Vertrag zur Übernahme der restlichen ausstehenden Anteile an Chiron bekannt«, Novartis-Pressemitteilung vom 31. Oktober 2005.

31 Christian Weymayr, *Hippokrates, Dr. Röntgen & Co. – Berühmte Pioniere der Medizin*, Bloomsbury 2007.

32 Manfred Vasold »Das große Sterben hinter der Front«, in: *Die Zeit* 46/1996.

33 Casey CG »Advere events associated with smallpox vaccination in the United States, January–October 2003«, *JAMA* 2005; 294: 2734–43.

34 McLaughlin J et al. »Vulvar vaccinia infection after sexual contact with a military smallpox vaccinee«, *MMWR* 2007; 56: 417–419.

35 Severin Weiland »Bundeswehr ordert massenhaft Impfstoff gegen Pocken«, *Spiegel online*, 21. August 2002.

36 Rolf M. Zinkernagel »On natural and artificial vaccinations«, *Annu Rev Immunol* 2003; 21: 515–546.

37 Anton Mayr »Eradikation und Tilgung von Seuchen«, *Deutsches Ärzteblatt* 2006; 103(46): A 3115–18.

38 Panum PL »Observations made during the epidemic of measles on Färöer Island in the year 1846, Virchows Archiv, G. Reimer, Berlin 1847.

39 Bloomberg RW, Cassady HA »Effect of measles on the nephrotic syndrome«, *Am J Dis Child* 1947; 73: 151–66.

40 Kondo et al. »Improvement of food-sensitive atopic dermatitis accompanied by reduced lymphocyte responses to food antigen following natural measles virus infection«, *Clin Exp Allergy* 1993; 23: 44–50.

41 Boner AL et al. »Improvement of atopic dermatitis following natural measles virus infection: four case reports«, *Ann Allergy* 1985; 55: 605–608.

42 Nele Stephanie Peters »Masern- und Mumpsantikörperstatus bei Neugeborenen und ihren Müttern im Verlauf des ersten Lebensjahres«, Dissertation an der Medizinischen Fakultät der Ruhr-Universität Bochum, 2002.

43 State Health Department, zitiert in *LA Times* vom 14. April 1990

44 De Serres G et al. »Passive immunity against measles during the first 8 months of life of infants born to vaccinated mothers or to mothers who sustained measles«, *Vaccine* 1997; 15(6–7): 620–23.

45 Desgrandchamps D et al. »Seroprävalenz von IgG-Antikörpern gegen Masern, Mumps und Röteln bei Schweizer Kindern in den ersten 16 Lebensmonaten«, *Schweizer Medizinische Wochenschrift* 2000;130:1479–86.

46 Evliyaoglu N et al. »Measles antibody respone in vaccinated children«, *Turk J Pediatr* 1996; 38(3):315–21.

47 Klinge J et al. »Comparison of immunogenicity and reactogenicity of a measles, mumps and rubella (MMR) vaccine in German children vaccinated at 9–11, 12–14 or 15–17 months of age«, *Vaccine* 2000; 18(27): 3134–40.

48 Martin Hirte, *Impfen Pro & Contra,*

Knaur Taschenbuch, überarbeitete Neuauflage 2008.

49 Ward KN et al. »Risk of serious neurologic disease after immunization of young children in Britain and Ireland«, *Pediatrics* 2007; 120(2): 314–21.

50 Aaby P et al. »Non specific beneficial effect of measles immunization: analysis of mortality studies from developing countries«, *BMJ* 1995; 311: 481–85.

51 Hildegard Kaulen »Wie ein Impfstoff zu Unrecht in Misskredit gebracht wurde«, *Deutsches Ärzteblatt* 2007; 104: 166–168.

52 CDC-Committee on Infectious Diseases »Prevention of Varicella«, *Pediatrics* 2007; 120: 221–31.

53 Bayer O et al. »Metaanalysis of vaccine effectiveness in varicella outbreaks«, *Vaccine* 2007; 25: 6655–60.

54 Klaus Hartmann »Das ist ein gigantisches Experiment«, in: *Der Spiegel* 37/2004.

55 Banz K et al. »The burden of varicella in Germany«, *Eur J Health Econ* 2004; 5: 46–53.

56 Michael Houben »Ist eine Impfung gegen Windpocken wirklich nötig?«, Beitrag aus der WDR-Sendereihe »Rundum gesund« vom 18. April 2005.

57 Panagiotopoulos T et al. »Increase of age at infection in Attiki (Greece) during the rubella epidemic of 1993«, *Arch Hellenic Med* 1996; 13: 211–219.

58 »Thimerosal in Vaccines« auf www.fda.gov/cber/vaccine/thimerosal.htm, zuletzt besucht: 11. Dezember 2007.

59 Stajich GV et al. »Iatrogenic exposure to mercury after hepatitis B vaccination in preterm children«, *J Pediatr* 2000; 136: 679–81.

60 Froehlich TE et al. »Prevalence, recognition and treatment of Attention-Deficit/Hyperactivity Disorder in a national sample of US children«, *Arch Pediatr Adolesc Med* 2007; 161(9): 857–864.

61 Newschaffer CJ et al. »National autism prevalence trends from United States special education data«, *Pediatrics* 2005; 115: 277–282.

62 Holmes AS et al. »Reduced levels of mercury in first baby haircuts of autistic children«, *International Journal of Toxicology* 2003; 22: 277–285.

63 Nataf R et al. »Porphyrinuria in childhood autistic disorder: Implications for environmental toxicity«, *Toxicology and Applied Pharmocology* 2006; 214: 99–108.

64 Bradstreet J et al. »A case-control study of mercury burden in children with autistic spectrum disorders«, *Journal of American Physicians and Surgeons* 2003; 8: 76–79.

65 Martha R. Herbert »Large brains in autism: the challenge of pervasive abnormality«, *Neuroscientist* 2005; 11(5): 417–440.

66 Burbacher TM et al. »Comparision of blood and brain mercury levels in infant monkeys exposed to methylmercury or vaccines containing thimerosal«, *Environmental Health Perspectives*, published online 21. April 2005.

67 Douglas Fisher »Vaccine additive linked to autism«, *Inside Bay Area* 7. November 2005.

68 Institute of Medicine »Immunization Safety Review – Thimerosal-containing vaccines and neurodevelopmental disorders«, *The National Academy of Sciences* 2001.

69 Madsen KM et al. »Thimerosal and the occurence of autism: Negative ecological evidence from Danish

population-based data«, *Pediatrics* 2003; 112: 604–606.
70 Mutter J et al. »Mercury and Autism: accelerating evidence«, *Neuro Endocrinol Lett* 2005; 26(5): 431–436.
71 Pichichero ME et al. »Mercury concentrations and metabolism in infants receiving vaccines containing thiomersal: a descriptive study«, *Lancet* 2002; 360: 1737–41.
72 Scientific review of vaccine safety datalink information, Simpsonwood Transcript, June 2000.
73 Bei dieser Organisation handelt es sich um »safeMinds«, eine USA-weite Initiative von Eltern autismuskranker Kinder. Auf www.safeminds.org findet sich auch ein Link zum Download des »Simpsonwood Transcripts«.
74 Verstraeten T et al. »Safety of thimerosal-containing vaccines: a two-phased study of computerized health maintenance organization databases«, *Pediatrics* 2003; 112: 1039–48.
75 Geier DA, Geier MR »An assessment of downward trends in neurodevelopmental disorders in the United States following removal of thimerosal from childhood vaccines«, *Med Sci Monit* 2006; 12 (6): 231–239.
76 Thomas H. Maugh II »California reports new autism cases continue to decline«, *LA Times*, 13. Juli 2005.
77 Charles Janeway Jr. »Approaching the asymptote? Evolution and revolution in immunology«, *Cold Spring Harb Symp Quant Biol* 1989; 54 Pt 1: 1–13.
78 James M. Brewer »(How) do aluminium-adjuvants work?«, *Immunology Letters* 2006; 102: 10–15.
79 Moshe Tishler, Yehuda Shoenfeld »Vaccination may be associated with autoimmune diseases«, *IMAJ* 2004; 6: 430–432.
80 Vered Molina, Yehuda Shoenfeld »Infection, vaccines and other environmental triggers of autoimmunity«, *Autoimmunity* 2005; 38(3): 235–245.
81 Petrik MS et al. »Aluminium adjuvant linked to gulf war illness induces motor neuron death in mice«, Neuromolecular Med 2007; 9(1): 83–100.
82 Koskiniemi M, Vaheri A »Effect of Measles Mumps Rubella Vaccination on patterns of encephalitis in children«, *Lancet* 1989; 1(8628): 31–34.
83 Koskiniemi M et al. »Epidemiology of encephalitis in children. A prospective multicentre study«, *Eur J Pediatr* 1997; 156: 541–545.
84 Eskola J et al. »Efficacy of a pneumococcal conjugate vaccine against acute otitis media«, *NEJM* 2001; 344: 403–409.
85 Barricarte A et al. »Effectiveness of the 7-valent pneumococcal conjugate vaccine: a population-based case-control study«, *Clin Infect Dis* 2007; 44(11): 1436–41.
86 Regev-Yochay G et al. »Association between carriage of Streptococcus pneumoniae and Staphylococcus aureus in children«, *JAMA* 2004; 292(6): 716–720.
87 Elizabeth A. Bancroft »Antimicrobial resistance – It's not just for hospitals«, *JAMA* 2007; 298(15): 1803–04.
88 Michael E. Pichichero, Janet R. Casey »Emergence of a multiresistant serotype 19A pneumococcal strain not included in the 7-valent conjugate vaccine as

an otopathogen in children«, *JAMA* 2007; 298(15): 1772–78.

Wie das System funktioniert

1 Ellis Huber, Kurt Langbein, *Die Gesundheitsrevolution*, Aufbau-Verlag, Berlin 2004.
2 Marcia Angell, *Der Pharma-Bluff. Wie innovativ die Pillenindustrie wirklich ist*, Kompart 2005.
3 Bert Ehgartner »Die Tricks der Pharmaindustrie«, in: *profil*, 11. Dezember 2006.
4 www.unabhaengige-patientenberatung.de
5 Aus dem Geleitwort zu Christian Weymayr, Klaus Koch, *Mythos Krebsvorsorge*, Eichborn 2003.
6 Gina Kolata »New doubts raised on cancer screening«, *New York Times*, 9. April 2002.
7 »Chancen und Nutzen der neuen Vorsorgeuntersuchung inklusive Beschreibung der medizinischen Interventionen für Nichtmediziner – Informationsunterlage«, Hauptverband der österreichischen Sozialversicherungsträger 2005.
8 Schilling FH et al. »Neuroblastoma screening at one year of age«, *NEJM* 2002; 346(14): 1047–53.
9 Windeler J. et al. »PSA-Screening: Die Zeit ist nicht reif«, *Deutsches Ärzteblatt* 2003; 39(100): 2488-9.
10 J.A. Muir-Gray, *Evidence-based Healthcare*, Churchill Livingstone, Edinburgh 1997.
11 Schwartz LM et al. »Enthusiasm for Cancer Screening in the United States«, *JAMA* 2004; 291: 71–78.
12 Goetzsche PC et al. »Screening for breastcancer with mammography«, *Cochrane Database of Systematic Reviews* 4/2006.
13 Ingrid Mühlhauser »Früherkennung und Prävention: Ist Vorbeugen besser als Heilen?«, *Deutsches Ärzteblatt* 2007; 104(25): A 1804-07.
14 Zahl PH et al. »Incidence of breast cancer in Norway and Sweden during introduction of nationwide screening: prospective cohort study«, *BMJ* 2004; 328: 921–4.
15 Kerlikowske K et al. »Declines in invasive breast cancer and use of postmenopausal hormone therapy in a screening mammography population«, *J Natl Cancer Inst* 2007; 99: 1–5.
16 Ivan Illich, *Die Nemesis der Medizin*, Beck 1995; S. 40.
17 »EU-Länder sollen Kampf gegen Hepatitis B verstärken«, *Ärzte Zeitung* vom 25. Juli 2007.
18 »Hepatitis B: Unterschätzte Gefahr Leberkrebs«, *Ärzte Woche*, 2003, 17. Jg, Nr. 42.
19 »Chlamydia: a major challenge for public health«, *Euro Surveill* 2007;12(10) (Epub ahead of print). Available online: http://www.eurosurveillance.org/em/v12n10/1210-221.asp.
20 »Trends in genital chlamydia infection in the Mid-West of Ireland, 2001–2006« *Euro Surveill* 2007;12(10) [Epub ahead of print]. Available online: http://www.eurosurveillance.org/em/v12n10/1210-227.asp.
21 Dunne EF et al. »Prevalence of HPV infection among females in the United States«, *JAMA* 2007; 297: 813–819.
22 Tornesello ML et al. »Prevalence of human papillomavirus genotypes and their variants in high risk West Africa women immigrants in South Italy«, *Infect Agent Cancer* 2007; 2: 1–9.
23 Tornesello ML et al. »Prevalence of alpha-papillomavirus genotypes in cervical squamous intraepithelial lesions and invasive cervical carcinoma in the Italian

population«, *J Med Virol* 2006; 78(12): 1663–72.

24 »HPV-Impfung: Bisher bescheidene Reduktion der Krebsrate«, *Deutsches Ärzteblatt* vom 11. Mai 2007.

25 »Gebärmutterhalskrebs – Zahlen die Kassen zu viel für die teure Vorsorge?«, ARD-Sendung »Plusminus« vom 2. Oktober 2007.

26 »Preisnachlass für HPV-Impfstoff Gardasil in Australien«, *arznei-telegramm* 2007; 38: 15.

27 Sengupta N et al. »Varicella vaccination in Europe: are we ready for a universal childhood programme?«, *Eur J Pediatr* 2007 Mar 3; (Epub ahead of print).

28 Heikkinen T et al. »Should healthy children be vaccinated against influenza? A consensus report of the Summits of Independent European Vaccination Experts«, *Eur J Pediatr* 2006; 156(4): 223–228.

29 Schmitt HJ et al. »How to optimise the coverage rate of infant and adult immunisations in Europe«, *BMC Med* 2007; 5: 11–19.

30 »Ohne Impfungen sollte ein Kind keine öffentlichen Schulen besuchen dürfen«, *Ärzte-Zeitung* vom 20. September 2007.

31 »Fehlender Impfschutz«, ARD-Sendung »Kontraste« vom 14. April 2005.

32 »Ständige Impfkommission (STIKO): Transparenz tut not«, *arznei-telegramm* 4/2007.

33 »Wer verweigert, trägt die volle Verantwortung«, Pressemitteilung zur PK des »Grünen Kreuzes« am 13. Juni 2003, International Medcommunications.

34 Grueber C et al. »Transient suppression of atopy in early childhood is associated with high vaccination coverage«, *Pediatrics* 2003; 111: 282–88

35 Kummeling I et al. »Do parents with an atopic family history adopt a ›prudent‹ lifestyle for their infant?«, *Clin Exp Allergy* 2006; 36: 489–94.

36 Nakajima K et al. »Is childhood immunisation associated with atopic disease from age 7 to 32 years?«, *Thorax* 2007; 62: 270–75.

37 McKeever T et al. »Vaccination and allergic disease: A birth cohort study«, Am J Public Health 2004; 94: 985–89

38 »Neue Medizinblüten aus dem Blätterwald« gesammelt von Bernd Ellermann, *Deutsches Ärzteblatt* 2003; 22: 84.

39 Vera Zylka-Menhorn »SARS: Hysterie«, *Deutsches Ärzteblatt* 2003; 16:1025.

40 Kurt Langbein, Bert Ehgartner, *Das Medizinkartell*, Piper 2003.

41 Debora MacKenzie »Japan bans Tamiflu for teenagers«, *New Scientist* 23. März 2007.

42 Tom Jefferson, Carlo Di Pietrantonj »Inactivated influenza vaccines in the elderly – are you sure?«, *Lancet* 2007; 370: 1199–1200.

43 Simonsen L et al. »Mortality benefits of influenza vaccination in elderly people: an ongoing controversy«, *Lancet* Infect Dis 2007; 7: 658–66.

44 Simonsen L et al. »Impact of influenza vaccination on seasonal mortality in the US elderly population«, *Arch Intern Med* 2005; 165(3): 265–272.

45 Rizzo C et al. »Influenza-related mortality in the Italian elderly: no decline associated with increasing vaccination coverage«, *Vaccine* 2006; 24: 6468–75.

46 Kathrin Zinkant »Impf oder stirb!«, *Zeit online*, 28. September 2005.

47 »Todesursachen in Deutschland«, Statistisches Bundesamt Wiesbaden 2005, 2006.

48 Jefferson T et al. »Assessment

of the efficacy and effectiveness of influenza vaccine in healthy children: systematic review«, *Lancet* 2005; 365: 773–780.

49 Jefferson T et al. »Safety of influenza vaccines in children«, *Lancet* 2005; 366: 803–804.

50 Kristensen I et al. »Routine vaccination and child survival: Follow up study in Guinea-Bissau, West Africa«, *BMJ* 2000; 321: 1–8,

51 Kurt Langbein, Bert Ehgartner, *Das Medizinkartell*, Piper 2003, Seite 275 ff.

52 Hoberman A et al. »Effectiveness of inactivated influenza vaccine in preventing acute otitis media in young children«, *JAMA* 2003; 290: 1608–16.

53 Archibald Cochrane »One Man's Medicine – An Autobiographie of Professor Archie Cochrane«, BMJ Memoir Club, London 1989.

54 Iwane MK et al. »Population-based surveillance for hospitalizations associated with respiratory syncytial virus, influenza virus, and parainfluenza viruses among young children«, *Pediatrics* 2004; 113: 1758–64.

55 Bueving HJ et al. »Influenza vaccination in children with asthma: randomized double-blind placebo-controlled trial«, *Am J Repir Crit Care Med* 2004; 169(4): 488–493.

56 Christy C et al. »Effectiveness of influenza vaccine for the prevention of asthma exacerbations«, *Arch Dis Child* 2004; 89: 734–735.

57 Zinka B. et al. »Unexplained cases of sudden infant death shortly after hexavalent vaccination«, *Vaccine* 2006; 24: 5779–80.

58 Erika Harzer, Carla Schoenmakers »Stellungnahme zu einem bisher nicht veröffentlichten Artikel der Autoren Zinka et al.«, Leimen, 10. Juni 2005.

59 Inman WHW »Detection and investigation of drug safety problems«, in: Gent M, Shigamatsu I, (Hrsg.) »Epidemiological issues in reported drug-induced illnesses«, Hamilton, Ontario: McMaster University Library Press 1976.

60 Kries R et al. »Sudden and unexpected deaths after the administration of hexavalent vaccines: is there a signal?«, *Eur J Pediatr* 2005; 164: 61–69.

61 Lackmann GM et al. »Comparative investigation of the safety of hexavalent vaccines for primary scheduled infant immunizations in Germany over a time period of 2 years«, *Med Sci Monit* 2004; 10(9): 96–98.

62 Karsten Juhl Jørgensen, Peter C Gøtzsche »Content of invitations for publicly funded screening mammography«, *BMJ* 2006; 332: 538–541.

Warum es gesund ist, ab und zu krank zu sein

1 Nardi RM et al. »Intragastric infection of germfree and conventional mice with Salmonella typhimurium«, *Braz J Med Biol Res* 1989; 22(11): 1389–92.

2 Stecher B et al. »Comparison of Salmonella enterica serovar Typhimurium colitis in germfree mice and mice pretreated with streptomycin«, *Infect Immun* 2005; 73(6): 3228–41.

3 Martin Enserink »Can the placebo be the cure?«, *Science* 1999; 284: 238–240.

4 Abel U et al. »Common infections in the history of cancer patients and controls«, *J Cancer Res* 1991; 117: 339–344.

5 Becker N et al. »Frequency of common colds and serum levels of sICAM-1 (CD54), sLFA-3 (CD58)

and sIL-2R (CD25)«, *Euro Cytokine Netw* 1992; 3(6): 545–51.

6 Albonico HU et al. »Febrile infectious childhood diseases in the history of cancer patients and matched controls«, *Medical Hypotheses* 1998; 51: 315–320.

7 Krone B et al. »Impact of vaccinations and infectious diseases on the risk of melanoma-evaluation of an EORTC case-control study«, *Eur J Cancer* 2003; 39(16): 2372–80.

8 Charles O. Starnes »Coley's toxins in perspective«, *Nature* 1992; 357 (6373): 11–12.

9 Weitere Informationen dazu im Kapitel »Coleys Gift«, in: Kurt Langbein, Bert Ehgartner, *Das Medizinkartell*, Piper 2003.

10 Kölmel KF et al. »Behandlung des metastasierenden malignen Melanoms mit einem Endotoxin enthaltenden Bakterienlysat – Ergebnisse einer Pilotstudie«, in: Waclawiczek HW et al. (Hrsg.), *Das maligne Melanom – Derzeitiger Stand in Diagnose und Therapie*, Springer 1991.

11 Bert Ehgartner »Gesund durch ein Wunder«, Dokumentarfilm, 43 Minuten, Langbein & Skalnik Media, Wien, 1998.

Glossar

ADRENALIN
Stresshormon, das in den Nebennieren erzeugt und von dort in Stresssituationen ins Blut ausgeschüttet wird. Erhöht den Blutdruck und die Herzfrequenz, erweitert die Bronchien und beschleunigt die Verfügbarkeit von Fett und Blutzucker zur Energiegewinnung. Die Erzeugung von Adrenalin wird durch das Stresshormon →*Cortisol* gefördert.

AIDS
(engl. *Acquired Immune Deficiency Syndrome*)
Die »erworbene Immunschwäche« bezeichnet eine spezifische Kombination von Symptomen, die beim Menschen infolge der durch Infektion mit dem HI-Virus ausgelösten Zerstörung des Immunsystems auftreten. Diese Symptome bestehen aus Sekundärinfektionen (auch opportunistische Infektionen genannt) und Tumoren. Bereits während der mehrjährigen, symptomfreien Inkubationszeit können antivirale Medikamente eingesetzt werden, die die Lebenserwartung von Infizierten steigern können. Eine vollkommene Heilung ist aber nicht möglich, Impfkonzepte gegen HIV blieben bislang erfolglos.

ALLERGEN
Substanz, auf die ein sensibilisiertes →*Immunsystem* im Rahmen einer →*Allergie* überempfindlich reagieren kann. Allergene fungieren demnach als →*Antigene,* die eine allergische Reaktion auslösen. Bei den meisten Allergenen handelt es sich um Partikel (z.B. Blütenpollen, Tierhaare, Hausstaubmilben), die normalerweise harmlos sind und überall in der Umwelt vorkommen, manche auch saisonal (zur Zeit des Pollenflugs). Das Immunsystem beginnt mit der Produktion von →*Antikörpern.* Meist handelt es sich bei Allergikern dabei um →*Immunglobuline* der Klasse E (IgE), die eine allergische Sofortreaktion auslösen. Bei Nicht-Allergikern kommt es entweder zu keiner Immunantwort oder nur zu einer relativ geringen mit Bildung

von Immunglobulinen der Klasse G (IgG). Die veränderte Immunantwort von Allergikern wird einem verschobenen Gleichgewicht im System der →*T-Zellen* mit einer Dominanz der →*Th2-Reaktion* zugeschrieben. Die Frage, was ein Allergen zu einem Allergen macht, konnte wissenschaftlich bislang noch nicht zufriedenstellend geklärt werden.

ALLERGIE

Überschießende Abwehrreaktion des Immunsystems auf normalerweise harmlose Umweltstoffe, die sich in typischen, durch entzündliche Prozesse ausgelösten Symptomen äußert. Diese Symptome können mild bis schwerwiegend, in einigen Fällen auch lebensbedrohlich sein. Allergien können sich durch Entzündungen an den Schleimhäuten (z. B. →*Heuschnupfen*, Bindehautentzündung), den Atemwegen (→*Asthma*) oder an der Haut äußern (→*Neurodermitis*, Nesselsucht, Kontaktekzem). Zum akuten lebensbedrohlichen Notfall kommt es im Rahmen eines →*anaphylaktischen Schocks*. Die allergischen Symptome können in einer Mischform oder auch in Abfolge auftreten (»allergic march«). Empfängliche Babys mit Unverträglichkeiten auf Nahrungsmittel wachsen bspw. häufig aus dieser Allergieform heraus, bilden dann aber oft neue Unverträglichkeiten, z. B. auf Pollen, oder entwickeln Asthma. Um festzustellen, ob eine Allergie besteht und welche →*Allergene* die Auslöser sind, stehen verschiedene Tests zur Verfügung. Ein Hilfsmittel ist auch die Bestimmung von →*Antikörpern* der Klasse →*Immunglobulin E (IgE)* im Blut. Erhöhte IgE-Werte kommen allerdings nicht nur bei Allergien vor, sondern auch z. B. bei Parasitenbefall oder Blutkrankheiten. Das Risiko, Allergien zu entwickeln, steigt, wenn auch die Eltern Allergiker sind.

ALLERGISCHE DERMATITIS

→*Neurodermitis*

ALLERGISCHE RHINITIS

→*Heuschnupfen*

AMINOSÄUREN

Bausteine der →*Proteine*. Beim Menschen sind 21 verschiedene Aminosäuren bekannt. Die Aminosäureketten haben eine Länge von bis zu mehreren Tausend Aminosäuren, wobei Ketten mit einer Länge von unter ca. 100 Aminosäuren als Peptide und erst darüber als Proteine bezeichnet werden.

ANAPHYLAKTISCHER SCHOCK

Anaphylaxie ist eine akute und krankhafte Reaktionsweise der →*spezifischen Immunabwehr* auf chemische Reize. Sie betrifft den gesamten Organismus, kann sich von leichten Hautreaktionen, über Störungen von Organfunktionen, Kreislaufschock mit Organversagen bis zum tödlichen Kreislaufversagen, dem anaphylaktischen Schock, äußern. Ausgelöst werden Anaphylaxien durch spezielle Antikörper (→*Immunglobulin E, IgE*), die eine überschießende Freisetzung von Entzündungsstoffen wie z. B. →*Histaminen* durch →*Mastzellen* und basophile →*Granulozyten* fördern.

ANGEBORENE IMMUNABWEHR

Diese erste Abwehrlinie des Immunsystems ist im Rahmen der Evolution seit Millionen von Jahren erprobt und findet sich bereits bei Mehrzellern, primitiven Tieren und auch bei Pflanzen. Beim Vergleich der Immunfunktionen zwischen Insekten und Menschen finden sich viele Gemeinsamkeiten. Die angeborene Immunabwehr bildet im Gegensatz zur →*spezifischen Immunabwehr* kein Immungedächtnis aus, sondern richtet sich »unspezifisch« gegen Keime, die aufgrund spezieller, für Krankheitserreger typischer Muster erkannt werden. Zu dieser Abwehrlinie zählt zunächst schon die Haut, die mit ihrem pH-Wert auf viele Keime abwehrend wirkt. Ist diese Schwelle überwunden, kommen verschiedene Abwehrzellen zum Einsatz, die in den äußeren Hautregionen patrouillieren oder durch Entzündungen angelockt werden. Etwa →*Makrophagen* oder →*Natürliche Killerzellen*. Die angeborene Immunabwehr geht auch gegen krankhaft veränderte körpereigene Zellen vor.

ANTIBIOTIKA

Arzneimittel, die Mikroorganismen wie Bakterien oder Pilze abtöten oder in ihrem Wachstum hemmen. Ursprünglich waren Antibiotika Substanzen von lebenden Zellen (z. B. Bakterien, Pilze, Algen), die schon in geringer Menge das Wachstum von anderen Mikroorganismen einschränken oder diese abtöten. Darüber hinaus werden inzwischen auch solche Medikamente mit antimikrobieller Wirkung (Antiinfektiva) als Antibiotika bezeichnet, die in der Natur nicht vorkommen und synthetisch oder gentechnisch gewonnen werden.

ANTIGEN

Die Bezeichnung Antigen kommt aus dem Englischen und ist die Abkürzung für »antibody generating« (Antikörper generierend). Ursprünglich wurde der Begriff für Substanzen verwendet, die im Organismus →*Antikörper* erzeugen, wenn man sie injiziert. Antigene lösen also eine Immunantwort aus, sie werden von Antikörpern oder den →*Rezeptoren* der →*T-Zellen* erkannt. Meist sind Antigene →*Proteine*, es kann sich dabei aber auch um Zucker- oder Fettverbindungen handeln. Antigene befinden sich auf der Oberfläche von Fremdkörpern wie z. B. Blütenpollen oder Bakterien, die in den Organismus eingedrungen sind. Als Antigen bezeichnet man also nicht die gesamte Substanz, sondern lediglich bestimmte charakteristische Sequenzen von →*Aminosäuren*. Das →*Immunsystem* erkennt nicht den gesamten Fremdkörper, sondern identifiziert diesen an seiner charakteristischen Oberfläche. Auch körpereigene Strukturen und sogar Antikörper selbst können zu Antigenen werden, wenn sie das Immunsystem fälschlicherweise als fremd oder gefährlich einschätzt. Dies kann zu →*Autoimmunkrankheiten* führen.

ANTIGENPRÄSENTIERENDE ZELLEN

Obwohl fast alle Körperzellen die Fähigkeit haben, Antigene zu präsentieren, werden unter diesem Begriff meist nur jene zusammengefasst, deren Aufgabe es ist, eindringende Erreger zu fressen und diese komplett oder als Teile den →*T-Lymphozyten* in den Organen des →*Lymphsystems* zu präsentieren. Diese Abwehrzellen werden daraufhin aktiviert. Antigenpräsentierende Zellen, wie →*dendritische Zellen* oder →*Makrophagen*, sind damit Mittler zwischen der ersten und der zweiten Abwehrlinie der Immunabwehr. Normale Körperzellen präsentieren Antigene meist nur dann im →*MHC*, um darauf hinzuweisen, dass sie selbst mit Erregern infiziert sind.

ANTIKÖRPER (IMMUNGLOBULINE)

Eiweißkörper, die vom →*Immunsystem* als Reaktion auf eingedrungene Fremdkörper (→*Antigene*) gebildet werden. Ein bestimmtes Antigen regt die Bildung ganz bestimmter, auf dieses Antigen spezialisierte Antikörper an. Bei →*Krankheitserregern* kann die Bindung der Antikörper an diese Fremdstoffe im Rahmen der →*humoralen Immunantwort* zu Immunität führen.

Antikörper wirken über verschiedene Mechanismen. Sie neutralisieren Antigene, wodurch diese z. B. ihre Toxizität verlieren oder nicht mehr in Zellen und Gewebe eindringen können. Wenn ein Antikörper an eine Bakterie bindet, so markiert er diese gleichzeitig, wodurch sie zum Ziel für Fresszellen wird. Sie können außerdem Entzündungsreaktionen hervorrufen oder auch geschädigte körpereigene Zellen für die →*natürlichen Killerzellen* markieren. Manchmal verwechseln Antikörper aber auch ihre Ziele. Dadurch können sie →*Autoimmunkrankheiten* sowie →*Allergien* auslösen. Beim Menschen gibt es fünf Klassen von → *Immunglobulinen*, die verschiedene Aufgaben erfüllen. Ihre spezifische Bindungsfähigkeit bildet zudem die Basis für zahlreiche Testverfahren, mit denen bestimmte Antigene in einer Probe nachgewiesen werden können (z. B. HIV-Test).

ANTIPYRETIKUM
fiebersenkendes Medikament

APOPTOSE
Programmierter Zelltod, der durch Abwehrzellen angestoßen oder auch aufgrund von Zellschäden, etwa in deren Erbinformation, ausgelöst werden kann. Apoptose ist Teil des Regenerationsprogramms von Zellen und wird von diesen selbst aktiv betrieben. Sie unterliegt einer strengen Kontrolle und läuft ohne Schädigung von Nachbarzellen ab. Apoptose ist wesentlich häufiger als → *Nekrose*, die zweite Form des Zelltodes. Etwa 95% der männlichen Keimzellen (Spermien) werden bspw. durch Apoptose getötet, um nur die besten auszuwählen. Ebenso wird etwa die Hälfte der Nervenzellen noch vor der Geburt entfernt, wenn sie z. B. die richtige Verschaltung des Gehirns behindern.

APOPTOTISCHE ZELLEN
Zellen, bei denen ein Selbstmordprogramm läuft

ASTHMA BRONCHIALE
Chronische entzündliche Erkrankung der Atemwege, die zu wiederholten Atemnotanfällen führt und mit einer Überempfindlichkeit der Atemwege gegenüber bestimmten Substanzen einhergeht. In Deutschland leiden 4–6 % der erwachsenen Bevölkerung und etwa doppelt so viele Kinder an Asthma. Asthmaanfälle werden meist durch → *Allergene* (allergisches Asthma), seltener durch Infektionen, körperliche oder psychische Belastung ausgelöst.

ATOPISCHES EKZEM
→*Neurodermitis*

AUFMERKSAMKEITS-DEFIZIT/HYPERAKTIVITÄTS-SYNDROM (ADHS)
Im Kindesalter beginnende psychische Störung, die sich u. a. durch eine geringe Fähigkeit zur Aufmerksamkeit, ein aufbrausendes Wesen und die Neigung zu Handlungen, ohne nachzudenken, äußert. Betroffene und ihre Angehörigen stehen meist unter einem enormen Leidensdruck. ADHS gilt als Störungsbild mit sowohl neurobiologischer als auch genetischer Komponente. Ebenso eine Rolle spielen psychosoziale Faktoren und Umweltbedingungen. Jungen sind mehr als doppelt so häufig betroffen wie Mädchen.

AUTISMUS
Bereits im Säuglingsalter beginnende, tiefgreifende Kontaktstörung mit Sprachstörung oder Retardierung. Die Säuglinge versuchen nicht, Kontakt mit der Mutter oder der Umwelt aufzunehmen, sie erscheinen starr und emotionslos, zeigen Koordinations- und Wahrnehmungsschwächen sowie verbale und Handlungsstereotypen. Es kommt oft zu lebenslanger Behinderung. Kindlicher Autismus (Asperger Syndrom) manifestiert sich meist im Schulalter. Jungen sind deutlich häufiger betroffen als Mädchen. Die wahrscheinlichste Ursache für Autismus liegt in einer fehlerhaften Koordination und Vernetzung verschiedener Gehirnbereiche, die über bildgebende Verfahren (Magnetresonanztomografie) dokumentiert werden kann. Wodurch diese ausgelöst wird, ist umstritten.

AUTOIMMUNERKRANKUNG
Überbegriff für Krankheiten, deren Ursache eine überschießende Reaktion des Immunsystems gegen körpereigenes Gewebe ist. Dadurch kommt es zu schweren Entzündungen, die zu Schäden an den betroffenen Organen führen, z. B. →*Multiple Sklerose*,→*Diabetes Typ 1* oder →*Morbus Crohn*.

BAKTERIEN
Einzellige Mikroorganismen in enormer gestaltlicher Vielfalt mit einer Größe von 2 µm bis zu 0,7 mm. Obwohl ihre Existenz vor mehr als 300 Jahren erstmals beschrieben wurde, ist bis heute noch die große Mehrzahl der Bakterienarten (>95 %) wissenschaftlich nicht erfasst. Manche benötigen Sauerstoff, für andere ist Sauerstoff Gift. Manche bilden Dauerstadien (Sporen), die

extreme Umweltbedingungen aushalten. Ihre Vermehrung erfolgt meist asexuell.

BIFIDUSSTÄMME
Nichtpathogene →*Milchsäurebakterien*, die zur Normalflora von Magen-Darm-Trakt und Vagina zählen.

BURN-OUT
Das Burn-out-Syndrom bezeichnet eine schwere chronische Erschöpfung, deren Auslöser meist im Berufs- und Familienumfeld liegt.

B-ZELLEN
B-Zellen entstehen bei allen Wirbeltieren im Knochen, daher auch ihr Name (engl. *bone*, Knochen). Sie machen zusammen mit den →*T-Zellen* die →*spezifische Immunabwehr* aus. B-Zellen sind als einzige Zellen in der Lage, →*Antikörper* zu produzieren. Sie sind damit die Träger der →*humoralen Immunantwort*. B-Zellen, die noch keinen Kontakt mit →*Antigenen* hatten, zirkulieren im Blut und den Organen des →*Lymphsystems*. Sobald sie Kontakt mit einem Antigen hatten und auch von einer T-Zelle mit demselben Kontakt stimuliert wurden, wandern sie in die Keimzentren von →*Thymus* oder →*Milz*, wo sie sich stark teilen und zu →*Plasmazellen* entwickeln. Nur jene Plasmazellen, die ein Antigen präsentieren können, das mit dem ursprünglichen weitgehend identisch ist, erhalten bei der »Ausgangskontrolle« von den T-Zellen ein Überlebenssignal, die restlichen sterben →*apoptotisch*. Nun wandern die B-Zellen als Plasmazellen ins Knochenmark, wo sie Antikörper produzieren. Plasmazellen haben eine Lebensdauer von teilweise bis zu einem Jahr. Die ebenfalls durch Zellteilung entstehenden B-Gedächtniszellen können mehrere Jahre, manchmal sogar lebenslänglich im Organismus bleiben. Bei erneutem Kontakt mit ihrem Antigen werden sie sofort aktiviert und können binnen weniger Stunden eine Immunreaktion auslösen, die eine Infektion eindämmt. B-Gedächtniszellen sind die wichtigsten Träger des Impfschutzes.

CANDIDA
Pilze mit zahlreichen für Menschen →*pathogenen* Arten. Der wichtigste Vertreter ist Candida albicans, der häufigste Erreger von Pilzinfektionen.

CHEMOKINE
chemische Lockstoffe, die bestimmte Zellen mit passenden →*Rezeptoren* anlocken

CHEMOTHERAPIE

Behandlung von Krebserkrankungen oder Infektionen durch chemotherapeutische Medikamente. Die Chemotherapie verwendet Stoffe, die ihre schädigende Wirkung möglichst gezielt auf bestimmte krankheitsverursachende Zellen bzw. Mikroorganismen ausüben und diese abtöten oder in ihrem Wachstum hemmen. Normale Körperzellen werden deutlich weniger von der Chemotherapie geschädigt. In der Behandlung von Infektionskrankheiten heißen diese Substanzen → *Antibiotika*, in der Krebstherapie →*Zytostatika*. Sie verhindern z. B. die Bildung neuer →*DNA*-Stränge sowie die Bildung neuer Zellwände oder blockieren die Vermehrung der schädlichen Keime bzw. Krebszellen auf eine andere Weise.

CHLAMYDIEN

Bakterienfamilie, die Erkrankungen der Schleimhäute, vorwiegend im Bereich der Augen, der Atemwege und Genitalien, auslösen kann. Sie vermehren sich ausschließlich innerhalb ihrer Wirtszellen und können auf normalen Nährmedien nicht angezüchtet werden.

CLOSTRIDIUM DIFFICILE

Clostridien sind stäbchenförmige Bakterien, die nur unter Sauerstoffausschluss wachsen. Sie können sich selbstständig bewegen und kommen überall vor, vor allem in Böden und im Verdauungstrakt von Menschen und Tieren. Die meisten der 61 bekannten Clostridienarten verursachen keine Krankheiten. Eine Ausnahme bildet Clostridium difficile, einer der häufigsten Krankenhauskeime, der, meist im Zuge einer Antibiotikatherapie, die Darmflora überwuchern und über die von ihm produzierten Gifte lebensgefährliche Durchfälle auslösen kann.

COLITIS ULCEROSA

→*Autoimmunerkrankung*, die zur Gruppe der chronisch entzündlichen Darmerkrankungen zählt. Im Gegensatz zu →*Morbus Crohn* breitet sich die Entzündung kontinuierlich vom Mastdarm beginnend aus und ist auf die Schleimhaut begrenzt.

CORTISOL

(auch: *Kortisol*) Steroidhormon, das aus Cholesterol in der Nebennierenrinde gebildet wird und zur Gruppe der Glucocorticoide zählt. Cortisol ist ein für den Menschen lebenswichtiges Stresshormon. Es besitzt ein sehr breites Wirkungsspektrum und hat im Stoffwechsel vor allem Effekte auf den Kohlenhydrathaushalt, den Fettstoffwechsel (durch die Förderung der Wirkung von →*Adrenalin* und →*Noradrenalin*) und den Proteinumsatz. Es wirkt entzündungshemmend und immunsuppressiv. Der Cortisolspiegel im Blut weist im Tagesverlauf eine typische Schwankung auf. Der höchste Wert wird morgens kurz nach dem Aufwachen erreicht.

CORTISON
(auch: *Kortison*) Umgangssprachlicher Ausdruck für Medikamente mit →*Cortisol*-Wirkung. Hydrocortison, wie die synthetische Form von Cortisol in der Pharmakologie genannt wird, wird zur Immunsuppression oral eingenommen oder intravenös injiziert. Zur entzündungshemmenden Wirkung (z. B. bei Ekzemen) wird Hydrocortison als Salbe auf die betroffenen Hautpartien aufgetragen. Bei Gelenkentzündungen (z. B. durch Gicht) kann der Wirkstoff auch in das entzündete Gelenk injiziert werden.

DARMFLORA
Gesamtheit der →*Mikroorganismen*, die den Darm besiedeln, vorwiegend →*Bakterien*. Der Darm des Menschen stellt ein komplexes und dynamisches bakterielles Ökosystem dar, das sich innerhalb der ersten Lebensjahre einstellt. Die Besiedlungsdichte des Darms ist anfangs gering und steigt mit zunehmendem Lebensalter stetig an. Während des Geburtsprozesses und kurz danach erfolgt die erste bakterielle Besiedlung des vorher sterilen menschlichen Gastrointestinaltraktes.

DENDRITISCHE ZELLEN
Zellen des →*Immunsystems*, deren wichtigste Funktion in der Verarbeitung und Präsentierung von →*Antigenen* liegt (→*antigenpräsentierende Zellen*). Sie erkennen Keimstrukturen und können durch Ausschüttung spezieller →*Zytokine* z. B. eine →*Th1*- oder eine →*Th2-Reaktion* fördern.

DIABETES MELLITUS
Stoffwechselkrankheit, bei der die Blutzuckerkonzentration chronisch erhöht ist. Diabetes Typ 2 (Altersdiabetes) manifestiert sich meist nach dem 40. Lebensjahr, gekennzeichnet durch →*Insulinresistenz*, meist allmählicher Beginn. Bei Diabetes Typ 1 (juvenile Diabetes) besteht im Gegensatz dazu ein absoluter

Insulinmangel, weil durch eine Autoimmunreaktion die insulinerzeugenden Zellen der Bauchspeicheldrüse zerstört werden.

DIPHTHERIE
Infektionskrankheit der oberen Atemwege, früher auch als Krupp bezeichnet (von engl. *croup*, Heiserkeit), ausgelöst durch →*Bakterien* vom Typ Corynebacterium diphtheriae. Die von diesen Erregern abgesonderten Bakteriengifte (Toxine) können zu lebensgefährlichen Komplikationen führen.

DNS
Desoxyribonukleinsäure, (engl. *DNA*), Biomolekül und Trägerin der Erbsubstanz. Sie enthält u. a. die Gene, die die Bauanleitung für Ribonukleinsäuren (→*RNS*) oder →*Proteine* enthalten. Im Normalzustand ist die DNS in Form einer Doppelhelix organisiert.

EIWEISS
→*Proteine*

ENDOTOXINE
Zerfallsprodukte von Bakterien, die im menschlichen Organismus zahlreiche Reaktionen erzeugen können. Sie zählen zu den →*Pyrogenen*, die bei Übertritt ins Blut →*Fieber* auslösen. Außerdem aktivieren sie eine Reihe von Signalwegen bei Immunzellen, die zur Freisetzung von →*Zytokinen* führen.

ERYTHROZYTEN
rote Blutkörperchen

ESCHERICHIA COLI (E. COLI)
Stäbchenförmige →*Bakterien*, die im Darm der meisten Säugetiere vorkommen. Gehören zu den bestuntersuchten Organismen der Welt. E. coli veranlasst ein dauerndes Training des →*Immunsystems*, produziert Vitamin K und fördert die Produktion von →*Immunglobulin A (IgA)*. Die Darmbakterien ernähren sich vorwiegend von Zucker und bestimmten Aminosäuren. Sie können sich gezielt in die Richtung eines Nahrungsvorkommens bewegen und auch ausweichen, wenn sie z.B. Salzkonzentrationen wahrnehmen, die sie schädigen könnten. E. coli gehört zur normalen Darmflora und teilt sich sehr schnell (alle 20 Minuten). Werden E. coli außerhalb des Darms »verschleppt«, können sie Infektionen (z.B. Harnwegsinfekte) auslösen.

FETTSÄUREN
Bestandteile natürlicher Fette (Lipide), chemisch eine Gruppenbezeichnung von Monocarbonsäuren.

Unterscheidung je nach Kettenlänge und Anzahl der Doppelbindungen (gesättigte, einfach und mehrfach ungesättigte Fettsäuren). Fette sind Grundnährstoffe des Menschen, lebensnotwendig zur Energiegewinnung, als Isolator gegen Kälte, Lösungsmittel für Vitamine, Schutzpolster für Nervenzellen und innere Organe sowie als Bestandteil der Zellwand.

FIEBER

Erhöhung der Körpertemperatur über den Normalwert bis zu lebensgefährlichen Höchstwerten, die je nach Quelle bei 42 °C bis 43 °C liegen. Fieber entsteht durch eine Verstellung des Sollwertes der Körpertemperatur im →*Hypothalamus*, dem wichtigsten Steuerungszentrum des vegetativen Systems im Zwischenhirn. Fiebersenkende Medikamente (Antipyretika) sind z. B. Acetylsalicylsäure (z. B. →*Aspirin*), Ibuprofen oder Paracetamol. Bei Babys und Kindern werden diese meist als Fieberzäpfchen verabreicht.

FRESSZELLEN

Zellen des Immunsystems, die Antigene aufnehmen und vernichten können, z. B. →*Makrophagen* oder →*neutrophile Granulozyten*

GRANULOZYTEN

Machen die Hälfte bis drei Viertel aller →*Leukozyten* (weißen Blutkörperchen) aus. Sie werden im Knochenmark gebildet und ins Blut abgegeben. Es gibt neutrophile, basophile und eosinophile Granulozyten, die jeweils unterschiedliche Funktionen haben.

- NEUTROPHILE GRANULOZYTEN stellen den Hauptanteil der Leukozyten. Ein Erwachsener Mensch produziert täglich 100 Milliarden Zellen. Bei ihnen handelt es sich um →*Fresszellen* der →*angeborenen Immunabwehr*. Sie sind nur sehr kurzlebig. Wenn sie nicht binnen sechs Stunden in Kontakt mit →*Krankheitserregern* oder Entzündungen kommen, erfahren sie die →*Apoptose*. Bei Entzündungen wandern sie, angelockt von →*Chemokinen*, ins betroffene Gewebe ein.
- BASOPHILE GRANULOZYTEN enthalten wie die →*Mastzellen* in ihrem Inneren →*Histamin* und →*Heparin*. Sie können mit diesen Zellen in Interaktion treten und ihre Wirkung gegenseitig verstärken.
- EOSINOPHILE GRANULOZYTEN enthalten ebenfalls →*zytotoxische* Substanzen. Sie

spielen eine wichtige Rolle in der Parasitenabwehr. Bei →*Allergien* ist ihre Anzahl stark vermehrt, sodass sie als wichtiger Anzeiger einer vorhandenen Allergie gelten.

GRIPPALER INFEKT

Akute Infektionskrankheit, die den Nasen-, Hals-, und Rachentrakt sowie Bronchien erfassen kann; meist von Viren verursacht. Erkältungsinfekte sind die häufigsten Krankheiten des Menschen, Erwachsene erkranken etwa zwei- bis dreimal pro Jahr, Kinder im Schnitt doppelt so oft.

GRIPPE

→*Influenza*

GÜRTELROSE (HERPES ZOSTER)

Wird durch das →*Varizella-Zoster-Virus* bei Erwachsenen ausgelöst. Es handelt sich um dieselben Viren, die →*Windpocken* auslösen. Die Viren verbleiben latent in den Nervenknoten des Rückenmarks, den sogenannten Spinal-Ganglien, sowie in den Ganglien der Hirnnerven. Die Gürtelrose ist demnach keine Infektion im eigentlichen Sinne, sondern die erneute Aktivierung des Varizella-Zoster-Virus nach einer mehr oder weniger langen Latenzzeit. Der Herpes Zoster kann als solcher nicht direkt übertragen werden.

HÄMOGLOBIN

Farbstoff der roten Blutkörperchen (→*Erythrozyten*)

HAUPTHISTOKOMPATIBILITÄTSKOMPLEX (MHC)

Die gebräuchliche Abkürzung für diesen wichtigsten Bestandteil des Regulationssystems der Immunabwehr, MHC, stammt vom englischen Ausdruck Major Histocompatibility Complex. Histokompatibilität bedeutet Gewebeverträglichkeit. MHC-Regionen finden sich auf nahezu allen Körperzellen und bezeichnen diese Zellen als zum Körper gehörig. Sie stellen ein »Kurzporträt« der in der Zelle gebildeten →*Proteine* dar, sind also so etwas wie ein »Ausweis« im eigenen Zellverbund und werden beim Kontakt mit →*natürlichen Killerzellen* »vorgezeigt«. →*T-Zellen* lernen in ihrer Ausbildung im →*Thymus* die verschiedenen Bestandteile des MHC, damit sie →*Antigene* von körpereigenen Zellen, also fremd von eigen, unterscheiden können. →*Zytotoxische T-Zellen* binden in der Folge nicht an Körperzellen, deren MHC unverdächtig ist. Wenn eine Zelle von Mutationen betroffen ist oder von Viren infiziert wurde, so werden im MHC neuartige Proteine präsentiert, die die krankhafte Veränderung der Zelle signalisieren. →*Makrophagen* und →*dendritische Zellen* zählen zu den »professionellen« →*antigenpräsentierenden Zellen*. Sie suchen mit Antigenen in ihrem MHC aktiv die Organe des Lymphsystems auf, um ihren Fund zu präsentieren.

HEPARIN
aus der Leber gewonnene Substanz, die die Blutgerinnung hemmt

HEPATITIS
Entzündung der Leber, die durch Viren (z. B. Hepatitis A, B, C), Bakterien oder Parasiten ausgelöst werden kann; außerdem durch Gifte (z. B. bei Alkoholhepatitis) oder auch durch Autoimmunprozesse

HERPES
Gruppe von Virusinfektionen, von denen acht auch den Menschen betreffen (humane Herpesviren). Dazu zählen z. B. Herpes simplex (Fieberbläschen), das Varizella-Zoster-Virus (Windpocken, Gürtelrose) oder das Epstein-Barr-Virus (Pfeiffersches Drüsenfieber).

HEUSCHNUPFEN
durch →*Immunglobuline* der Klasse E (IgE) vermittelte →*allergische Reaktion*, die eine Entzündung der oberen Atemwege bewirkt

HISTAMIN
Wirkt als Gewebshormon und als Nervenbotenstoff. Histamin ist eine der zentralen Substanzen des →*Immunsystems* und wirkt über verschiedene Regelkreise entzündungsfördernd, auch im Rahmen einer →*Allergie*. Histamin führt zu Jucken, Schmerzen und Kontraktion der glatten Muskulatur (etwa in den Bronchien). Es hat jedoch noch eine Menge anderer Aufgaben, ist z. B. ein wichtiger Regulator des Appetits, der Magensäureproduktion und des Schlaf-Wach-Rhythmus. Histamin wird u. a. in →*Mastzellen*, →*basophilen Granulozyten* und →*Nervenzellen* gespeichert.

HORMONE
Biochemische Botenstoffe, die innerhalb eines Lebewesens Informationen von einem Organ zum anderen bzw. ins Gewebe übermitteln. Im Gegensatz zur Reizleitung über die Nerven können einige Sekunden (z. B. Adrenalin) bis Stunden vergehen, bis die Wirkung der Hormone

einsetzt. Hormone erkennen ihre »Empfängerzellen« an speziellen →*Rezeptoren*. Gebildet werden sie meist in speziellen Hormondrüsen.

HP-VIREN (HUMANE PAPPILLOMAVIREN)
Gruppe von Viren, die in rund 150 Typen eingeteilt werden und verschiedene Zelltypen, z. B. Schleimhäute im Genitalbereich, befallen. Bei fast allen Zervixkarzinomen sind HP-Viren nachweisbar. Gegen 2 von 15 dieser Hochrisikotypen (HPV 16 und 18) richtet sich die HPV-Impfung.

HUMORALE IMMUNANTWORT
Sie bezeichnet die Produktion von →*Antikörpern* über →*B-Zellen* und ist Teil der →*spezifischen Immunabwehr*. Humoral bedeutet »auf dem Weg über Körperflüssigkeiten« – im Gegensatz zur →*zellulären Immunabwehr*, die sich konkret gegen fremde Zellen richtet. Die von den aktivierten B-Zellen als →*Plasmazellen* produzierten Antikörper binden an →*Antigene* und blockieren diese, sodass sie keinen Schaden mehr anrichten können und in der Folge z. B. im Stoffwechsel ausgeschieden werden. Die Antigene werden durch die an ihnen haftenden Antikörper aber auch markiert und dadurch für den Angriff durch andere Abwehrzellen freigegeben.

IMMUNEIWEISS
→*Antikörper*, →*Immunglobuline*

IMMUNGLOBULINE (IG)
→*Antikörper*. Beim Menschen gibt es fünf Klassen von Immunglobulinen mit verschiedenen Aufgaben:

- IGA
  schützt vor →*Pathogenen* auf den Schleimhäuten der Atemwege, der Augen, des Magen-Darm-Traktes sowie des Urogenitalsystems und wird über spezielle Drüsen auch rund um die Brustwarze von Müttern abgegeben.
- IGD
  findet sich als →*Rezeptor* auf reifen →*B-Zellen*, die noch keinen Kontakt mit →*Antigenen* hatten. Seine Funktion ist noch weitgehend unbekannt.
- IGE
  vermittelt den Schutz vor Parasiten (z. B. →*Würmern*) und ist meist an →*Mastzellen* gebunden. Bei Kontakt mit Antigenen wird es quervernetzt, was u.a. zur Freisetzung von →*Histamin* führt und eine Entzündungsreaktion hervorruft.
- IGG
  stellt den Großteil (ca. 75%) der Antikörper und wird

erst in einer verzögerten Abwehrphase gebildet. Sein Nachweis zeigt eine durchgemachte Infektion oder eine Impfung an.

- IgM
  ist die erste Klasse von Antikörpern, die bei Kontakt mit →*Antigenen* gebildet wird, und zeigt deshalb die akute Infektionsphase an.

Immunglobuline, vor allem jene der Klasse IgG, werden auch als Arzneimittel eingesetzt und z. B. aus Blutplasma von Spendern, aber auch von Tieren (z. B. Antiseren für passive Impfung) isoliert. Spezielle, sogenannte →*monoklonale Antikörper* werden speziell designt und seit einigen Jahren verstärkt in der Krebsmedizin oder bei →*Autoimmunkrankheiten* eingesetzt.

IMMUNOLOGIE
Dieser Wissenschaftszweig befasst sich zentral mit den molekularen und zellulären Komponenten des →*Immunsystems* sowie deren Funktion und Zusammenspiel.

IMMUNSUPRESSIVA
Medikamente zur Unterdrückung der Funktionen des →*Immunsystems.*

IMMUNSYSTEM
Biologisches Abwehrsystem höherer Lebewesen. Es entfernt in den Körper eingedrungene Mikroorganismen und Fremdstoffe (→*Antigene*) und ist außerdem in der Lage, fehlerhaft gewordene körpereigene Zellen zu zerstören. Das Immunsystem ist ein komplexes Netzwerk aus verschiedenen Organen (→*Thymus*, →*Milz*), Zelltypen (→*Granulozyten*, →*Makrophagen*, →*natürlichen Killerzellen*, →*B- und T-Zellen*, →*Antikörpern*), Botenstoffen und Hormonen (→*Zytokine*). Seine beiden Haupttypen beim Menschen sind das →*angeborene* und das erworbene Immunsystem (→*spezifische Immunabwehr*).

INFLUENZA
häufig als Grippe bezeichnete Infektionskrankheit, die von Influenzaviren verursacht wird

INSULIN
lebenswichtiges Hormon, das in den Beta-Zellen der Bauchspeicheldrüse gebildet wird und die Konzentration des Blutzuckers reguliert

INTERFERONE
Gewebshormone, die von verschiedenen →*Leukozyten* (weißen Blutkörperchen) gebildet werden können und je nach Art

des Interferons die Immunreaktion stimulieren

- ALPHA-INTERFERON aktiviert in umliegenden Zellen den Bau von →*Proteinen*, die eine weitere Virussynthese hemmen und den Abbau der Virenerbsubstanz fördern.
- GAMMA-INTERFERON wird von →*Th1-Zellen* bei Bakterieninfektionen gebildet und hat vielfältige Auswirkungen, u. a. auf die Aktivität von →*Makrophagen*.

Interferone werden als pharmazeutische Wirkstoffe bei zahlreichen Krankheiten (z. B. →*Hepatitis*, →*Multiple Sklerose*) genutzt.

INTERLEUKINE
Botenstoffe des →*Immunsystems*, die ähnlich wie →*Hormone* höchst unterschiedlich wirken. Interleukin 1 fördert bspw. Entzündungen, Interleukin 2 bewirkt das Wachstum der Immunzellen, Interleukin 10 dagegen hemmt die Aktivität von →*Makrophagen*, Interleukin 12 ermöglicht es, dass sich →*Lymphozyten* in die wichtigen →*Th1-Zellen* weiterentwickeln.

KINDERKRANKHEIT
Infektionskrankheit mit hoher Durchseuchungsrate, die typischerweise eine lebenslange Immunität hinterlässt und daher überwiegend im Kindesalter auftritt (z. B. →Windpocken)

KNOCHENMARK
Wichtigstes blutbildendes Organ des Menschen, füllt die Hohlräume der Knochen. Im Schnitt besitzt ein Erwachsener 2600 g Knochenmark.

KOLONIESTIMULIERENDE FAKTOREN
Wachstumsfaktoren für die roten und weißen Blutkörperchen. Hauptvertreter ist das Erythropoetin (EPO), das von der Niere produziert wird und die Bildung roter Blutkörperchen anregt.

KRANKHEITSERREGER
Zu Krankheitserregern zählen →*Bakterien*, →*Viren*, Toxine (Gifte), →*Würmer*, →*Pilze* und bestimmte Protozoen (Einzeller).

KREBS
Bezeichnung für einen bösartigen Tumor. Gutartige Tumore wie Muttermale und Fettgeschwülste (Lipome) werden in der Fachsprache nicht als Krebs bezeichnet, sie können aber trotzdem gefährlich werden, da sie u.a. entarten können. Krebs ist im allgemeinen Sprachgebrauch ein Sammelbegriff für eine Vielzahl verwand-

ter Krankheiten, bei denen Körperzellen unkontrolliert wachsen, sich teilen und gesundes Gewebe verdrängen und zerstören. Krebs hat unterschiedliche Auslöser, die letztlich alle zu einer Störung des genetisch geregelten Gleichgewichts zwischen Zellzyklus (Wachstum und Teilung) und Zelltod (→*Apoptose*) führen.

LAKTOBAZILLEN
→Milchsäurebakterien

LEBENDIMPFSTOFF
Besteht im Gegensatz zum →*Totimpfstoff* aus lebenden Keimen. Diese sind abgeschwächt (attenuiert), sodass sie sich zwar noch vermehren, aber nicht mehr die Krankheit auslösen können. Lebendimpfstoffe werden als Spritzimpfung (z. B. Masern-Mumps-Röteln-Impfung) oder als Schluckimpfung (z. B. Rotavirus, Polio) verabreicht.

LEUKOZYTEN
Oberbegriff der weißen Blutkörperchen im Gegensatz zu den roten Blutkörperchen (→*Erythrozyten*), die den Farbstoff →*Hämoglobin* besitzen. Leukozyten gehören zum →*Immunsystem* und sind dort Teil der →*angeborenen* und der →*spezifischen Immunabwehr*. Sie sind vor allem im Blut, in den Organen des →*Lymphsystems* sowie im →*Knochenmark* zu finden. Leukozyten sind etwa doppelt so groß wie Erythrozyten und besitzen einen Zellkern. Sie können sich selbstständig bewegen und aktiv aus dem Blut in verschiedene Zellgewebe einwandern. Erzeugt werden Leukozyten als Vorläuferzellen im Knochenmark. Anschließend bilden sie über den Einfluss diverser Wachstumsfaktoren je nach Aufgabe spezielle Funktionen aus und durchlaufen schließlich in den verschiedenen Organen des Lymphsystems auch noch eine aufgabenspezifische Schulung.

LUNGENENTZÜNDUNG
Akute oder chronische Entzündung des Lungengewebes, meist verursacht durch →*Viren*, →*Bakterien* oder →*Pilze*. Weltweit die häufigste tödliche Infektionskrankheit.

LYMPHKNOTEN
Sekundäres Organ des →*Lymphsystems*, Filterstation für die Lymphe (Gewebswasser), Teil des →*Immunsystems*, in dem →*B-Zellen* differenziert und vermehrt werden und auch Entwicklungsschritte der →*T-Zellen* stattfinden.

LYMPHOZYTEN
Zu den Lymphozyten gehören

die →*T-Zellen* und die →*B-Zellen* sowie die →*natürlichen Killerzellen.* Mengenmäßig stellen Lymphozyten etwa ein Drittel der weißen Blutkörperchen. Sie bilden die wichtigsten Funktionen der →*spezifischen Immunabwehr.* Durch Genumlagerungen können Lymphozyten →*Rezeptoren* gegen fast alle nur denkbaren Substanzen bilden. Diese werden →*Antigene* genannt. Die Rezeptoren heißen je nach Art der Lymphozyten B-Zell-Rezeptoren oder T-Zell-Rezeptoren.

LYMPHSYSTEM

Teil des →*Immunsystems,* gliedert sich in die lymphatischen Organe und das Lymphgefäßsystem. Primäre Organe sind →*Thymus* und →*Knochenmark.* Zu den sekundären Organen zählen →*Milz,* →*Mandeln* und →*Lymphknoten.*

MAKROPHAGEN

Makrophagen sind →*Fresszellen* und gehören als →*Leukozyten* zu den entwicklungsgeschichtlich ältesten Abwehrzellen des →*angeborenen Immunsystems.* Ihre im →*Knochenmark* gebildeten Vorläuferzellen heißen →*Monozyten.* Als solche wandern sie in die Blutgefäße. Bei Infektionen sind sie wie die →*neutrophylen Granulozyten* in der Lage, in das betroffene Gewebe einzuwandern. Hier wandeln sie sich unter dem Einfluss von →*Zytokinen* oder im direkten Kontakt mit Keimen in Makrophagen um. Makrophagen können auch zu mehrkernigen Riesenzellen fusionieren, wenn dies die Größe des Eindringlings erfordert. Beim Fressvorgang, der Phagozytose (von gr. *phagein,* fressen), werden die fremden Mikroorganismen aktiv »umflossen« und innerhalb der Zelle zerkleinert. Gleichzeitig locken Makrophagen und Granulozyten über chemische Signalstoffe (→*Chemokine*) weitere Zellen ihrer Art aus dem Blutstrom an. Sie setzen selbst auch Zytokine frei, mit denen sie den Entzündungsprozess auslösen und verstärken. Teile des erbeuteten Keims werden in der Folge auf der Oberfläche der Makrophagen fixiert und machen sich als →*antigenpräsentierende Zellen* auf den Weg in die →*Lymphknoten* bzw. die →*Milz,* wo sie ihren Fund den →*T-Zellen* zeigen und diese aktivieren. Daneben beseitigen Makrophagen auch gealterte, beschädigte oder →*apoptotische Zellen.*

MANDELN (TONSILLEN)

→*Lymphatische* Organe im Bereich von Mundhöhle und Rachen. Sie sind bei der Einatmung die ersten Organe, mit denen → *Krankheitserreger* in Kontakt kommen, und fungieren damit als Wachorgane des → *Immunsystems.*

MASERN
durch Masernviren hervorgerufene, hoch ansteckende Infektionskrankheit

MASTZELLEN
Zellen der Immunabwehr, die bestimmte Botenstoffe wie z. B. →*Histamin* und →*Heparin* in Bläschen gespeichert haben. Beim ersten Kontakt mit einem →*Allergen* bleiben die Betroffenen meist völlig symptomfrei, doch es werden spezifische →*Antikörper* (→*Immunglobulin E, IgE*) gebildet, die gegen das → *Antigen* gerichtet sind. Sie setzen sich massenhaft auf der Oberfläche der Mastzellen fest, die überall im Körper, v. a. auf den Schleimhäuten, vorkommen. Erst beim zweiten Kontakt mit dem Allergen, wenn diese an die Antikörper binden, kommt es zur allergischen Reaktion. Die Mastzellen vernetzen sich miteinander und entleeren ihre Bläschen. Das Histamin bindet in der Folge an die benachbarten Gewebszellen und kann binnen weniger Sekunden eine heftige Wirkung hervorrufen (allergische Sofortreaktion). Im Alter nimmt die Zahl der Mastzellen ab, was auch zu einem Nachlassen der allergischen Sensibilität führt.

MENINGITIS
Hirnhautentzündung

MENINGOKOKKEN
Bakterien, die verschiedene Krankheiten (z. B. →*Meningitis*) auslösen können. Sie werden, so wie auch die →*Pneumokokken*, durch Tröpfcheninfektion (z. B. Anhusten, Küssen) von Mensch zu Mensch übertragen und setzten sich auf den Nasenschleimhäuten fest. Oft auch, ohne krank zu machen. Derzeit sind 13 verschiedene Meningokokken-Typen bekannt. In Deutschland herrscht Typ B vor, der ca. 70 % der Krankheitsfälle verursacht. Die Meningokokken-Impfung wirkt gegen den selteneren Typ C.

MHC
→Haupthistokompatibilitätskomplex

MIKROBEN (MIKROORGANISMEN)
mikroskopisch kleine Organismen mit eigenem Stoffwechsel (Ausnahme: →*Viren*), die als einzelne Individuen mit bloßem Auge

in der Regel nicht erkennbar sind

MILCHSÄUREBAKTERIEN
(= Laktobazillen) Sie bilden eine Ordnung von Bakterien, die sich dadurch auszeichnen, dass sie Zucker zu Milchsäure abbauen (Milchsäuregärung). Sie ähneln sich untereinander kaum und sind zur Energiegewinnung auf Kohlenhydrate angewiesen. Sie finden sich nur an speziellen Orten, wie im Darm und auf Schleimhäuten von Säugetieren und an allen Orten, die mit Milch in Berührung kommen. Verschiedene Stämme der Milchsäurebakterien werden zur Konservierung von Lebensmitteln, z. B. bei Joghurt, Kefir, Sauermilch, Käse, aber auch im Sauerkraut und beim Backen (z. B. im Sauerteig) eingesetzt. Milchsäurebakterien gehören zu den wichtigsten Vertretern der menschlichen Darmflora sowie der Vaginalflora. Einige Arten sind Krankheitserreger, z. B. die →Pneumokokken (Streptococcus pneumoniae, Erreger der →*Lungenentzündung*) oder Streptococcus mutans (an der Entstehung von Karies beteiligt).

MILZ
In den Blutkreislauf eingeschaltetes sekundäres Organ des →*Lymphsystems*, das nahe am Magen gelegen ist. Sie dient zum einen der Vermehrung der → *Lymphozyten*, zum anderen der Aussonderung alter roter Blutkörperchen.

MITOCHONDRIEN
Energiekraftwerke der Zellen, die nur mütterlich vererbt werden und innerhalb der Zelle mit eigenem Erbgut und eigenem Vermehrungszyklus bestehen

MONOKLONALE ANTIKÖRPER
Richten sich in ihrer Bindungsfähigkeit nur an einen bestimmten kleinen Molekülabschnitt eines Antigens. Spielen derzeit in der medizinischen Forschung eine große Rolle, da sie auch gezielt zum Einsatz gegen → *Zytokine* verwendet werden können. Der Antikörper Trastuzumab (Herceptin) besetzt bspw. einen Rezeptor auf Brustkrebszellen, der als Andockstation für Wachstumshormone dient, und vermindert damit das Tumorwachstum. Infliximab (Remicade) richtet sich gegen den →*Tumornekrosefaktor* und wird in der Therapie von →*Autoimmunerkrankungen* eingesetzt.

MONOZYTEN
im Blut zirkulierende Zellen des →*Immunsystems*, Vorläufer der →*Makrophagen*

MORBUS CROHN

→*Autoimmunerkrankung*, die zur Gruppe der chronisch entzündlichen Darmerkrankungen zählt. Sie kann im gesamten Magen-Darm-Trakt von der Mundhöhle bis zum After schubweise auftreten. Charakteristisch für Morbus Crohn ist (im Unterschied zur →*Colitis ulcerosa*) der abschnittsweise Befall der Darmschleimhaut mit gesundem Gewebe dazwischen.

MRSA

Abkürzung für Methicillin-resistente →*Staphylococcus aureus* Bakterien. Methicillin wird als Test-Antibiotikum verwendet, um die Antibiotika-Sensitivität von Bakterien zu testen. MRSA sind berüchtigte multiresistente Krankenhauskeime.

MULTIPLE SKLEROSE

Meist schubweise ablaufende →*Autoimmunerkrankung*, die die gesamte weiße Substanz des Zentralnervensystems befallen kann. Bei der Multiplen Sklerose (MS) treten im Marklager von Gehirn und Rückenmark verstreut multiple entzündliche Entmarkungsherde auf, die wahrscheinlich durch den Angriff körpereigener Abwehrzellen auf die Myelinscheiden der Nervenzellen verursacht werden. Neben Epilepsie ist MS eine der häufigsten neurologischen Erkrankungen im jungen Erwachsenenalter. Ab 60 Jahren sind nahezu keine Neuerkrankungen bekannt.

MUMPS

Durch das Mumpsvirus hervorgerufene Infektion, die zu einer typischen Schwellung der Ohrspeicheldrüsen führen kann und die häufigste Ursache einseitiger frühkindlicher Schwerhörigkeit ist. Wesentlich weniger ansteckend als →*Masern*- oder →*Windpockenviren*.

MYCOBAKTERIEN

Sie umfassen etwa hundert verschiedene Bakterienarten. Zu ihnen zählen auch die Erreger der Tuberkulose und der Lepra. Diese leben als Parasiten in den →*Makrophagen* und wachsen sehr langsam (Generationszeit von 6 bis 24 Stunden). Die schnell wachsenden Vertreter (Generationszeit von 1 bis 4 Stunden) sind meist nicht →*pathogen* und leben frei in der Umwelt, z. B. im Boden und im Süß- und Salzwasser.

NATÜRLICHE KILLERZELLEN

Diese Zellen gehören zu den →*Lymphozyten* und sind in

der Lage, abnormale Körperzellen, wie Tumorzellen oder virusinfizierte Zellen, an einer krankhaften Veränderung ihrer Oberfläche im sogenannten →*Haupthistokompatibilitätskomplex (MHC)* zu erkennen. In diesem Fall injizieren sie →*zytotoxische* Substanzen in die geschädigten Zellen, was diese zur →*Apoptose* anregt. Natürliche Killerzellen sind auf körperinterne Immunfunktionen beschränkt. Sie besitzen keine →*Rezeptoren* gegen →*Antigene* und gehören zum →*angeborenen Immunsystem*. Natürliche Killerzellen müssen auch nicht, wie andere Zellen des Immunsystems, extra aktiviert werden. Allerdings kann ihre Aktivität durch bestimmte →*Zytokine* oder →*Interferone* gesteigert werden. In dieser Phase sondern sie dann selbst große Mengen von Gamma-Interferon ab, welches Infektionen eindämmen kann.

NERVENZELLEN
Diese Zellen (Neuronen) sind auf die Erregungsleitung spezialisiert und Basis des Nervensystems höherer Lebewesen. Ein Neuron steht über Synapsen mit anderen Nervenzellen oder mit Empfängerzellen in Verbindung. Durch ihre elektrische Leitfähigkeit sind sie in der Lage, Nervenimpulse weiterzuleiten, Informationen zu verarbeiten und auch zu speichern. Das menschliche Gehirn besteht aus bis zu einer Billion Nervenzellen.

NEURODERMITIS
Auch als allergische Dermatitis oder atopisches Ekzem bezeichnete Hautkrankheit. Ihr Kennzeichen sind rote, schuppende, manchmal auch nässende Ausschläge auf der Haut, die oft mit quälendem Juckreiz verbunden sind. Die Neurodermitis gilt nicht als heilbar. Zur Basisbehandlung und Vorbeugung werden fett- und harnstoffhaltige Pflegesalben verwendet. Infektionshemmende Salben enthalten häufig →*Antibiotika* oder pilzhemmende Wirkstoffe. Zur Behandlung stärkerer Entzündungen werden →*Immunsuppressiva*, am häufigsten →*cortisonhaltige* Präparate eingesetzt. Bei etwa 60 % der Betroffenen tritt die Neurodermitis während des ersten Lebensjahres erstmals auf. Die Symptome vermindern sich meist mit den Jahren und verschwinden häufig in der Pubertät. Neurodermitis wurde in den letzten beiden Jahrzehnten immer häufiger. Viele Patienten leiden auch an anderen →*Allergien*.

NORADRENALIN
Hormon des Nebennierenmarks, das vorwiegend auf die Schlagadern des Kreislaufsystems wirkt, diese verengt und damit den Blutdruck beschleunigt. Es ist eng verwandt mit dem Adrenalin und zählt zu den Stresshormonen.

PATHOGEN
→*Krankheitserreger*; pathogen bedeutet krank machend

PENICILLIN
von Alexander Fleming erstmals beschriebenes → *Antibiotikum*

PILZ
Pilze bilden neben Pflanzen und Tieren ein eigenständiges Reich der Eukaryoten (Ein- oder Mehrzeller mit Zellkern). Zu ihnen zählen sowohl Einzeller (z. B. Backhefe) als auch Mehrzeller (z. B. Schimmelpilze, Speisepilze). Pilze vermehren sich über Sporen und vegetativ durch Ausbreitung ihrer manchmal sehr langlebigen Myzelien, einem feinen, fadenförmigen Geflecht, das bei Speisepilzen im Waldboden Ausdehnungen von bis zu einem Quadratkilometer erreicht. Medizinisch bedeutsam sind Pilze zur Herstellung bestimmter Antibiotika (z. B. →*Penicillin*). Auf der Haut des Menschen lebt eine Vielzahl von Pilzen. Sie ernähren sich von abgestorbenen Hautzellen und Schweiß und sind normalerweise harmlos. Sie können aber – vor allem bei Abwehrschwäche – auch Krankheiten verursachen.

PLASMAZELLEN
Aktivierte →*B-Zellen*, die ins Knochenmark wandern und dort – umgewandelt zu Plasmazellen – →*Antikörper* produzieren. Auch B-Gedächtniszellen können sich bei einem Zweitkontakt mit →*Antigenen* in Plasmazellen umwandeln.

PNEUMOKOKKEN
Bakterien der Art Streptococcus pneumoniae, die besonders bei Babys, älteren Menschen sowie chronisch Kranken schwere Infektionen auslösen können. Dazu zählen →*Lungenentzündung*, →*Meningitis*, Mittelohrentzündung sowie Entzündungen der Nasennebenhöhlen. Eine Besiedlung mit Pneumokokken ist normalerweise symptomlos. Warum sie bei einigen Menschen zu lebensgefährlichen Krankheiten führt, ist noch nicht vollständig erforscht. Es gibt zwei verschiedene Impfstoffe gegen Pneumokokken, die von der →STIKO seit 2006

für Erwachsene über 60 Jahre bzw. für Kleinkinder ab dem zweiten Lebensmonat bis zum zweiten Lebensjahr empfohlen sind.

PROTEINE
Makromoleküle, umgangssprachlich auch Eiweiße genannt, die hauptsächlich aus den Elementen Kohlenstoff, Wasserstoff, Sauerstoff, Stickstoff und – seltener – Schwefel aufgebaut sind. Proteine gehören zu den Grundbausteinen aller Zellen. Bausteine der Proteine sind →*Aminosäuren*, die zu Ketten verbunden sind.

PSORIASIS
→*Schuppenflechte*

PYROGENE
(von gr. *pyros*, Feuer) Stoffe, die entzündlich wirken. In der Medizin wird der Ausdruck meist für →*Fieber* auslösende Substanzen verwendet. Dazu zählen z. B. die →*Endotoxine* verschiedener →*Bakterien*. Der Organismus besitzt aber auch selbst Pyrogene, um damit Fieber auszulösen, etwa den →*Tumornekrosefaktor* oder →*Interleukin* 1.

REGULATORISCHE T-ZELLEN
Regulatorische T-Zellen (T-reg) wurden Mitte der Neunzigerjahre erstmals beschrieben. Obwohl ihre Mechanismen noch nicht wirklich verstanden werden, scheinen diese Zellen von enormer Bedeutung für die Aufrechterhaltung der immunologischen Toleranz zu sein. Viele Wissenschaftler vermuten in ihrer Funktion einen Schlüssel zum Verständnis von →*Allergien* und →*Autoimmunerkrankungen*. Bei Kontakt mit speziellen →*Antigenen* wirken sie hemmend auf →*T-Helferzellen* und →*zytotoxische T-Zellen*. Sie setzen auch bestimmte →*Zytokine* frei, die eine überschießende Immunantwort abbremsen.

RESISTENZEN
Widerstandskraft eines Organismus gegen äußere Einflüsse. Im Laufe vieler Generationen können Organismen durch Mutation und Selektion resistent werden (angeborene Resistenz). Viele bakterielle Krankheitserreger haben eine Resistenz gegen →*Antibiotika* entwickelt, mit der Folge, dass die Behandlung der durch diese ausgelösten Krankheiten schwieriger wird. Resistenz kann auch erworben werden, indem Gene für Antibiotikaresistenzen von einem Bakterium auf ein anderes übertragen werden. Es gibt vor allem in Krankenhäusern Krankheitserreger, die sich

auf diese Weise mehrere Resistenzfaktoren angeeignet haben, also multiresistent geworden sind – meist als Folge des kontinuierlichen Selektionsdrucks durch Antibiotikagabe z. B. auf intensivmedizinischen Abteilungen.

REZEPTOREN
Proteinkomplexe auf molekularer Ebene, die auf der Oberfläche von Zellen hervorragen, um damit beispielsweise bestimmte Partikel zu binden, Signale zu empfangen oder auch Nahrung ins Innere der Zelle zu schaffen. Jeder Rezeptor besitzt eine bestimmte Passform für Moleküle, die nach dem Schlüssel-Schloss-Prinzip an die Rezeptorstruktur andocken. Viren nutzen dieses Prinzip, indem sie sich an vorhandene Rezeptoren anpassen, um auf diesem Weg in Zellen einzudringen.

RIBONUKLEINSÄURE (RNS)
Die wichtigste Funktion der RNS (engl. *RNA*) ist die Umsetzung von genetischer Information in →*Proteine*. Vom Aufbau her ist die RNS der DNS ähnlich, jedoch meist einzelsträngig.

ROTAVIREN
Häufigste Ursache für schwere Durchfälle im Kleinkindalter. In den Entwicklungsländern sterben aufgrund unzureichender medizinischer Versorgung jährlich bis zu 850 000 Kinder an einer durch Rotaviren verursachten schweren Verlaufsform von Durchfall mit folgender Dehydration (Wasserentzug).

SALMONELLEN
Stäbchenförmige →*Bakterien*, →*Krankheitserreger* bei Menschen und Tieren, eng verwandt mit der Gattung →*Escherichia* (z. B. *E. coli*). Etwa jede fünfte Person in Deutschland ist Salmonellenträger. Salmonellen sind auch außerhalb ihrer Wirte wochenlang überlebensfähig. In getrocknetem Kot sind sie mehr als zwei Jahre lang nachweisbar. Um sich vor einer Salmonelleninfektion sicher zu schützen, wird die Erhitzung von Lebensmitteln über mindestens zehn Minuten bei 75 °C empfohlen.

SARS
Das schwere akute respiratorische Syndrom ist eine Infektionskrankheit. Ihr klinisches Bild entspricht dem einer schweren Lungenentzündung. Als Auslöser wurde ein Coronavirus identifiziert. Diese Virengruppe verursacht etwa ein Drittel aller Erkältungskrankheiten. SARS wurde erst-

mals 2002 in der chinesischen Provinz Guangdong beobachtet. Nach Auskunft der WHO starben im Zuge der SARS-Epidemie bis zum Herbst 2003 weltweit rund 1000 Menschen.

SCHUPPENFLECHTE (PSORIASIS)
nicht ansteckende →*Autoimmunerkrankung*, die sich meist durch stark schuppende, punktförmige bis handtellergroße Hautstellen, häufig an den Knien, Ellenbogen und der Kopfhaut, äußert

SPEZIFISCHE IMMUNABWEHR
Früher wurde diese zweite Abwehrlinie des Immunsystems »erworbenes Immunsystem« genannt. Heute wird der Begriff spezifische Immunabwehr oder adaptives Immunsystem vorgezogen. Dieser Zweig des Immunsystems ist entwicklungsgeschichtlich wesentlich jünger als die →*angeborene Immunabwehr*. Sie ist in der Lage, zu lernen und sich an spezifische Strukturen (→*Antigene*) von Erregern zu erinnern. Damit ist es dem Immunsystem möglich, sich auf neue oder stark veränderte Krankheitserreger einzustellen und gezielt Abwehrzellen und →*Antikörper* zu bilden. Zur zweiten Abwehrlinie zählen →*antigenpräsentierende Zellen* wie die →*dendritischen Zellen* sowie die zwei wesentlichen Gruppen der spezifischen Immunabwehr, die →*T-Lymphozyten (T-Zellen)* und →*B-Lymphozyten (B-Zellen)*.

STAPHYLOKOKKEN
Unbewegliche, weintraubenartig angeordnete Bakterienfamilie. Sie besiedeln als Kolonisationskeime die Haut und Schleimhäute von Menschen und Tieren und gelten als Teil der normalen Bakterienflora. Die höchste →*pathogene* Potenz dieser Bakterienfamilie hat Staphylokokkus aureus. Bekommt dieser Keim aufgrund einer Immunschwäche oder sonstiger günstiger Bedingungen die Möglichkeit, sich übermäßig auszubreiten, kommt es zu Hautinfektionen (z. B. Furunkel), im Körper auch zu teils lebensbedrohlichen Krankheiten mit Lungenentzündung, Sepsis (Blutvergiftung) etc. Insbesondere Bakterienstämme von Staphylokokkus aureus stellen durch Resistenzen gegen wichtige →*Antibiotika* eine Gefahr dar. Diese werden als →MRSA-Stämme bezeichnet.

STEROIDHORMONE
Steroide, die als →*Hormone* wirken. Zu ihnen zählen

die Sexualhormone der Keimdrüsen und die Kortikosteroide, die in der Nebennierenrinde gebildet werden (z. B. →*Cortisol*). Steroidhormone leiten sich vom Cholesterin ab, sind daher fettlöslich und schwer wasserlöslich. Sie können direkt in die Zelle gelangen, wo sie an spezielle →*Rezeptoren* binden und ihre Wirkung entfalten. Im Zellkern bewirken sie die Aktivierung spezieller →*DNS*-Abschnitte, sodass in der Folge weitere Proteine hergestellt werden können. Steroidhormone sind sogar in der Lage, die Blut-Hirn-Schranke zu überwinden. Ihre Wirkungsdauer reicht von einigen Stunden bis zu mehreren Tagen, wonach sie in der Leber wieder abgebaut werden. Steroidhormone werden auch als Arzneimittel verwendet, z. B. für die Antibabypille oder für Cortisonpräparate.

STIKO
Ständige Impfkommission am Robert Koch-Institut in Berlin, besetzt mit 16 ehrenamtlich tätigen Impfexperten. Nach dem Abgang des Langzeit-Vorsitzenden Heinz-Josef Schmitt (er wechselte im September 2007 zum Impfstoffhersteller Novartis Behring) übernahm im November 2007 der Wuppertaler Arbeitsmediziner Friedrich Hofmann den Vorsitz. Von der STIKO empfohlene Impfungen müssen nach einer Bestätigung durch den Gemeinsamen Bundesausschuss (GBA) seit Verabschiedung der Gesundheitsreform am 1. April 2007 von den Krankenkassen bezahlt werden. Die Impfempfehlungen der STIKO haben damit direkten Einfluss auf die Kosten des Gesundheitssystems bzw. auf die Verdienstmöglichkeiten der Pharmaindustrie. Kritiker fordern deshalb bereits seit Längerem die vollständige finanzielle Unabhängigkeit der Mitglieder der STIKO von Impfstoffherstellern.

STREPTOKOKKEN
Rundliche →*Bakterien*, die sich meist in Ketten anordnen. Sie gehören der normalen Bakterienflora an und finden sich etwa im Mundraum; sie können aber auch schwere Krankheiten verursachen, z. B. Streptokokkus pneumoniae (→*Pneumokokken*), von dem 84 verschiedene Stämme (Serotypen) unterschieden werden.

TETANUS (WUNDSTARRKRAMPF)
gefürchtete Infektionskrankheit, die die muskelsteuernden

Nervenzellen befällt und durch das Bakterium Clostridium tetani ausgelöst wird.

TH1-REAKTION

Vorwiegend über →*Th1-Zellen* laufende Immunantwort, die sich v.a. gegen →*Bakterien-* und *Vireninfektionen* richtet. Über die Th1-Reaktion ist auch die Bekämpfung von Bakterien möglich, die sich in →*Makrophagen* vermehren (z. B. Tuberkulose, Lepra). Dabei werden die befallenen Fresszellen von den Th1-Zellen aktiviert, sodass sie fähig sind, die Bakterien in ihrem Inneren zu verdauen. Bei einem Überschießen der Th1-Reaktion des Immunsystems ohne ausreichendes Gegengewicht im Th2-Arm kann es zu →*Autoimmunerkrankungen* kommen.

TH1-ZELLEN

Th1-Zellen sind eine Unterart der →*T-Helferzellen*, die die Immunantwort in eine zellulär betonte Richtung steuern (→*zelluläre Immunantwort*). D. h., sie fördern die direkte Konfrontation mit Fremdzellen im Gegensatz zur Immunantwort über →*Th2-Zellen*, die eher die Bildung von →*Antikörpern* fördert. Th1-Zellen aktivieren →*Zytokine* wie Gamma-Interferon (→*Interferon*) oder Interleukin 2 (→*Interleukin*). Dies ruft →*Makrophagen* auf den Plan und fördert insgesamt den Prozess der →*Antigen-Präsentation*, was die Erkennung der Fremdkörper beschleunigt. Zudem werden spezielle →*T-Zellen* aktiviert, die starkes Zellgift mitführen, das später in Fremdzellen injiziert wird. Diese lösen sich daraufhin auf. →*B-Zellen* werden auch aktiviert, allerdings wesentlich schwächer als in der →*Th2-Reaktion*. Im Vordergrund steht auch bei diesem Mechanismus die Zellbekämpfung. Dies funktioniert über die Produktion von Antikörpern, die sich an Fremdzellen heften und einen besonders starken Fressanreiz für Makrophagen darstellen. Ansonsten fungieren Th1-Zellen jedoch generell als Gegenspieler der Th2-Reaktion und üben auf sie einen hemmenden Einfluss aus.

TH2/TH1-SHIFT

Übergang von einer bei der Geburt Th2-dominierten Immunantwort zur Entwicklung eines Gleichgewichtes aus →*Th2-* und →*Th1-Reaktion*

TH2-REAKTION

Vorwiegend über →*Th2-Zellen* laufende Immunantwort. Die Th2-Zellen aktivieren →*B-Zellen*, die sich in →*Plasmazellen* weiterentwickeln und →Antigenspezifische Antikörper produzieren. Bei einer Überbetonung des Th2-Arms des Immunsystems bzw. einer ungenügenden Ausreifung der →*Th1-Reaktion* besteht erhöhte Neigung zu →*Allergien*.

TH2-ZELLEN

Th2-Zellen sind eine Unterart der →*T-Helferzellen*, die die Immunantwort in eine humoral betonte Richtung steuern (→*humorale Immunantwort*). Damit ist vor allem die massenhafte Produktion von →*Antikörpern* durch →*B-Zellen* gemeint, die über Blut- und Lymphbahnen ausströmen. Th2-Zellen regen B-Zellen stark an und hemmen gleichzeitig über spezielle →*Zytokine* wie Tumornekrosefaktor-beta sowie →*Interleukine* der Klassen 4, 6 und 10 die →*Th1-Reaktion*. Durch diesen Mechanismus wird eine einmal eingeschlagene Immunantwort beibehalten.

T-HELFERZELLEN

Th-Zellen sind eine Untergruppe der →*T-Zellen* und erkennen →*Antigene*, die ihnen von →*antigenpräsentierenden Zellen* (z.B. →*Makrophagen*, →*dendritischen Zellen*) gezeigt werden. Je nach Typ steuern die T-Helferzellen die Immunantwort eher in Richtung einer →*Th1-Reaktion* oder in Richtung einer →*Th2-Reaktion*.

THYMUS

Hinter dem Brustbein liegendes Hauptorgan des →*Lymphsystems*, Entstehungsort und Reifungszentrum der →*T-Zellen*. Bei der Geburt wiegt es etwa 15 g, bis zur Pubertät legt sein Gewicht auf 40 g zu, im späteren Leben wird es schrittweise durch Fettgewebe ersetzt.

TOTIMPFSTOFF

besteht im Gegensatz zum →*Lebendimpfstoff* aus inaktivierten oder abgetöteten Viren, Bakterien oder Giftstoffen bzw. Teilen davon. Totimpfstoffe werden als Spritzimpfung (z.B. Sechsfach-Impfung, Influenza-Impfung) verabreicht. Lebendimpfstoffe wirken meist besser als Totimpfstoffe, weil diese auch eine →*zelluläre Immunantwort* hervorrufen, die oft lebenslang bestehen bleibt. Totimpfstoffe lösen vor allem eine →*humorale Immunantwort* mit der Bildung von Antikörpern aus.

TUMORNEKROSEFAKTOR (TNF)

Signalstoff (→*Zytokin*) des →*Immunsystems* mit verschiedenen Funktionen, der in die Entstehung von Entzündungen involviert ist. TNF wird hauptsächlich von →*Makrophagen*, aber auch von anderen Immunzellen ausgeschüttet und kann →

Apoptose, Zellwachstum oder deren Differenzierung sowie die Ausschüttung anderer Zytokine anregen. TNF ist als →*Pyrogen* auch zentral an der Entstehung von →*Fieber* beteiligt.

T-ZELLEN

(auch: T-Lymphozyten) Sie gehören zu den →*Leukozyten* (weißen Blutkörperchen) und haben wichtige Funktionen für das →*Immunsystem*. T-Zellen bilden zusammen mit →*B-Zellen* die →*spezifische Immunabwehr*. Die Reifung der T-Zellen findet zum überwiegenden Teil im →*Thymus* statt (wofür auch die Abkürzung T-Zellen steht). Auf ihrer Oberfläche befindet sich ein →*Rezeptor*, der beim zugehörigen →*Antigen* passgenau wie ein Schlüssel ins Schloss passt. Dieser Rezeptor ist für die Erkennung des Antigens notwendig. T-Zellen können Rezeptoren bilden, die auf nahezu alle organischen Stoffe passen. Wenn →*zytotoxische T-Zellen* im »Ausweis« der Körperzellen, dem →*Haupthistokompatibilitätskomplex (MHC)*, Antigene präsentiert finden, so binden sie an diese Zellen und lösen die →*Apoptose* aus.

VARIZELLA-ZOSTER-VIRUS

Zu den →*Herpesviren* zählende Auslöser der →*Windpocken* und der →*Gürtelrose (Herpes Zoster)*.

VIREN

Viren sind Komplexe aus Nukleinsäure (→*DNS*, →*RNS*), →*Proteinen* und →*Fettsäuren*. Sie können Erkrankungen bei Menschen, Tieren und Pflanzen auslösen. Viren setzen sich mit bestimmten Oberflächenstrukturen an der Zelle fest und werden dann von der Zelle aktiv aufgenommen. Gelangt die virale Erbinformation in das Zellplasma oder in den Kern der infizierten Zelle, beginnt dort unter Einbeziehung des gesamten zellulären Stoffwechselapparates die Vermehrungsphase. Das Viruspartikel liefert der Zelle dabei das vollständige Syntheseprogramm für die zukünftigen Tochterviren. Dieser Vorgang kann die Zelle derart schwächen, dass sie daran zugrunde geht. Einige Virenarten können nur bestimmte Zellen einzelner Organe infizieren (z.B. Hepatitisviren die Leberzellen). Krankheit ist schließlich die Kombination der virusbedingten Zellzerstörungen und der Immunantwort des Organismus, z. B. mit →*Fieber*.

VITAMINE

Organische Verbindungen, die – mit Ausnahme von Vitamin K – nicht im Körper gebildet werden können und deren Fehlen eine Mangelerscheinung auslöst. Auch eine Überversorgung mit Vitaminen kann Probleme verursachen. Sie werden bei normal abwechslungsreicher Ernährung meist ausreichend über die Nahrung aufgenommen. Unterteilung in wasserlösliche Vitamine (z. B. B, C) und fettlösliche Vitamine (A, D, E, F, K).

VOGELGRIPPE
Umgangssprachliche Bezeichnung für eine Viruserkrankung der Vögel, hervorgerufen durch Influenzaviren. Der Begriff Vogelgrippe ist unscharf: Einerseits ist damit der in der veterinärmedizinischen Literatur und in der Tierseuchengesetzgebung verwendete Begriff »Geflügelpest« (in der Fachliteratur: aviäre Influenza) gemeint, an der Vögel sterben. Andererseits kann damit aber auch die niedrigpathogene aviäre Influenza gemeint sein, ein grippaler Infekt von Vögeln. In jüngerer Zeit wird der Begriff Vogelgrippe, allerdings meist im populärwissenschaftlichen Gebrauch, zunehmend nur für eine bestimmte Unterform dieser Erkrankung verwendet, die durch den Virus-Subtyp Influenza A-H5N1 verursacht wird. Wie alle anderen durch Influenzaviren verursachten Geflügelkrankheiten ist die Vogelgrippe eine meldepflichtige Tierseuche.

WACHSTUMSFAKTOREN
→*Proteine*, die als Signale von einer Zelle auf die andere übertragen werden und damit Informationen weiterleiten (auch als Wachstumshormone bezeichnet). Nur Zellen, die den spezifischen →*Rezeptor* für den jeweiligen Wachstumsfaktor tragen, können auf das Signal reagieren. Dieser Rezeptor erzeugt bei Bindung im Inneren der Zelle ein Signal, das in weiterer Folge zu Aktivierung oder Abschaltung von Genen führt.

WEISSE BLUTKÖRPERCHEN
→*Leukozyten*

WINDPOCKEN
durch das →*Varizella-Zoster-Virus* übertragene Krankheit, die eine hohe Infektiosität besitzt und die nahezu alle Kinder, falls sie nicht geimpft sind, bis zum Schulalter durchmachen

WÜRMER
Der Begriff Würmer bezeichnet eine ganze Reihe meist nur entfernt verwandter wirbelloser Tiere. Einige parasitäre Würmer, die als Eingeweidewürmer bezeichneten Bandwürmer, Fadenwürmer und Saugwürmer, können beim Menschen oder auch bei anderen Tieren Wurm-

erkrankungen hervorrufen. Für andere fungiert der Mensch als Fehlwirt, d. h., die Würmer gehen nach kurzer Zeit wieder ab.

ZELLULÄRE IMMUNANTWORT
Zusammen mit der →*humoralen Immunantwort* bildet sie die →*spezifische Immunabwehr*; wird über →*T-Zellen* gesteuert und greift fremde Zellen unmittelbar an.

ZYTOKINE
Oberbegriff für zuckerhaltige →*Proteine*, die einen enormen regulierenden Einfluss auf das Wachstum und die Entwicklung von Körperzellen haben. Eine Untergruppe der Zytokine sind die →*Wachstumsfaktoren*, eine andere wirkt als Mediator der immunologischen Reaktion. Zu ihnen zählen →*Interferone*, →*Interleukine*, →*Chemokine*, →*Tumornekrosefaktor* und →*koloniestimulierende Faktoren*.

ZYTOKINSTURM
Überreaktion des →*Immunsystems*, bei der über die plötzliche Ausschüttung großer Mengen entzündungsauslösender Botenstoffe eine lebensgefährliche Krise entsteht. Synonym zum →*anaphylaktischen Schock*.

ZYTOSTATIKA
Natürliche oder synthetische Substanzen, die das Zellwachstum bzw. die Zellteilung hemmen. Sie werden vor allem zur Bekämpfung von →*Krebs* im Rahmen einer →*Chemotherapie*, aber auch zur Therapie von →*Autoimmunerkrankungen* eingesetzt.

ZYTOTOXISCHE T-ZELLEN
→*T-Zellen*, die im →*Thymus* mit einer unglaublichen Vielzahl von →*Rezeptoren* erzeugt werden, sodass es für praktisch jedes →*Antigen* auch spezialisierte T-Zellen gibt. Dabei werden jedoch vorsorglich alle jene zytotoxischen T-Zellen eliminiert, die auch auf körpereigene Rezeptoren binden würden. Derart »geschult« verlassen sie als auf ganz bestimmte Antigene spezialisierte T-Zellen den Thymus und patrouillieren in Blut, →*Lymphsystem* und Organen. Beim Kontakt mit Körperzellen prüfen sie deren »Ausweis«, den *Haupthistokompatibilitätskomplex (MHC)*, ob darin ihr Antigen präsentiert wird.

ZYTOTOXIZITÄT
die Fähigkeit von Zellen der Immunabwehr (→*zytotoxische T-Zellen*, →*Natürliche Killerzellen*), mithilfe chemischer Substanzen Gewebezellen zu schädigen und damit entweder unmittelbar zu töten oder die →*Apoptose* auszulösen

Ein Buch der wiedergewonnenen Lebensfreude. Ein Meilenstein

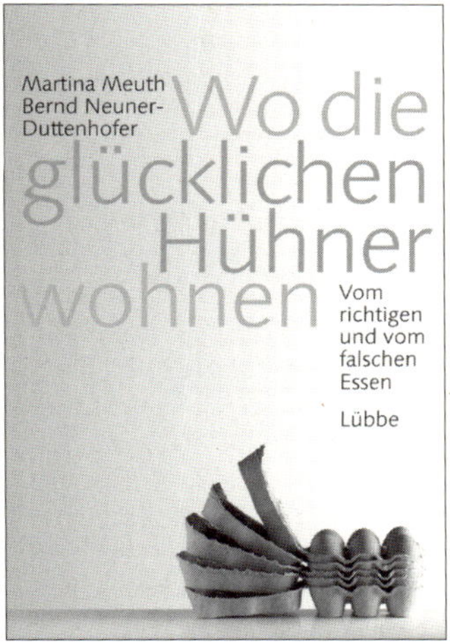

Martina Meuth und
Bernd Neuner-Duttenhofer
WO DIE GLÜCKLICHEN
HÜHNER WOHNEN
Vom richtigen
und vom falschen Essen
Über 160 Abbildungen in Farbe
464 Seiten
Gebunden mit Schutzumschlag
ISBN 978-3-7857-2338-8

Duftendes Brot, zarte, saftige Schnitzel, würziger Rohmilchkäse. Echt statt künstlich. *Es gibt sie noch und wieder, die Köstlichkeiten.* Ärgern Sie sich nicht mehr über Geschmacksverstärker in der Suppe, zugesetzte Aromastoffe im Joghurt, Konservierungsstoffe im Brötchen, Farbstoff im Kartoffelpüree, rückverdünnte Konzentrate statt Saft.
Martina Meuth und Bernd Neuner-Duttenhofer zeigen Ihnen mit begeisternder Sachkenntnis, worauf Sie achten müssen: wenn Sie einkaufen – wenn Sie kochen – wenn Sie essen gehen.
Woran erkennen Sie gute Lebensmittel? Wie werden sie erzeugt? Wie gehen Sie damit um? Wo bekommen Sie diese?
Mit Adressen, Rezepten und über 160 Abbildungen in Farbe.

Gustav Lübbe Verlag